高等学校人体结构与功能系列教材

血液与淋巴系统

钟　宁　李芳邻　主编

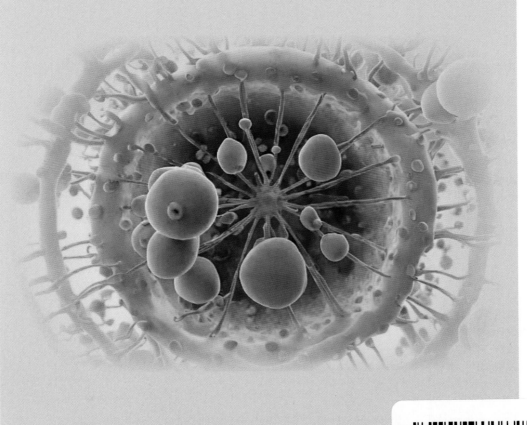

U0384067

清华大学出版社
北　京

图书在版编目（CIP）数据

血液与淋巴系统 / 钟宁，李芳邻主编 . — 北京：清华大学出版社，2024.5
高等学校人体结构与功能系列教材
ISBN 978-7-302-65156-7

Ⅰ . ①血… Ⅱ . ①钟… ②李… Ⅲ . ①血液病—诊疗—高等学校—教材②淋巴疾病—诊疗—高等学校—教材
Ⅳ . ① R552 ② R551.2

中国国家版本馆CIP数据核字（2024）第023632号

责任编辑：辛瑞瑞　孙　宇
封面设计：王晓旭
责任校对：李建庄
责任印制：宋　林

出版发行：清华大学出版社
　　　网　　　址：https://www.tup.com.cn，https://www.wqxuetang.com
　　　地　　　址：北京清华大学学研大厦 A 座　　　　邮　　编：100084
　　　社 总 机：010-83470000　　　　　　　　　　邮　　购：010-62786544
　　　投稿与读者服务：010-62776969，c-service@tup.tsinghua.edu.cn
　　　质量反馈：010-62772015，zhiliang@tup.tsinghua.edu.cn
印 装 者：三河市龙大印装有限公司
经　　　销：全国新华书店
开　　　本：210mm×285mm　　　　印　　张：15.75　　　字　　数：354 千字
版　　　次：2024 年 5 月第 1 版　　　　印　　次：2024 年 5 月第 1 次印刷
定　　　价：89.00 元

产品编号：103370-01

主 编 简 介

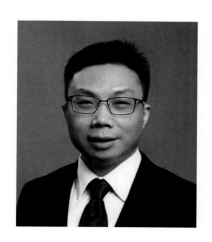

钟 宁 博士，教授

　　从事本科医学教育教学工作 20 余年，山东省精品课程负责人，主编或参编教材专著多部，发表教学科研论文多篇，获山东省教学成果一等奖（第三位）2 项。现为中国医药教育协会医学模拟教育专业委员会委员、诊断学专业委员会常务委员，中国高等教育学会医学教育专业委员会医学现代教育技术学组委员、山东省医学会医学教育分会和诊断学分会委员。

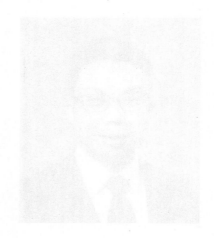

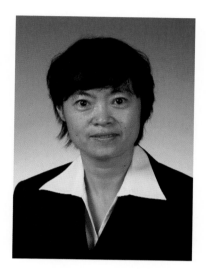

李芳邻　医学博士

　　山东大学齐鲁医院血液科主任医师，医学博士，硕士研究生导师。现任山东省医学会诊断学分会副主任委员，多学科诊断学组组长，中华医学会山东分会血液病学专业委员，中国医师协会山东省抗癌协会血液肿瘤学会委员及山东省抗癌协会血液肿瘤专业MPN组指导专家、山东大学青年教师培训项目组组长。从事诊断学、内科学的教学及科研工作30年。注重造血细胞增殖调控机制的研究，主持和参加国家级、部级、省级课题多项并获成果奖，主编及参编教材和论著20余部，发表教学和科研论文多篇。

高等学校人体结构与功能系列教材

编　委　会

名誉主任	张　运　陈子江
主　任	刘传勇　易　凡
副主任	赵福昌　高成江　王立祥
秘书长	邹永新
委　员	刘尚明　娄海燕　李振中　孙晋浩
	徐广琪　钟　宁　李芳邻　崔　敏
	薛　冰　李　丽　王双连　丁兆习
	甄军晖　杨向东　王姿颖　郝春燕

《血液与淋巴系统》

编委会

主　编　钟　宁　李芳邻

编　委（按姓氏拼音排序）

王艳青　山东大学基础医学院

王婧婧　山东大学基础医学院

刘尚明　山东大学基础医学院

汤煜春　山东大学基础医学院

李芳邻　山东大学齐鲁医院

李春阳　山东大学基础医学院

张翠娟　山东大学基础医学院

陈　琳　山东大学基础医学院

孟晓慧　山东大学融合与创新中心

钟　宁　山东大学基础医学院

崔　敏　山东大学基础医学院

丛书前言

"高等学校人体结构与功能系列教材"秉承国际医学教育改革和发展的核心理念，打破学科之间的壁垒，将人体解剖学、组织学与胚胎学、生理学、病理生理学、病理学、药理学、诊断学七门内容高度相关的医学核心课程以器官系统为主线进行了整合，形成《人体结构与功能基础》《神经系统》《运动系统》《血液与淋巴系统》《心血管系统》《呼吸系统》《消化系统》《泌尿系统》《内分泌与生殖系统》共九本书，系统阐述了各器官的胚胎发生、正常结构和功能、相关疾病的病因和发病机制、疾病发生后的形态及功能改变、疾病的诊断和相关药物治疗等内容。

本套教材根据"全面提高人才自主培养质量，着力造就拔尖创新人才"要求，坚持精英医学人才培养理念，在强调"内容精简、详略有方"的同时，力求实现将医学知识进行基于人体器官的实质性融合，克服了整合教材常见的"拼盘"做法，有利于帮助医学生搭建机体结构 – 功能 – 疾病 – 诊断 – 药物治疗为基础的知识架构。多数章节还采用案例引导的方式，在激发学生学习兴趣的同时，引导学生运用所学知识分析临床问题，提升知识应用能力。

为推进教育数字化，建设全民终身学习的学习型社会，编写组还制作了配套的在线开放课程并在慕课平台免费开放，为医学院校推进数字化教学转型提供了便利。建议选用本套教材的学校改变传统的"满堂灌"教学模式，积极推进混合式教学，将学生线上学习基础知识和教师线下指导学生内化与拓展知识有机结合，使以学生为中心、以能力提高为导向的医学教育理念落到实处。本套教材还支持学生以案例为基础（CBL）和以问题为中心（PBL）的自主学习，辅以实验室研究型学习和临床见习，从而进一步提高医学教育质量，实现培养高素质医学人才的目标。

本套教材以全国高等医学院校临床医学类、口腔医学类、预防医学类和基础医学类五年制、长学制医学生为主要目标读者，并可作为临床医学各专业研究生、住院医师等相关人员的参考用书。

感谢山东大学出版基金、山东大学基础医学院对于本套教材编写的鼎力支持，感谢山东数字人科技股份有限公司提供的高清组织显微镜下图片，感谢清华大学出版社在本书出版和插图绘制过程中给予的支持和帮助。

本套教材的参编作者均为来自山东大学等国内知名医学院校且多年从事教学科研工作的一

线教师，他们将多年医学教学积累的宝贵经验有机融入教材中。不过由于时间仓促、编者水平有限，教材中难免会存在疏漏和错误，敬请广大师生和读者提出宝贵意见，以利今后在修订中进一步完善。

刘传勇　易　凡

2022 年 11 月

前　言

在生命运转的历程中，无论微观和宏观，血液与淋巴系统都扮演着至关重要的角色。它们不仅负责输送营养物质和氧气，还是机体防御的第一线。本教材阐述了该系统基础的结构与生理，以及它们在维持生命中的关键作用，旨在提供一个全面了解这两个复杂系统的窗口。我们将从血液的组成开始探索，解析红细胞、白细胞、血小板独特的生理功能，阐述造血、止血与血栓等重要人体生理和病理活动，分析这些功能与血液系统疾病的关系，深入理解相关药物的作用机理和特点。深入淋巴系统，揭示它如何协助清除体内的代谢产物，以及在抵御疾病中的作用。通过该项学习，我们不仅能够更好地理解健康与疾病，还能够领会到生命科学的趣味性和复杂性。

本书共包括9章，分别涵盖血细胞生成与调节、生理性止血与病理性血栓、造血系统疾病的临床检查与相关药物、淋巴组织与器官、淋巴管道与引流回流以及淋巴系统疾病的病理表现等，他们有助于学习者深入理解血液系统与淋巴系统的结构与功能，为其相关疾病的临床诊疗打下坚实的基础。

本书选取了临床医学院校教育培养所适用的知识和内容，融入近年来血液与淋巴系统研究的最新成果和发现，将以往生理学、病理学、病理生理学、药理学和诊断学等学科知识有机融合，通过不同主题模块呈现知识，从纵横两个维度进行阐述，为教师的"教"提供有益的参考，为学生的"学"提供有力支持，努力做到开拓视野、启发思维，并为学生们未来的学术和职业发展提供基石。

本书适合临床医学、预防医学、检验医学、口腔医学等医学相关专业学生使用，也可作为基础医学、生物医学等健康科学领域的参考教材。在本书编写过程中，全体编者均投入了极大的热情和精力，力求精益求精，同时也得到了众多专家同道的指导和帮助，在此表达我们真诚的感谢！由于编写时间短促，书中难免存在疏漏和不足，敬请广大同行专家及老师同学们提出宝贵意见和建议，以便再版时完善和修订。

钟　宁　李芳邻
2024 年 4 月于济南

目　录

第一章　血液概念

- ■ **血细胞与血浆**
  - ◎ 外周血细胞的形态与功能
  - ◎ 血浆组成
- ■ **造血器官及其功能**
  - ◎ 不同时期的造血器官和功能
  - ◎ 造血干细胞与造血祖细胞
  - ◎ 骨髓血细胞的发生与发育
  - ◎ 造血调控
- ■ **红细胞的形态、功能与临床检测**
  - ◎ 红细胞
- ■ **白细胞的形态、功能与临床检测**
  - ◎ 白细胞的生成与正常值
  - ◎ 中性粒细胞的形态、功能与临床检测
  - ◎ 嗜酸性粒细胞的形态、功能与临床检测
  - ◎ 嗜碱性粒细胞的形态、功能与临床检测
  - ◎ 单核细胞的形态、功能与临床检测
  - ◎ 淋巴细胞的形态、功能与临床检测
- ■ **血型与输血原则**

第一节　血细胞与血浆

一、外周血细胞的形态与功能

血液（blood）是一种液态流体组织，在心血管系统内循环流动，起着运输物质的作用。一方面，血液将从肺获取的氧气和从肠道吸收的营养物质运送到各器官、组织和细胞，将内分泌腺产生的激素运输到相应的靶细胞；另一方面，血液又将细胞代谢产生的二氧化碳运送到肺，将其他代谢终产物运送到肾等排泄器官而排出体外。血液还具有缓冲功能，血液中含有多种缓冲物质，可缓冲进入血液的酸性或碱性物质引起的血浆 pH 变化。血液在维持机体内环境稳态中起着非常重要的作用，血液中的水比热较大，有利于运送热量，参与维持体温的相对恒定。血液还具有重要的防御和保护的功能，参与机体的生理性止血、抵御细菌与病毒等微生物引起的感染和各种免疫反应。当血液总量或组织、器官的血流量不足时，可造成组织损伤，严重时甚至危及生命。很多疾病可导致血液成分或性质发生特征性的变化，故临床血液检查在医学诊断上具有重要的价值。

成人循环血容量约 5 L，占体重的 7% ~ 8%。血液由血浆（plasma）和血细胞（红细胞、白细胞、血小板）组成。从血管抽取少量血液，加入适量抗凝剂（肝素或枸橼酸钠），静置或离心沉淀，血液可分为 3 层：上层为淡黄色的血浆，约占血液容积的 55%；中间薄层为白细胞和血小板，呈白色，约占血液容积的 1%；下层为深红

色的红细胞（erythrocyte；red blood cell，RBC），约占血液容积的 44%（图 1-1-1）。

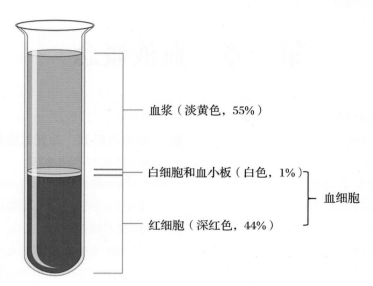

图 1-1-1　血液组成示意图

血浆（淡黄色，55%）

白细胞和血小板（白色，1%）

红细胞（深红色，44%）

血细胞

二、血浆组成

血浆是一种晶体物质溶液，包括水和溶解于其中的多种电解质、小分子有机化合物和一些气体。由于这些溶质和水都很容易透过毛细血管壁与组织液中的物质进行交换，所以血浆中电解质的含量与组织液基本相同（表 1-1-1）。在临床检测中，循环血浆中各种电解质的浓度可大致反映组织液中这些物质的浓度。血浆相当于细胞外基质，pH 7.3 ～ 7.4，主要成分中 90% 为水，其余为血浆蛋白（包括白蛋白、球蛋白、纤维蛋白原等）、脂蛋白、酶、激素、无机盐和多种营养代谢物质。血浆蛋白的主要功能：①形成血浆胶体渗透压，保持血管内适当的水分；②与甲状腺激素、肾上腺皮质激素、性激素等可逆性的结合，既可使血浆中的这些激素不会很快地经肾排出，又可使结合状态和游离状态的激素处于动态平衡之中，从而维持这些激素在血浆中相对较长的半衰期；③作为载体运输脂质、离子、维生素、代谢废物以及一些异物（包括药物）等低分子物质；④参与血液凝固、抗凝和纤溶等生理过程；⑤抵御病原微生物（如病毒、细菌、真菌等）的入侵；⑥营养功能等。

表 1-1-1　人体各部分体液中电解质的含量 (mmol/L)

离子	血浆	组织液	细胞内液
正离子			
Na,	142	145	12
K*	4.3	4.4	139
Ca²*	2 5	2.4	<0.001（游离）
Mg²⁺		1.1	1.6（游离）
总计	149.9	152.9	152.6

Note

续表

离子	血浆	组织液	细胞内液
负离子			
Cl^-	104	117	4
HCO_3^-	24	27	12
$HPO_4^{2-}/H_2PO_4^-$	2	2.3	29
蛋白质*	14	0.4	54
其他	5.9	6.2	53.6
总计	149.9	152.9	152.6

* 蛋白质以当量浓度 (mEq/L) 表示

（一）血浆渗透压

1. 血浆晶体渗透压与胶体渗透压

当不同浓度的溶液被半透膜分隔时，低浓度侧溶液中的水分子将在两侧渗透压差的驱动下通过半透膜进入高浓度侧的溶液中，这一现象称为渗透（osmosis）。溶液渗透压（osmotic pressure）的高低取决于单位容积溶液中溶质颗粒（分子或离子）数目的多少，而与溶质的种类和颗粒的大小无关。血浆渗透压正常为 280 ~ 310 mosm/（kg·H_2O），它主要来自溶解于其中的晶体物质。由晶体物质所形成的渗透压称为晶体渗透压（crystal osmotic pressure），其 80% 来自 Na^+ 和 Cl^-。由蛋白质所形成的渗透压称为胶体渗透压（colloid osmotic pressure）。由于蛋白质的分子量大，血浆中蛋白分子数量少，所形成的渗透压低，一般为 1.3 mosm/（kg·H_2O），约相当于 3.3 kPa 或 25 mmHg。由于清蛋白（albumin，又称白蛋白）的分子量小，其分子数量远多于其他血浆蛋白，故血浆胶体渗透压的 75% ~ 80% 来自清蛋白。若血浆中清蛋白的含量减少，即使其他血浆蛋白相应增加仍保持血浆蛋白总量基本不变，血浆胶体渗透压也将明显降低。

2. 等渗溶液与等张溶液

正常情况下，细胞外液与细胞内液总渗透压相等。细胞外液中的大部分晶体物质不易通过细胞膜，其浓度发生变化时，可引起细胞外液晶体渗透压及总渗透压的变化，从而影响细胞内外水的平衡。因此，细胞外液的晶体渗透压保持相对稳定，对于维持细胞内外水的平衡和细胞的正常体积极为重要。水和晶体物质可自由通过毛细血管壁，血浆与组织液中晶体物质的浓度以及它们所形成的晶体渗透压基本相等。血浆蛋白不易通过毛细血管壁，当血浆蛋白浓度发生变化时将改变毛细血管两侧的胶体渗透压，从而影响毛细血管两侧的水的平衡。因此，虽然血浆胶体渗透压较低，但在调节血管内、外水的平衡和维持正常的血浆容量中起重要的作用。当肝、肾疾病或营养不良导致血浆蛋白降低时，可因血浆胶体渗透压的降低导致毛细血管处组织液滤过增多而出现组织水肿。

在临床上和生理实验中常用的各种溶液性质如表 1-1-2 所示。

表 1-1-2　常用的各种溶液性质

溶液渗透压 = 血浆渗透压	等渗溶液	0.9% 的氯化钠溶液
		5% 葡萄糖溶液
溶液渗透压 > 血浆渗透压	高渗溶液	10% 葡萄糖溶液
溶液渗透压 < 血浆渗透压	低渗溶液	0.45% 的氯化钠溶液

　　红细胞悬浮于浓度为 0.9% 的氯化钠等渗溶液中可保持正常形态和大小。但需要注意的是，并非每种物质的等渗溶液都能使悬浮于其中的红细胞保持其正常形态和大小，如 1.9% 的尿素溶液虽然与血浆等渗，但红细胞置于其中后，立即发生溶血。这是因为尿素分子可自由通过红细胞膜，并依其浓度梯度进入红细胞，导致红细胞内渗透压增高，水进入细胞，使红细胞肿胀破裂而发生溶血；NaCl 不易通过红细胞膜，因而不会发生上述现象。一般把能够使悬浮于其中的红细胞保持正常形态和大小的溶液称为等张溶液（isotonic solution）。实际上，等张溶液是由不能自由通过细胞膜的溶质所形成的等渗溶液，因此 0.9% NaCl 溶液既是等渗溶液，也是等张溶液；1.9% 尿素虽是等渗溶液，却不是等张溶液。

（二）血浆 pH

　　正常人血浆 pH 为 7.35 ~ 7.45。血浆 pH 的相对恒定有赖于血浆内的缓冲物质，以及肺和肾的正常功能。血浆内的缓冲物质主要包括 $NaHCO_3/H_2CO_3$、蛋白质钠盐 / 蛋白质和 Na_2HPO_4/NaH_2PO_4 三对缓冲对，其中 $NaHCO_3/H_2CO_3$ 最重要，其比值为 20。此外，红细胞内还有血红蛋白钾盐 / 血红蛋白等缓冲对，参与维持血浆 pH 的恒定。当血浆 pH 低于 7.35 时，称为酸中毒，高于 7.45 时称为碱中毒。血浆 pH 低于 6.9 或高于 7.8 时都将危及生命。

（王艳青）

第二节　造血器官及其功能

一、不同时期的造血器官和功能

　　循环中的各种血细胞寿命有限，每天都有一定数量的血细胞衰老、死亡，同时又有相同数量的生成和补充，从而使外周血中血细胞的数量维持动态平衡。造血器官是生成各种血细胞的场所，人胚胎时期的卵黄囊、肝、脾、胸腺和骨髓均能造血；出生后，红骨髓是终生主要的造血器官。

（一）卵黄囊造血期

最早的造血发生在胚胎时期的血岛（blood island）。胚胎第 3 周，体蒂、绒毛膜和次级卵黄囊等部位的胚外中胚层间充质聚集成团，称为血岛。血岛周边的细胞称为成血管细胞（angioblast），并分化为扁平的内皮细胞；中间的细胞与周边细胞脱离并变圆，分化为原始成血细胞，即最早的造血干细胞，从而进入原始造血或胚胎造血（embryotic hematopoiesis）的进程。原始造血主要是向红细胞系方向分化。

（二）肝、脾、胸腺和淋巴结造血期

胚胎第 6 周，卵黄囊内造血干细胞随血液循环进入肝脏并开始造血。胚胎第 12 周，脾内造血干细胞增殖分化产生各种血细胞。肝、脾造血的特点是由原始造血向定型性造血或成人造血（adult hematopoiesis）转化，表现为造血干细胞呈多向分化。肝、脾造血干细胞集落由红系细胞、巨核细胞、粒单系细胞等组成。

胸腺和淋巴结是淋巴细胞增殖和分化的主要部位。胚胎第 3 个月，淋巴干细胞经血液循环进入胸腺并增殖分化为胸腺细胞（T 淋巴细胞）；胚胎第 4 个月，在胸腺发育成熟的 T 细胞以及在骨髓发育成熟的 B 细胞进入淋巴结。

（三）骨髓造血期

骨髓是出生前最后出现的造血器官，人骨髓造血大约始于胚胎第 20 周并维持终身。骨髓造血的方式为定型性造血。

二、造血干细胞与造血祖细胞

造血干细胞（hematopoietic stem cell，HSC）是生成各种血细胞的原始细胞。造血干细胞在一定的造血微环境和因子的调节下，先增殖为各类造血祖细胞（hematopoietic progenitor cell，HPC）。这些造血祖细胞进一步定向增殖分化成为各类成熟血细胞。

造血干细胞起源于人胚卵黄囊血岛，出生后主要存在于红骨髓中，约占骨髓有核细胞的 0.5%。此外，脾、肝、淋巴结、外周血中也有少量造血干细胞分布。造血干细胞不能用单纯的形态学观察来辨认，可通过表面抗原标志进行鉴别。

造血干细胞的生物学特性包括：①是一个异质性的细胞群体：由不同发育阶段的干细胞组成，具有不同的生物特征和表面抗原标志。②具有很强的增殖潜能：在正常情况下，约有 75% 的造血干细胞停留在 G_0 期，20% 处在 G_1 期，仅有不足 5% 处于细胞周期的 S、G_2、M 期。但是在造血因子等因素作用下，造血干细胞能大量增殖。③可自我复制：正常情况下，造血干细胞通过不对称性分裂产生两个子细胞，一个为早期祖细胞，而另一个则继续保持造血干细胞的全部特征不变。这样可使造血干细胞在不断分化产生祖细胞的同时又能进行自我复制，保持自身数量恒定。④具有多向分化能力：造血干细胞能分化成各系造血祖细胞，并由此分化为各系血细胞。此外，造血干细胞还可分化为某些非造血细胞，如树突状细胞、内皮细胞等。

造血祖细胞为定向干细胞，是由造血干细胞增殖分化而来的分化方向确定的干细

胞。造血祖细胞在不同集落刺激因子（colony stimulating factor，CSF）作用下，分化为不同的血细胞。根据造血祖细胞的分化方向可分为 5 个系。

髓系造血干（祖）细胞是造血干细胞增殖分化而来的早期祖细胞。在不同造血因子诱导下，体外能培养出红细胞、粒细胞、单核巨噬细胞和巨核细胞组成的混合性集落。提示这种祖细胞进一步分化为单系或二系造血祖细胞（图 1-2-1）。

红系造血祖细胞是由髓系造血祖细胞在红细胞生成素（erythropoietin，EPO）等诱导下增殖分化而来。红系造血祖细胞向红细胞系方向分化（图 1-2-1）。

粒细胞单核细胞系造血祖细胞是由髓系造血祖细胞在粒细胞 – 巨噬细胞集落刺激因子（granulocyte-macrophage colony stimulating factor，GM-CSF）等诱导下增殖分化而来，是粒细胞、单核细胞共同的祖细胞（图 1-2-1）。

巨核细胞系造血祖细胞是由髓系造血祖细胞在血小板生成素（thrombopoietin，TPO）、巨核细胞集落刺激因子（megakaryocyte colony-stimulating factor，Meg-CSF）等诱导下分化而来。该细胞向巨核细胞和血小板方向定向分化（图 1-2-1）。

淋巴系造血干（祖）细胞是由造血干细胞增殖分化而来。该祖细胞分别在胸腺、骨髓和其他淋巴器官中增殖分化为 T 细胞、B 细胞和 NK 细胞（图 1-2-1）。

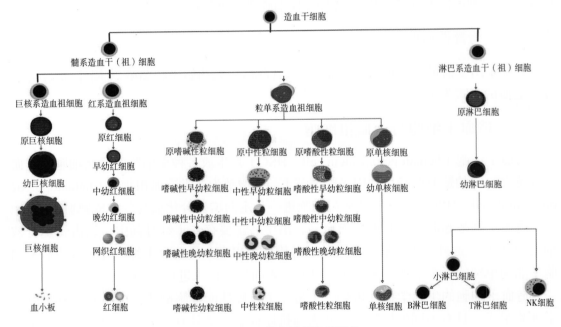

图 1-2-1　造血干细胞的演化

三、骨髓血细胞的发生与发育

（一）骨髓的结构

骨髓位于骨髓腔中，分为红骨髓和黄骨髓。红骨髓主要成分是造血组织，黄骨髓主要由脂肪组织构成。胎儿和婴幼儿时期的骨髓均为红骨髓，成人红骨髓主要分布在扁骨、不规则骨与长骨骺端的松质骨中。约从 5 岁开始，长骨的髓腔内出现脂肪细胞，并随年龄增长而增多，逐渐由红骨髓变成黄骨髓，其造血功能也随之消失。但是，黄骨髓中仍含少量造血干细胞，具备造血潜能，当机体需要时可转变为红骨髓。红骨髓主要由造血组织和血窦构成（图 1-2-2）。

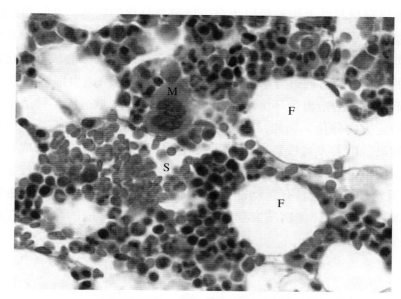

图 1-2-2 红骨髓切片图（HE 染色）

S：血窦；M：巨核细胞；F：脂肪细胞

骨髓造血组织由网状组织、造血细胞和基质细胞组成。由网状细胞和网状纤维组成的网状组织构成网架，网眼内充满不同发育阶段的各种血细胞以及少量骨髓基质细胞（包括巨噬细胞、成纤维细胞、脂肪细胞、骨髓间充质干细胞等）。

血窦是管腔大、形状不规则的窦状毛细血管。窦壁衬贴有孔内皮，内皮之间间隙较大，基膜不完整，有助于成熟的血细胞进入血液。

（二）骨髓血细胞的发生及形态演变

骨髓造血祖细胞经定向增殖分化，形成各系的成熟血细胞，这一发生过程可分为原始阶段、幼稚阶段（某些血细胞系又可分早、中、晚三期，如幼稚红细胞、幼稚粒细胞）和成熟阶段。其形态演变有着一定的变化规律（图 1-2-1）：①胞体由大逐渐变小，但巨核细胞相反，是由小变大。②胞核由大逐渐变小，红细胞核最终消失。粒细胞核由圆形逐渐变成杆状乃至分叶核。核染色质由细疏逐渐变成粗密，核着色由浅变深。但巨核细胞相反，细胞核由小变大呈分叶状。③胞质由少变多，嗜碱性逐渐减弱，但单核细胞与淋巴细胞仍保持嗜碱性；胞质内特殊结构或蛋白成分从无到有，并逐渐增加，如红细胞中的血红蛋白、粒细胞中的特殊颗粒等。④细胞分裂能力从有到无，但成熟的淋巴细胞仍有很强的潜在分裂能力。

四、造血调控

造血调控与造血干细胞的自我更新和多向分化能力有关，同时造血微环境和造血调节因子也发挥了重要的调控作用。骨髓微环境不仅在生理情况下参与造血干细胞的稳态维持，而且在疾病情况下造血重建过程中发挥着重要调控作用。

（一）骨髓造血微环境

骨髓造血微环境是造血细胞赖以生存、增殖与分化的场所。它与造血细胞的关系相当于"土壤与种子"。骨髓造血微环境包括骨髓的神经成分、微血管系统、纤维、细胞外基质与骨髓基质细胞。骨髓基质细胞是造血微环境的核心成分，它们不仅是造血细胞生长的支架，还可通过分泌多种造血调控因子，调节造血细胞的增殖和分化。

骨髓内不同区域的造血微环境不尽相同，每一特定区域适应某种造血细胞增殖，并诱导其向特定方向分化。例如，幼稚红细胞常位于血窦附近，形成以巨噬细胞为中心的幼红细胞岛。随着发育成熟，逐步贴近内皮，最终脱去细胞核形成网织红细胞，穿过内皮进入血液。幼稚粒细胞多远离血窦，也可与巨噬细胞或成纤维细胞形成细胞岛，当发育至晚幼粒细胞具有运动能力后，通过变形运动接近并穿越血窦。巨核细胞则紧靠血窦内皮间隙，将胞质突起伸入血窦腔，脱落形成的血小板直接进入血窦（图 1-2-3）。

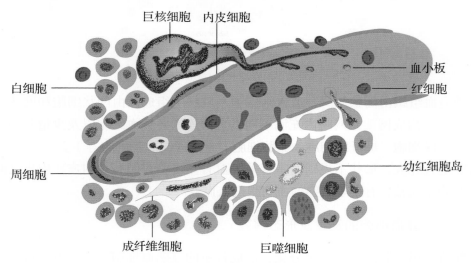

图 1-2-3　骨髓造血微环境

（二）造血调节因子

造血调节因子为调控造血功能的体液因子，包括刺激各种祖细胞增殖的正调控因子以及各系的负调控因子，两者相互制约，维持体内造血功能的恒定。

1. 正调控因子

包括干细胞因子（SCF）、Flt3 配体（Flt3 ligand，FL）（即 fam 样酪氨酸激酶受体配体）、促红细胞生成素（EPO）、血小板生成素（TPO）、集落刺激因子等。集落刺激因子是细胞因子中的一大类，主要有四种类型：粒细胞 - 巨噬细胞集落刺激因子（granulocyte-macrophage colony-stimulating growth factor，GM-CSF）、粒细胞集落刺激因子（granulocyte colony stimulating factor，G-CSF）、巨噬细胞集落刺激因子（macrophage colony stimulating factor，M-CSF）、巨核细胞集落刺激因子（CSF-Meg），

此外还有多集落刺激因子（multi-colony stimulating factor，multi-CSF），即白细胞介素 3（interleukin-3，IL-3）。

2. 负调控因子

包括转化生长因子 β（transforming growth factor-β，TGF-β）、肿瘤坏死因子 α（tumor necrosis factor-α，TNF-α）、白血病抑制因子（leukemia inhibitory factor，LIF）、干扰素 α、β、γ（interferon-α、β、γ，IFN-α、β、γ）以及趋化因子（chemokine，CK）等。

（刘尚明）

第三节　红细胞的形态、功能与临床检测

在正常生理状态下，血细胞有稳定的形态结构、数量和比例。血细胞的形态、数量、百分比和血红蛋白含量的测定称为血象。患病时，血象常有显著变化，成为诊断疾病的重要指标。用 Wright 或 Giemsa 染色法染血涂片，是最为常用的观察各类血细胞的形态方法（图 1-3-1）。

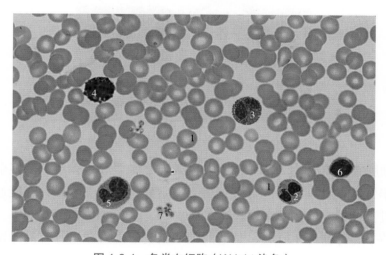

图 1-3-1　各类血细胞（Wright 染色）

1. 红细胞；2. 中性粒细胞；3. 嗜酸性粒细胞；4. 嗜碱性粒细胞；5. 单核细胞；6. 淋巴细胞；7. 血小板

一、红细胞

（一）红细胞数量、形态结构

红细胞是血液中数量最多的血细胞。我国成年男性红细胞的数量为（4.0 ~ 5.5）× 10^{12}/L，成年女性为（3.5 ~ 5.0）× 10^{12}/L。成熟红细胞直径 7.5 ~ 8.5μm，呈双凹圆盘形，表面光滑，中央较薄，周边较厚（图 1-3-2），无细胞核也无任何细胞器，糖酵解是

获得能量的唯一途径。红细胞通过从血浆摄取葡萄糖，通过糖酵解产生 ATP，维持细胞膜上钠泵的活动，以此维持红细胞内外 Na^+ 和 K^+ 的正常分布、细胞容积和双凹圆碟状。红细胞胞质内充满血红蛋白（hemoglobin，Hb），因此使血液呈红色。血红蛋白是含铁的蛋白质，它易与酸性染料结合，染成橘红色。血红蛋白具有结合与运输 O_2 和 CO_2 的功能。我国成年男性血红蛋白浓度为 120 ~ 160 g/L，成年女性血红蛋白浓度为 110 ~ 150 g/L。正常人的红细胞数量和血红蛋白浓度不仅有性别差异，还可因年龄、生活环境和机体功能状态不同而有差异。例如，儿童低于成年人（但新生儿高于成年人），高原居民高于平原居民，妊娠后期因血浆量增多而致红细胞数量和血红蛋白浓度相对减少。人体外周血红细胞数量、血红蛋白浓度低于正常称为贫血（anemia）。

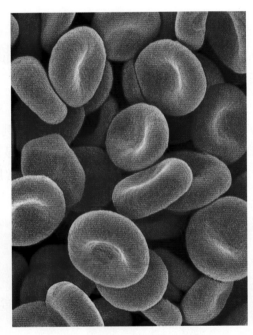

图 1-3-2　红细胞扫描电镜图

单个红细胞在新鲜时为淡黄绿色，大量红细胞使血液呈猩红色。多个红细胞常叠连在一起呈串钱状称红细胞缗线。红细胞有一定弹性，形态可变，它能通过自身的变形而顺利通过直径更小的毛细血管。

红细胞的平均寿命约 120 天。衰老的红细胞变形能力减退，容易滞留于脾、肝和骨髓等处被巨噬细胞吞噬，其血红蛋白中的铁可被重新利用造血。

从骨髓进入血液尚未完全成熟的红细胞称为网织红细胞（reticulocyte）。用煌焦油蓝染色，可见网织红细胞内有染成蓝色的细网或颗粒，这是红细胞在成熟过程中残留的核糖体，另外也可见有少量线粒体。网织红细胞进入外周血 1 ~ 3 天后，核蛋白体等细胞器消失，成为成熟红细胞。成年人外周血中网织红细胞占红细胞总数的 0.5% ~ 1%，新生儿可达 3% ~ 6%。

（二）红细胞的生理功能

红细胞的主要功能是运输 O_2 和 CO_2。血液中 98.5% 的 O_2 是以与血红蛋白结合成氧合血红蛋白的形式存在的。血液中的 CO_2 主要以碳酸氢盐和氨基甲酰血红蛋白的形式存在，分别占 CO_2 运输总量的 88% 和 7%。红细胞内含有丰富的碳酸酐酶，可催化 CO_2 与 H_2O 迅速生成碳酸，后者再解离为 HCO_3^- 和 H^+。红细胞的双凹圆碟形使其具有较大的气体交换面积，由细胞中心到大部分表面的距离都很短，有利于细胞内、外 O_2 和 CO_2 的交换。红细胞运输 O_2 的功能依赖于细胞内的血红蛋白来实现。一旦血红蛋白逸出到血浆中，即丧失其运输 O_2 的功能。此外，红细胞还参与血液中的酸、碱物质的缓冲及免疫复合物的清除。

红细胞具有可塑变形性、悬浮稳定性和渗透脆性等生理特征，这些特征都与红细胞的双凹圆碟形有关，其生理特性具体阐述如下。

1. 可塑变形性

可塑变形性（plastic deformation）是指正常红细胞在外力作用下具有变形的能力。红细胞需要经过变形才能通过口径比它小的毛细血管和血窦孔隙（图XX？）。可塑变形性是红细胞生存所需的最重要的特性。红细胞的变形性取决于其几何形状、红细胞内的黏度和红细胞膜的弹性。正常成年人红细胞的体积约为 90 μm^3，表面积约为 140 μm^2。若红细胞为等体积的球形，则其表面积仅为 100 μm^2。因此，正常的双凹圆碟形使得红细胞有较大的表面积 / 体积比值，更易于受到外力时发生变形保护自己。遗传性球形红细胞增多症的患者，表面积 / 体积比值降低，使得红细胞变形能力降低，不易于抵抗血液环境中的改变，易于发生红细胞破裂溶血。血红蛋白发生变性或细胞内血红蛋白浓度过高时，可因红细胞内黏度增高而降低红细胞的变形性。

2. 悬浮稳定性

尽管红细胞的比重大于血浆，但正常时红细胞下沉缓慢，能够相对稳定地悬浮于血浆中，这一特性称为悬浮稳定性（suspension stability）。以红细胞在第一小时末下沉的距离来表示红细胞的沉降速度，称为红细胞沉降率（erythrocyte sedimentation rate，ESR）。健康成年男性的 ESR 为 0 ~ 15 mm/h，成年女性的 ESR 为 0 ~ 20 mm/h。红细胞沉降率愈快表示红细胞悬浮稳定性愈小。双凹圆碟形使红细胞有较大的表面积与体积之比，可在红细胞与血浆之间产生较大的摩擦力，使其在血浆中缓慢下沉。当红细胞发生叠连（rouleaux formation）时，红细胞团块的总表面积与总体积之比减小，进而摩擦力减小，红细胞沉降率加快。红细胞叠连的因素取决于血浆成分的变化。若将健康人的红细胞置于红细胞沉降率快者的血浆中，红细胞可发生叠连，沉降率加速。如若将红细胞沉降率快者的红细胞置于健康人的血浆中，则沉降率正常。通常血浆中纤维蛋白原（fibrinogen，FIB）、球蛋白和胆固醇的含量增高时，可加速红细胞叠连和沉降。正常红细胞表面的 N- 乙酰神经氨酸因带有负电荷互相排斥不发生叠连，遇到带正电荷的纤维蛋白原和球蛋白时，则可中和红细胞表面的负电荷而促进红细胞叠连，使红细胞沉降率加快。某些疾病（如活动性肺结核、风湿热等）由于炎症因子促进肝脏纤维蛋白原的合成，可使 ESR 加快。血浆中白蛋白、卵磷脂的含量增多时可抑制叠连发生，使沉降率减慢。

3. 渗透脆性

红细胞在低渗盐溶液中发生膨胀破裂的特性称为红细胞渗透脆性。红细胞在等渗的 0.9% NaCl 溶液中可保持其正常形态和大小，当其处于低渗 NaCl 溶液中，水将在渗透压差的作用下渗入细胞，于是红细胞由正常双凹圆碟形逐渐胀大，成为球形；当 NaCl 浓度降至 0.42% ～ 0.46% 时，部分红细胞开始破裂而发生溶血；当 NaCl 浓度降至 0.28% ～ 0.32% 时，则红细胞全部发生溶血。这一现象表明红细胞对低渗盐溶液具有一定的抵抗力，且同一个体的红细胞对低渗盐溶液的抵抗力并不相同。生理情况下，衰老红细胞对低渗盐溶液的抵抗力低，即脆性高；初成熟的红细胞的抵抗力高，即脆性低。某些疾病可影响红细胞的脆性，例如，遗传性球形红细胞增多症患者的红细胞脆性变大。因此，测定红细胞的渗透脆性有助于某些疾病的临床诊断。

（三）红细胞生成的调节

1. 红细胞的发生

健康成年人生成红细胞的唯一场所是骨髓。红骨髓内的造血干细胞首先分化成为红系定向祖细胞，再经过原红细胞、早幼红细胞、中幼红细胞、晚幼红细胞和网织红细胞的阶段，最终成为成熟的红细胞，其生成时间约 1 周（表 1-3-1）。从原红细胞到中幼红细胞需要 3 ～ 5 次有丝分裂，每次持续 1 天。一个原红细胞可产生 8 ～ 32 个晚幼红细胞。当机体贫血时，细胞分裂加快，可缩短至 2 天。晚幼红细胞内血红蛋白的含量已达到正常水平，不再继续分裂。晚幼红细胞脱去细胞核成为网织红细胞，巨噬细胞可吞噬晚幼红细胞脱出的细胞核，并为红细胞的发育提供铁等营养物质。网织红细胞进入血液后通过自噬清除残留的线粒体、核糖体等细胞器发育成成熟红细胞，此过程约需 1 天。由于网织红细胞持续时间较短，外周血中网织红细胞的数量只占红细胞总数的 0.5% ～ 1.5%。当骨髓造血功能增强时，大量网织红细胞进入血液，其在血液中的计数可高达 30% ～ 50%。临床上通常通过外周血网织红细胞的计数来了解骨髓造血功能的盛衰。

表 1-3-1　红细胞发生过程的形态演变

发育阶段及名称		胞体		胞核				胞质			
		大小（μm）	形状	形状	染色质	核仁	核质比	嗜碱性	着色	血红蛋白	分裂能力
原始	原红细胞	14 ～ 22	圆	圆	细粒状	2 ～ 3	> 3/4	强	墨水蓝	无	有
幼稚	早幼红细胞	11 ～ 19	圆	圆	粗粒状	偶见	> 1/2	较强	墨水蓝	开始出现	有
	中幼红细胞	10 ～ 14	圆	圆	粗块状	消失	约 1/2	减弱	红蓝间染	增多	弱
	晚幼红细胞	9 ～ 12	圆	圆	致密块	消失	更小	弱	红	大量	无
成熟	网织红细胞	8 ～ 9.5	双凹圆盘	无				微	红	大量	无
	红细胞	7.5	双凹圆盘	无				无	红	大量	无

2. 红细胞生成所需物质

红细胞生成需要足够的蛋白质、铁、叶酸和维生素 B_{12}。蛋白质和铁是合成血红蛋白的重要原料，叶酸和维生素 B_{12} 是红细胞成熟必须的原料。此外，红细胞的生成还需要氨基酸、维生素 B_6、维生素 B_2、维生素 C、维生素 E 和微量元素铜、锰、钴、锌等。

Note

红细胞可优先利用体内的氨基酸来合成血红蛋白，故单纯因缺乏蛋白质而发生贫血者较为罕见。

（1）铁：正常人体内共有铁 3 ~ 4 g，其中约 67% 存在于血红蛋白中。成年人每天需要 20 ~ 30 mg 的铁用于红细胞的生成，而每天仅需从食物中吸收 1 mg 以补充排泄的铁，其余 95% 来自体内铁的再利用。衰老的红细胞被吞噬细胞吞噬后，血红蛋白分解所释放的铁可再利用于血红蛋白的合成。进入血液的铁通过与转铁蛋白（transferrin）结合后运送到幼红细胞。当铁的摄入不足或吸收障碍，或长期慢性失血以致机体缺铁时，可使血红蛋白合成减少，引起缺铁性贫血（iron deficiency anemia，IDA）。

（2）叶酸和维生素 B_{12}：叶酸和维生素 B_{12} 是合成 DNA 所需的重要辅酶。叶酸需要在维生素 B_{12} 的参与下在体内转化为四氢叶酸后，才能参与 DNA 的合成。维生素 B_{12} 缺乏时，叶酸的利用率下降，可引起叶酸的相对不足。因此，缺乏叶酸或维生素 B_{12} 时，DNA 的合成障碍引起细胞核发育异常，幼红细胞分裂减慢，核质发育不平衡，红细胞体积增大，导致巨幼细胞性贫血。正常情况下，食物中的维生素 B_{12} 和叶酸的含量可以满足红细胞生成的需要。但是，维生素 B_{12} 的吸收需要内因子（intrinsic factor，IF）的参与，IF 由胃黏膜的壁细胞产生，它与维生素 B_{12} 结合后通过回肠黏膜上特异受体介导，促进维生素 B_{12} 在回肠远端的重吸收。

因此，胃大部切除或胃壁细胞损伤时机体缺乏 IF，或体内产生抗 IF 抗体，或回肠末端被切除，均影响维生素 B_{12} 的吸收，从而导致巨幼细胞性贫血。红细胞生成每天仅需 2 ~ 5 μg 维生素 B_{12}，正常情况下，人体内储存有 4 ~ 5 mg 维生素 B_{12}，故当维生素 B_{12} 发生吸收障碍时，通常在 3 ~ 5 年后才出现贫血。每天叶酸的需要量为 200 μg，正常情况下，人体内叶酸的储存量为 5 ~ 20 mg，故当叶酸摄入不足或吸收障碍时，通常 3 ~ 4 个月后可发生巨幼细胞性贫血。

3. 调节红细胞生成的激素

红细胞生成的关键环节是红系祖细胞（erythroid progenitor）向红系前体细胞（erythroid precursor cell）的增殖分化。不同发育阶段的红系祖细胞，由于细胞表面受体的表达差异，表现出对不同造血调控因子的不同响应。干细胞因子（stem cell factor，SCF）、白细胞介素 3（interleukin-3，IL-3）和粒细胞 – 巨噬细胞集落刺激因子（granulocyte-macrophage colony stimulating factor，GM-CSF）刺激早期红系祖细胞，即红系爆式集落形成单位（burst-forming unit-erythroid，BFU-E）的增殖和发育为晚期红系祖细胞，即红细胞集落生成单位（CFU-E）。晚期红系祖细胞有较密集的促红细胞生成素（erythropoietin，EPO）受体，故主要接受 EPO 的调节。早期红系祖细胞因 EPO 受体稀疏，较少受 EPO 影响。

（1）促红细胞生成素：EPO 是一种糖蛋白，由 165 个氨基酸残基组成，分子量约 34 000 Da。CFU-E 是 EPO 作用的主要靶细胞。EPO 促红细胞生成的作用通过主要通过以下三方面完成。① CFU-E 的存活完全依赖于 EPO 的存在。EPO 主要作为存活因子（survival factor）抑制 CFU-E 的凋亡，这是 EPO 促进 CFU-E 增值和分化的前提。② EPO 可激活血红蛋白等红系特异基因的表达，促进红系祖细胞向原红细胞分化及幼红细胞血红蛋白的合成。③ EPO 促进网织红细胞的成熟与释放。EPO 是机体红细胞生成的主要调节物。血浆 EPO 的水平与血液血红蛋白的浓度呈负相关，严重贫血时血浆中 EPO 浓度可增高 1000 倍左右。贫血时体内 EPO 增高可促进红细胞生成；而红细胞增高时，EPO 分泌则减少，这一负反馈调节使血中红细胞的数量能保持相对稳定。目前临床上已将重组的人 EPO 应用于促进贫血患者的红细胞生成。此外，在脑、心和血管内皮等非造血组织中也存在 EPO 受体。大剂量的 EPO 所具有的抗凋亡作用对神经、心脏和肾脏均显示出细胞保护效应。

肾是产生 EPO 的主要部位。肾皮质肾小管周围的间质细胞（如成纤维细胞、内皮细胞）可产生 EPO。与一般内分泌细胞不同的是，肾内没有 EPO 的储存。缺 O_2 可迅速引起 EPO 基因表达增加，从而使 EPO 的合成和分泌增多。EPO 的半衰期（$t_{1/2}$）为 4 ~ 12 h。切除双肾后，血浆中 EPO 的浓度急剧降低。生理情况下，血浆中有一定量的 EPO，可维持正常的红细胞生成。完全缺乏 EPO 时，骨髓中几乎没有红细胞生成。而存在大量 EPO 时，只要提供足够的造血原料，红细胞的生成可比正常时提高 10 倍。组织缺氧是促进 EPO 分泌的生理性刺激因素。任何引起肾氧气供应不足的因素，如贫血、缺氧或肾血流量减少，均可促进 EPO 的合成与分泌，使血浆 EPO 含量增加。实验显示，机体在低氧环境中数小时 EPO 即可产生增多，于 24 h 达峰值。因此，双肾实质严重破坏的晚期肾脏病患者常因缺乏 EPO 而发生肾性贫血。正常人从平原进入高原低 O_2 环境后，由于肾产生 EPO 增多，可使外周血液的红细胞数量和血红蛋白含量增高。低氧促进 EPO 基因表达的机制与低氧诱导因子 -1（hypoxia-inducible factors-1，HIF-1）的作用有关。HIF-1 是一种转录因子。低 O_2 时肾内 HIF-1 的活性增强，可与位于 EPO 基因 3' 端的增强子结合而促进 EPO 的表达。此外，肾外组织缺 O_2 亦可促进肾分泌 EPO，这可能与肾外组织产生的去甲肾上腺素、肾上腺素和多种前列腺素刺激肾产生 EPO 有关。正常人体内有 5% ~ 10% 的 EPO 是由肾外组织（如肝）产生的，故双肾严重破坏而依赖人工肾生存的尿毒症患者，体内仍有少量 EPO 促使骨髓继续产生红细胞。

（2）性激素：雄激素可提高血浆中 EPO 的浓度，促进红细胞的生成。若切除双肾或给予抗 EPO 抗体，可阻断雄激素的促红细胞生成作用。因此，雄激素主要通过刺激 EPO 的产生而促进红细胞生成。此外，也有实验显示，雄激素刺激骨髓红系祖细胞增殖的效应先于体内 EPO 的增加，这表明雄激素也可直接刺激骨髓，促进红细胞生成。雄激素还可促进血红蛋白的合成。雌激素可降低红系祖细胞对 EPO 的反应，抑制红细胞的生成。雄激素和雌激素对红细胞生成的不同效应，可能是成年男性红细胞数和血红蛋白量高于女性的原因之一。此外，还有一些激素，如甲状腺激素、肾上腺皮质激素和生长激素等可改变组织对氧的要求而间接促进红细胞生成。TGF-β、IFN-γ 和 TNF 等可抑制早期红系祖细胞的增殖，对红细胞的生成起负性调节作用，这可能与慢性炎症状态时贫血的发生有关。

（3）红细胞的破坏：健康成年人体红细胞的平均寿命为 120 天。每天约有 0.8% 的衰老红细胞被破坏。90% 的衰老红细胞被巨噬细胞吞噬。由于衰老的红细胞变形性降低，脆性增加，难以通过微小的毛孔，因此很容易滞留在脾和骨髓中，被巨噬细胞

Note

吞噬，称为血管外破坏。由于红细胞的过度破坏，脾功能亢进会导致贫血。巨噬细胞吞噬红细胞后，消化血红蛋白，释放铁、氨基酸和胆红素，其中的铁和氨基酸可以重复利用，而胆红素则从肝排出进入胆汁，最后排出体外。此外，10% 的衰老红细胞在血管中受到机械性冲击的损害，称为血管内破坏。血管内破坏释放的血红蛋白立即与肝脏合成并释放到血浆中的触珠蛋白（Haptoglobin，又称结合珠蛋白）结合，然后被肝吸收。当血管中大量红细胞被破坏，血浆中血红蛋白浓度过高，超过结合珠蛋白的结合能力时，未能与结合珠蛋白结合的血红蛋白会通过肾排出，导致血红蛋白尿。当红细胞的过度破坏超过机体代偿能力时，会导致溶血性贫血。

（四）红细胞的临床检测

血液一般检测是对血液成分的一些基础指标进行数值测定、形态学描述的实验室检查。血液一般检测包括血液常规检测（blood routine test）、有形成分形态学观察、红细胞沉降率测定等。传统的血液常规检测仅有红细胞计数、血红蛋白测定、白细胞计数及分类，随着血液学分析仪器广泛应用，血液常规检测项目的内涵也在逐渐增多，除有形成分外，红细胞个体形态、血红蛋白状态、网织红细胞定量及分级、血小板个体形态、白细胞自动分类及异常白细胞提示，甚至外周血有核红细胞数量都已逐渐成为常规检测内容，因此也有把血液常规检测称为全血细胞计数（complete blood count，CBC）。

1. 红细胞的检测和血红蛋白的测定

【标本采集】推荐使用静脉血，也可采集末梢血。选用紫色盖的抗凝采血管（含 EDTA-K2 或 EDTA-K3，终浓度 1.5 ～ 2.2 mg/ml）。也可用预稀释的全血。采血后室温保存，并于 6 h 内测定。

【参考区间】健康人群红细胞数和血红蛋白参考值见表 1-3-2。

表 1-3-2　健康人群红细胞数和血红蛋白参考区间

人群	参考区间	
	红细胞数（×10^{12}/L）	血红蛋白（g/L）
成年男性	4.3 ～ 5.8	130 ～ 175
成年女性	3.8 ～ 5.1	115 ～ 150
新生儿	5.2 ～ 6.4	180 ～ 190

【临床意义】

1）红细胞、血红蛋白减少

（1）生理性减少：生理性减少的常见人群与发生原因见表 1-3-3。

表 1-3-3　红细胞、血红蛋白生理性减少的常见人群与发生原因

常见人群	发生原因
幼儿与儿童	婴幼儿至 15 岁前的儿童因生长发育迅速，常导致造血原料相对不足，红细胞与血红蛋白较正常成年人低 10% ～ 20%
妇女妊娠中、后期	孕妇血浆容量代偿增加超过红细胞容量的增加，使血液稀释
部分老年人	骨髓造血组织逐渐减少、造血功能减低

（2）病理性减少：病理性减少的发生原因与常见疾病见表 1-3-4。

2）红细胞、血红蛋白增多

可分为生理性增多和病理性增多，病理性增多又分为相对增多和绝对增多。生理性增多见于胎儿、新生儿、高原地区居民、剧烈活动后和情绪激动时。病理性增多又称为红细胞增多症（polycythemia）。病理性增多的病因及常见疾病见表 1-3-5。

表 1-3-4　红细胞、血红蛋白病理性减少的发生原因与常见疾病

类型	发生原因	常见疾病
红细胞生成减少	造血原料缺乏 / 利用障碍或骨髓造血细胞异常	①缺铁性贫血（IDA）：由于铁缺乏、HGB 合成减少、红细胞体积缩小，HGB 和 HCT 减少比 RBC 更为显著。②巨幼细胞贫血（MA）：由于维生素 B_{12} 或叶酸缺乏，骨髓中幼红胞分化、成熟障碍，生成的红细胞胞体较大、血红蛋白含量高，因此，RBC 减少比 HGB 和 HCT 更为显著。③再生障碍性贫血（AA）：由于骨髓造血干细胞缺陷，造血功能衰竭，RBC、HGB、HCT 均显著减低。④急性白血病（AL）：白血病细胞增殖失控，凋亡受阻，在骨髓和其他造血组织中大量累积，使正常造血受抑制
红细胞破坏过多	红细胞内在缺陷或外部异常	①细胞自身异常：膜异常，如遗传性球形、椭圆形、口形、棘形红细胞增多症；酶缺陷，如葡萄糖 -6- 磷酸脱氢酶（G6PD）缺乏症、丙酮酸激酶（PK）缺乏症；遗传性珠蛋白生成障碍，如珠蛋白肽链数量异常的地中海贫血；血红蛋白异常，如红细胞生成性原卟啉病。②红细胞外部异常：常由免疫反应引起的溶血，如自身免疫性溶血性贫血、新生儿溶血病、血型不合的输血及药物性溶血性贫血等
红细胞丢失过多	各种急、慢性疾病	外伤、大手术后、功能性子宫出血、钩虫病

表 1-3-5　红细胞、血红蛋白病理性增多的发生原因及常见疾病

分类	发生原因	常见疾病
相对增多	由不同原因起的血浆容量减少、血液浓缩所致	严重呕吐、腹泻、大面积烧伤、慢性肾上腺皮质功能减退、尿崩症、甲状腺危象、糖尿病酮症酸中毒等
绝对增多	由多种原因引起的红细胞数增多，血液红细胞总容量也增加，分为原发性、继发性及特发性	①原发性增多：即真性红细胞增多，是造血干细胞的克隆性慢性骨髓增殖性疾病，临床上表现为红细胞显著增多达 6.0×10^{12}/L 以上，HGB 达 180 g/L 以上，HCT 达 50% 以上，可以出现白细胞和血小板不同程度增多，多存在基因突变。②继发性增多：常因血氧饱和度减低、组织缺氧导致红细胞生成素（EPO）代偿性增加，引起红细胞继发性增多。见于阻塞性肺疾病、肺源性心脏病、肺动静脉瘘、右向左分流型先天性心脏病以及携氧能力降低的异常血红蛋白病等；在某些肿瘤或肾疾病时，组织虽无缺氧，但由于 EPO 非代偿性增加而引起红细胞增多。如肾癌、肝细胞癌、卵巢癌、肾胚胎瘤以及肾盂积水、多囊肾等。③除了真性红细胞增多症和有明确病因的继发性红细胞增多，尚有一部分没有明确的病因，称为特发性红细胞增多症

3）红细胞形态改变

正常红细胞呈双凹圆盘形，在血涂片中见到为圆形，大小较一致，直径 7.5 ~ 8 μm，

平均红细胞的厚度边缘部约 2 μm，中央约 1 μm，染色后四周呈浅粉红色，而中央呈淡染区（又称中央苍白区），大小相当于细胞直径的 1/3 ~ 2/5。

（1）红细胞形态异常

A. 球形红细胞（spherocyte）：直径小于 6 μm，厚度大于 2 μm，呈圆球形，着色深，中央淡染区消失。遗传性球形细胞增多症时明显增多，可达 20% 以上。自身免疫性溶血性贫血、其他溶血性贫血、骨髓增生异常综合征等，球形红细胞也可轻至中度增多（图 1-3-3）。

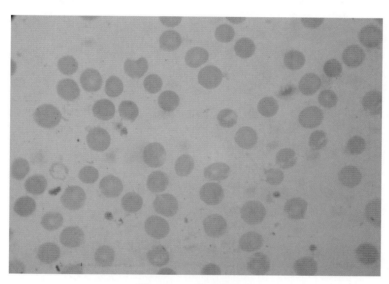

图 1-3-3　球形红细胞

B. 椭圆形红细胞（elliptocyte）：红细胞的横径缩短，长径增大，呈长卵圆形或两端钝圆的长柱状或雪茄烟状。正常人外周血涂片中仅可见约 1% 的椭圆形红细胞，严重贫血时可达 15%。椭圆形红细胞高于 25% 时，对遗传性椭圆形红细胞增多症具有诊断意义。巨幼细胞贫血、溶血性贫血、骨髓增生异常综合征时可见到数量不等的椭圆形红细胞（图 1-3-4）。

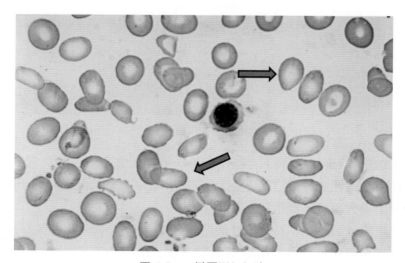

图 1-3-4　椭圆形红细胞

C. 靶形红细胞（target cell）：红细胞的中央淡染区扩大，但中心部位因有部分色素存留而深染，形似射击的靶。增多见于地中海贫血、异常血红蛋白病，靶形细胞可达 20% 以上。缺铁性贫血、其他溶血性贫血、黄疸或脾切除后的病例也可见轻度增多（图 1-3-5）。

D. 泪滴形细胞（teardrop cell）：红细胞呈泪滴形或手镜形。骨髓纤维化时增多，也可见于地中海贫血、溶血性贫血等（图 1-3-6）。

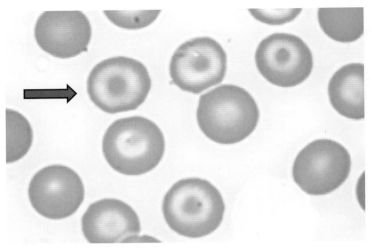

图 1-3-5　靶形红细胞

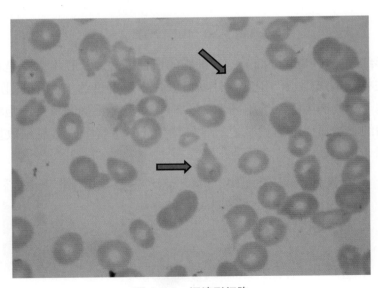

图 1-3-6　泪滴形细胞

E. 棘形红细胞（acanthocyte）：红细胞外周有长短宽窄不一的突起 5 ~ 10 个。增多见于遗传性或获得性 β 脂蛋白缺乏症，可高达 70% ~ 80%，也可见于尿毒症、肝性脑病等，大量出现为预后不良指征（图 1-3-7）。

F. 口形红细胞（stomatocyte）：红细胞中间有裂口，中央苍白区呈扁平状，颇似张开的口形。增多见于遗传性口形红细胞增多症，也可见于某些溶血性贫血、肝病患者等。健康人偶见（图 1-3-8）。

G. 镰形红细胞（sickle cell）：红细胞外形呈镰刀状、线条状。自然形成的镰形红细胞很少见，可以通过体外镰变试验诱导产生，见于镰状细胞贫血（sickle cell anaemia，是一类遗传性异型血红蛋白（Hgb S 或 Hb S）疾病）、血红蛋白 C 病（图 1-3-9）。

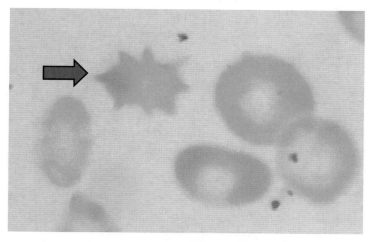

图 1-3-7 棘形红细胞

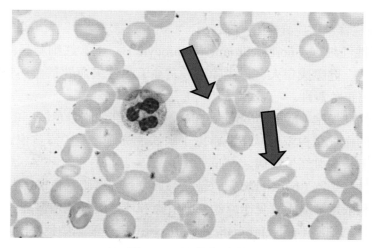

图 1-3-8 口形红细胞

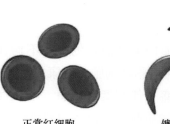
正常红细胞

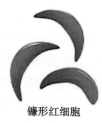
镰形红细胞

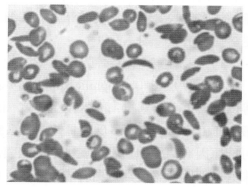

图 1-3-9 镰形红细胞

Note

H. 红细胞形态不整（poikilocytosis）：是指多种形态异常改变的红细胞同时存在，红细胞可呈梨形、泪滴形、新月形、长圆形、哑铃形、逗点形、三角形、盔形、球形、靶形等。见于严重贫血，如巨幼细胞贫血、重型地中海贫血，或是机械或物理因素所致的红细胞破坏，如弥散性血管内凝血、血栓性血小板减少性紫癜等引起的微血管病性溶血性贫血等（图 1-3-10）。

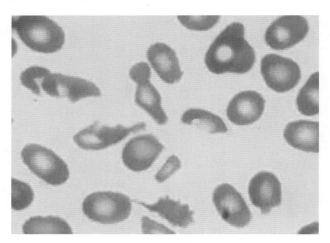

图 1-3-10　红细胞形态不整

（2）红细胞着色反应异常

A. 正色素性红细胞（normochromic erythrocyte）：正常红细胞呈淡粉红色，中央有生理性淡染区。健康成年人，再生障碍性贫血、急性失血性贫血、骨髓病性贫血等患者的红细胞属正色素性。

B. 低色素性红细胞（hypochromic erythrocyte）：红细胞着色浅，中央淡染区扩大，提示红细胞中的血红蛋白浓度减低。常见于缺铁性贫血、地中海贫血、铁粒幼细胞性贫血，也可见于某些血红蛋白病。

C. 高色素性红细胞（hyperchromic erythrocyte）：红细胞着色深，中央淡染区消失，血红蛋白含量和浓度增高。常见于巨幼细胞贫血和球形红细胞增多症。

D. 嗜多色性红细胞（polychromatic erythrocyte）：红细胞染色呈淡灰蓝或紫灰色，且着色不均，是一种刚脱核而未完全成熟的红细胞，体积较正常红细胞稍大，是核酸含量较高的网织红细胞。健康成人外周血中可见约 1% 的嗜多色性红细胞。嗜多色性红细胞增多反映骨髓造血功能旺盛、红细胞系统增生活跃，见于各种增生性贫血，尤其是溶血性贫血（图 1-3-11）。

（3）红细胞内结构异常

A. 嗜碱性点彩（basophilic stippling）：红细胞胞质内见到散在的大小不均和数量不等的深蓝色点状颗粒，称嗜碱性点彩，该红细胞称为点彩红细胞。健康成年人极少，一般少于 0.01%，其增多反映骨髓中红系细胞增生旺盛并伴有紊乱现象。嗜碱性点彩的可能原因有两种：①重金属损伤细胞膜，使嗜碱性物质凝集。②嗜碱性物质变性，近来有人证明此是血红蛋白合成过程中，原卟啉与亚铁结合受阻之故。其中以铅的作用最为明显，故点彩红细胞增多常作为铅中毒的筛选指标。增多还可见于溶血性贫血、

Note

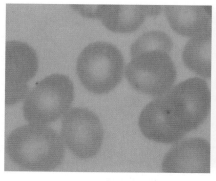
正色素性红细胞

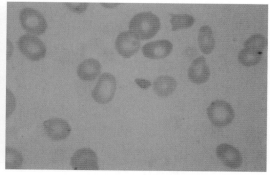
低色素性红细胞

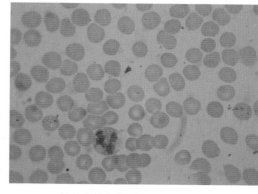
高色素性红细胞

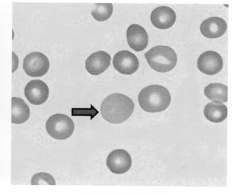
嗜多色性红细胞

图 1-3-11　红细胞着色反应异常

巨幼细胞贫血、骨髓纤维化等（图 1-3-12）。

B. 豪－周小体（Howell-Jolly bodies）：又称 H-J 小体，为紫红色圆形小体，直径为 1～2 μm，见于成熟红细胞或中、晚幼红细胞胞质中，可有 1 个或多个，可能是幼红细胞在核分裂过程中出现的残余物。常见于溶血性贫血、巨幼细胞贫血、脾切除后、红白血病、骨髓增生异常综合征等。

C. 卡博环（Cabot rings）：是红细胞中出现的一种紫红色呈圆形或"8"字形细线样结构，可能是纺锤体的残余物或是胞质中脂蛋白变性所致。卡博环常与 H-J 小体同时出现，见于溶血性贫血、巨幼细胞贫血、脾切除后或铅中毒等。

D. 有核红细胞（nucleated erythrocyte）：即幼稚红细胞，在出生 1 周之内的新生儿外周血中可见到少量，健康成年人有核红细胞均存在于骨髓中，若成年人外周血中出现多属病理现象。外周血中出现晚幼红细胞或中幼红细胞，反映骨髓中红系细胞增生明显活跃，可见于增生性贫血、急性失血性贫血、巨幼细胞贫血、严重的小细胞低色素性贫血等。造血系统肿瘤或其他恶性肿瘤骨髓转移时，骨髓中幼稚红细胞异常释放入血，特别是红血病、红白血病时，外周血可见较多的有核红细胞，除晚幼红、中幼红细胞外，可见或易见原红细胞、早幼红细胞。此外也可见于髓外造血如骨髓纤维化时，以及脾切除后、脾萎缩等。

（4）红细胞大小异常

A. 小红细胞（microcyte）：红细胞直径 6 μm。见于低色素性贫血，如缺铁性贫血，

Note

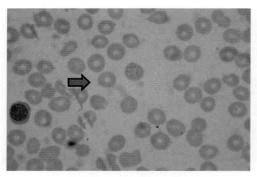

嗜碱性点彩　　　　　　　　　　　豪–周小体

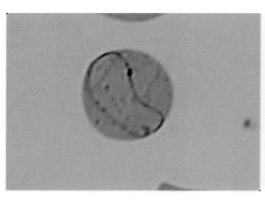
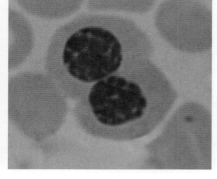

卡博环　　　　　　　　　　　　有核红细胞

图 1-3-12　红细胞内结构异常

细胞体积可变小，中央淡染区扩大，红细胞呈小细胞低色素性。球形细胞的直径也小于 6 μm，但其厚度增加，血红蛋白充盈好，细胞着色深，中央淡染区消失。

B.大红细胞（marocyte）：红细胞直径大于 10 μm。见于溶血性贫血、急性失血性贫血、巨幼细胞贫血。

C.巨红细胞（megalocyte）：红细胞直径大于 15 μm。常见于叶酸和（或）维生素 B_{12} 缺乏所致的巨幼细胞贫血。巨红细胞常呈椭圆形，内含血红蛋白量高，中央淡染区常消失。

D.细胞大小不均（anisocytosis）：红细胞大小悬殊，直径可相差一倍以上，这种现象见于病理造血，反映骨髓中红细胞系增生明显旺盛。增生性贫血如缺铁性贫血、溶血性贫血、慢性失血性贫血等患者贫血达中度以上时，均可见某种程度的红细胞大小不均，在巨幼细胞贫血时尤为明显（图 1-3-13）。

4）红细胞相关参数的应用

（1）平均红细胞容积（mean corpuscular volume，MCV）：系指每个红细胞的平均体积，以飞升（fl）为单位，计算公式如下：

MCV= 每升血液中血细胞比容 / 每升血液中红细胞数 =HCT/RBC（fl）。

【参考区间】手工法：82 ～ 92 fl；血细胞分析仪法：80 ～ 100 fl。

（2）平均红细胞血红蛋白（mean corpuscular hemoglobin，MCH）：每个红细胞内所含血红蛋白的平均量，以皮克（pg）为单位，计算公式如下：

MCH= 每升血液中血红蛋白 / 每升血液中红细胞数 =Hb/RBC（pg）

【参考区间】手工法：27 ~ 31 pg；血细胞分析仪法：27 ~ 34 pg。

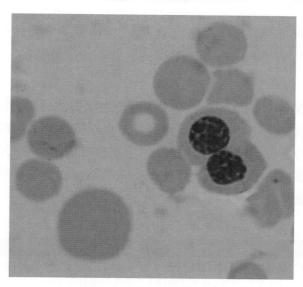

图 1-3-13 红细胞大小异常

（3）平均红细胞血红蛋白浓度（mean corpuscular hemoglobin concentration，MCHC）：系指每升血液中平均所含血红蛋白浓度（g），以 g/L 表示其单位，计算公式如下：

MCHC= 每升血液中血红蛋白量 Hg（g/L）/ 每升血液中血细胞比容（HCT）。

【参考区间】320 ~ 360 g/L（32% ~ 36%）。

MCV、MCH、MCHC 主要用于贫血的形态学分类、辅助诊断及疗效观察等，贫血的红细胞形态学分类见表 1-3-6。

表 1-3-6 贫血的红细胞形态学分类

贫血类型	MCV	MCH	MCHC	常见贫血原因
大细胞性贫血	↑	↑	N	巨幼细胞贫血、恶性贫血、肝疾病所致贫血
正细胞性贫血	N	N	N	急性失血性贫血、急性溶血性贫血、急性白血病、肾性贫血
小细胞低色素性贫血	↓	↓	↓	缺铁性贫血、地中海贫血、铁粒幼细胞贫血、慢性病贫血（病情严重）

5）网织红细胞计数

网织红细胞（reticulocyte，RET）是介于晚幼红细胞脱核后与成熟红细胞之间的过渡阶段细胞，体积略大于成熟红细胞，因其胞质内残留有多少不等的核糖体、核糖核酸等嗜碱性物质，用碱性染料（如煌焦油蓝或新亚甲蓝等）活体染色后呈蓝绿色网织状或点粒状结构，故称为网织红细胞。在瑞氏染色后的血涂片中为嗜多色性红细胞。网织红细胞从骨髓释放到外周血后仍具有合成血红蛋白的能力，1 ~ 2 天后胞质中核酸物质完全消失，转变为成熟红细胞。

【参考区间】网织红细胞参数见表 1-3-7。

表 1-3-7　网织红细胞参数

参数	参考区间	报告单位
网织红细胞百分比（reticulocyte percent）	0.5 ~ 1.5	%
网织红细胞计数（reticulocyte count）	24 ~ 84	$\times10^9$/L
网织红细胞生成指数（reticulocyte production index，RPI）	2	

【临床意义】

（1）网织红细胞计数是反映骨髓红系细胞造血状态的可靠指标，临床常用百分数反映网织红细胞的数量变化，但易受贫血程度（血细胞比容）的影响。网织红细胞绝对计数较百分数更为准确。Finch 提出贫血时用网织红细胞生成指数（RPI）来纠正这些影响，对缺铁性贫血的早期诊断、疗效观察及功能性缺铁的鉴别有重要意义。网织红细胞计数的临床意义见表 1-3-8。

表 1-3-8　网织红细胞计数的临床意义

临床应用	网织红细胞变化
判断骨髓红系增生能力	①RET 增多：提示骨髓红细胞系增生活跃旺盛，见于各种增生性贫血，溶血性贫血 RET 增高尤为明显，常在 5% 以上；急性溶血性贫血时，网织红细胞可高达 50% 以上。②RET 减少：表示骨髓造血功能降低，见于再生障碍性贫血，RET 常低于 0.5%，部分慢性再生障碍性贫血患者 RET 可为 1% 左右，但其绝对计数明显降低。临床将 RET 绝对值低于 15×10^9/L 作为急性再生障碍性贫血的诊断指标之一。在骨髓病性贫血如急性白血病时，由于骨髓中异常细胞大量增殖浸润，红细胞增生受到抑制，RET 也减少
评价疗效	①观察贫血疗效：缺铁性贫血、巨幼细胞贫血网织红细胞可正常、轻度升高或减低。当给予有效治疗 2 ~ 3 天后 RET 开始上升，7 ~ 10 天时达到高峰，一般增至 5% 以上，可达 10% ~ 20%，2 周后逐渐降至正常水平。②骨髓移植后监测骨髓造血恢复：骨髓移植后第 21 天，如 RET > 15×10^9/L，常表示无移植并发症；若骨髓开始恢复造血功能，首先表现为高荧光网织红细胞（HRF）和中荧光网织红细胞（MRE）上升，其次为 RET 计数上升
放疗和化疗检测	机体接受放疗、化疗后，动态观察网织红细胞，可指导临床适时调整治疗方案，避免造成严重的骨髓抑制。化疗后如出现骨髓抑制，早期 HRF、MRF 降低，随后网织红细胞降低；停止放、化疗，骨髓功能恢复后，这些指标依次上升

（2）RPI 代表网织红细胞的生成相当于健康成人的多少倍。RPI > 3，提示溶血性贫血或急性失血性贫血；RPI < 1，提示骨髓增生低下或红细胞系成熟障碍所致贫血。

（五）溶血性贫血的实验室检查

溶血性贫血（hemolytic anemia，HA）是指各种原因导致红细胞生存时间缩短、破坏增多，超过了骨髓红系造血代偿能力而发生的一类贫血。根据溶血发生的部位可分血管内溶血与血管外溶血，红细胞在血管内破坏者为血管内溶血，在血管外破坏者为血管外溶血。按病因和发病机制可分为红细胞内在缺陷所致的溶血性贫血和红细胞外因素所致的溶血性贫血，前者多为遗传疾病，如遗传性球形红细胞增多症等，但也有后天获得性疾病，如阵发性睡眠性血红蛋白尿，细胞外因素所致的溶血性贫血均为后天获得性疾病。

1. 溶血性贫血的筛查检测

（1）血浆游离血红蛋白测定。

【标本采集】血浆。

【参考区间】＜ 50 mg/L。

【临床意义】血管内溶血时血浆游离血红蛋白明显增高，血管外溶血时多为正常，自身免疫性溶血性贫血、珠蛋白生成障碍性贫血可轻度增高。

（2）血清结合珠蛋白测定：血清结合珠蛋白（haptoglobin，Hp）是血浆中一组 α_2- 糖蛋白，由肝合成，主要作用是运送血管内游离的 Hb 至肝被肝细胞清除。溶血时，由于游离血红蛋白消耗了大量的 Hp，导致血浆 Hp 降低。

【标本采集】血清。

【参考区间】0.7 ~ 1.5 g/L。

【临床意义】各种溶血时，血清结合珠蛋白均降低，以血管内溶血降低为显著。严重血管内溶血（血浆中游离血红蛋白超过 1.5g/L）时可测不出。急性溶血停止 3 ~ 4 天后，血清 Hp 水平才能恢复。肝病、传染性单核细胞增多症、先天性无结合珠蛋白血症等也可降低或消失。感染、创伤、恶性肿瘤、红斑狼疮、糖皮质激素治疗、口服避孕药、肝外阻塞性黄疸等可有结合珠蛋白增高。

（3）血浆高铁血红素白蛋白测定：严重溶血时，血浆结合珠蛋白被消耗殆尽，游离的 Hb 首先氧化为高铁血红蛋白，接着分解为珠蛋白和高铁血红素，高铁血红素首先结合血红蛋白，当血红蛋白被结合完全后，高铁血红素与白蛋白结合形成高铁血红素白蛋白。血浆高铁血红素白蛋白（methemalbumin）有生化法和电泳法两种检测方法。生化法的原理为高铁血红素白蛋白能与硫化铵形成铵血色原，光谱仪观察在 558 nm 处有一吸收光带。电泳法为醋酸纤维膜电泳，出现一条高铁血红素白蛋白区带。

【标本采集】血浆。

【参考区间】阴性。

【临床意义】高铁血红素白蛋白阳性表示严重血管内溶血。

（4）含铁血黄素尿试验（Rous 试验）：大量游离 Hb 通过肾小球滤过膜后，部分被肾小管上皮细胞吸收，以铁蛋白或含铁血黄素形式沉积在上皮细胞内，当细胞脱落后随尿排出时，尿液中会出现暗黄色颗粒物，即为含铁血黄素尿。

【标本采集】尿液。

【临床意义】慢性血管内溶血可呈现阳性，并持续数周。常见于阵发性睡眠性血红蛋白尿，其他慢性血管内溶血也可呈阳性。在溶血初期肾小管上皮细胞尚未充分将再吸收的 Hb 转变为含铁血黄素，以及含有含铁血黄素的上皮细胞尚未衰老脱落，所以可以只出现血红蛋白尿，而没有含铁血黄素尿，Rous 试验可阴性。

（5）红细胞寿命测定：用 ^{51}Cr 标记红细胞检测红细胞半衰期。正常红细胞半衰期为 25 ~ 32 天。溶血性贫血时常小于 15 天。这是确定溶血性贫血的可靠方法，但是限于实验室条件等因素，临床应用较少。

2. 红细胞膜缺陷的检测

正常红细胞具有变形能力，可以通过比其直径小的毛细血管而不被破坏。当先天或后天获得性因素影响红细胞膜，导致质膜成分中脂质双层结构异常，变形能力下降以及脆性增加，而致红细胞病理性破坏时，发生溶血性贫血。

（1）红细胞渗透脆性试验：红细胞渗透脆性试验（erythrocyte osmotic fragility test）是测定红细胞对不同浓度低渗氯化钠溶血的抵抗力，即红细胞的渗透脆性。将患者的红细胞加至不同浓度低渗氯化钠溶液中观察其溶血的情况，结果以被检红细胞最小抵抗力（开始溶血时氯化钠溶液的浓度）和最大抵抗力（完全溶血时氯化钠溶液的浓度）来表示。

【标本采集】肝素抗凝全血。

【参考区间】开始溶血：0.42% ~ 0.46%（4.2 ~ 4.6 g/L）NaCl 溶液。完全溶血：0.28% ~ 0.34%（2.8 ~ 3.4 g/L）NaCl 溶液。

【临床意义】①脆性增高：开始溶血及完全溶血时氯化钠溶液的浓度均较正常对照提前两管（0.04%）或更高，即开始溶血 > 0.50%、完全溶血 > 0.38% NaCl 溶液时为脆性增高。主要见于遗传性球形红细胞增多症。温抗体型自身免疫性溶血性贫血、遗传性椭圆形细胞增多症也可增高。②脆性降低：常见于珠蛋白生成障碍性贫血，也可见于缺铁性贫血、某些肝硬化及阻塞性黄疸等。

（2）红细胞孵育渗透脆性试验：红细胞孵育过程中，葡萄糖的消耗增加，贮备的 ATP 减少，导致红细胞膜对阳离子的主动传递受阻，钠离子在红细胞内集聚，细胞膨胀，渗透脆性增加。

【标本采集】肝素抗凝全血。

【参考区间】未孵育：50% 溶血为 4.00 ~ 4.45 g/L NaCl 溶液。37℃孵育 24 h：50% 溶血为 4.65 ~ 5.9 g/L NaCl 溶液。

【临床意义】常用于轻型遗传性球形红细胞增多症、遗传性非球形细胞溶血性贫血的诊断和鉴别诊断。脆性增加见于遗传性球形红细胞增多症、遗传性椭圆形细胞增多症、遗传性非球形细胞溶血性贫血。脆性降低见于珠蛋白生成障碍性贫血、缺铁性贫血、镰状细胞贫血、脾切除术后。

（3）阵发性睡眠性血红蛋白尿有关检测：阵发性睡眠性血红蛋白尿（paroxysmal nocturnal hemoglobinuria，PNH）为获得性红细胞膜缺陷引起的慢性血管内溶血，患者血细胞膜对补体异常敏感，常在睡眠时加重，可伴发作性血红蛋白尿和全血细胞减少症。

A. 酸化血清溶血试验：酸化血清溶血试验（acid serum hemolysis test）又称 Ham 试验。PNH 患者的红细胞对补体敏感性增高，在酸化的血清（pH 6.6 ~ 6.8）中，经 37℃孵育，易溶血。此法较敏感，假阳性较少。

【标本采集】脱纤维全血。

【参考区间】阴性。

【临床意义】阳性主要见于 PNH，某些自身免疫性溶血性贫血发作严重时也可阳性。

B. 蔗糖水溶血试验：蔗糖溶液离子浓度低，经孵育可加强补体与红细胞膜的结合，使 PNH 患者的红细胞膜上形成小孔，致蔗糖进入红细胞引起溶血。

【标本采集】枸橼酸钠抗凝全血。

【参考区间】阴性。

【临床意义】PNH 常为阳性。轻度阳性亦可见于部分巨幼细胞贫血、再生障碍性贫血、自身免疫性溶血性贫血和遗传性球形红细胞增多症。此试验可作为 PNH 的筛选试验，阴性可排除 PNH，阳性应再做 Ham 试验。

C. 蛇毒因子溶血试验：蛇毒因子是从眼镜蛇毒中提取的一种分子量为 144 000 Da 的蛋白质，它能直接激活血清中的补体 C3，通过旁路途径激活补体系统，进攻 PNH 红细胞，造成溶血。本试验为特异性 PNH 试验。

【标本采集】枸橼酸钠抗凝全血。

【参考区间】溶血度＜ 5%。

【临床意义】PNH 特异性试验。

D. 血细胞膜 CD55、CD59 表型分析：PNH 是一种后天获得性基因突变所致的克隆性疾病，其异常血细胞膜糖化磷脂酰肌醇 – 锚（GPI-anchor）连接蛋白如 CD59、CD55 等表达明显降低或缺乏，导致红细胞对补体的敏感性增强而产生溶血性贫血。

【参考区间】CD55、CD59 阴性红细胞和中性粒细胞＜ 5%。

【临床意义】以 CD59⁻ 红细胞＞ 5% 和 CD59⁻ 中性粒细胞＞ 10% 作为 PNH 诊断的临界值，用于 PNH 的诊断，敏感性和特异性高于蔗糖水溶血试验和酸化血清溶血试验。

3. 红细胞酶缺陷的检测

红细胞酶缺陷所致溶血性贫血是指参与红细胞代谢（主要是糖代谢）的酶由于基因缺陷，导致表达产物活性改变而发生溶血的一组疾病。在所有红细胞酶缺陷病中，以葡萄糖 -6- 磷酸脱氢酶（glucose-6-phosphate dehydrogenase，G6PD）和丙酮酸激酶（pyruvate kinase，PK）的缺陷发生率较高，前者导致磷酸戊糖旁路代谢障碍，后者引起糖酵解途径异常。

（1）高铁血红蛋白（methemoglo bin，MetHb）还原试验：在有足量的 NADPH 存在下，反应液中的高铁血红蛋白能被高铁血红蛋白还原酶还原成（亚铁）血红蛋白。当葡萄糖 -6- 磷酸脱氢酶（G6PD）含量正常时，由磷酸戊糖代谢途径生成的 NADPH 的数量足以完成上述还原反应。当 G6PD 缺乏时，还原速度减慢，高铁血红蛋白还原率可以间接反映红细胞 G6PD 活性。

【参考区间】高铁血红蛋白还原率≥ 75%。

【临床意义】降低：蚕豆病和伯氨喹型药物溶血性贫血患者由于 G6PD 缺陷，高铁血红蛋白还原率明显下降。G6PD 缺陷杂合子的 MetHb 还原率为 31% ~ 74%，G6PD 缺陷纯合子的 MetHb 还原率＜ 30%。

（2）G6PD 荧光斑点试验和活性测定：在 G6PD 和 NADP 存在下，G6PD 能使 NADP 还原成 NADPH，后者在紫外线照射下会发出荧光。NADPH 的吸收峰在波长 340 nm 处，可通过单位时间生成 NADPH 的量来测定 G6PD 活性。

【参考区间】10 min 内出现荧光斑点；G6PD 活性定量：（12.1 ± 2.09）U/g Hb（比色法）。

【临床意义】G6PD 缺陷杂合子 G6PD 荧光斑点试验在 10 ~ 30 min 内出现荧光斑点。G6PD 缺陷纯合子 G6PD 荧光斑点试验在 30 min 后不出现荧光斑点。G6PD 活性定量测定特异性高可作为 G6PD 缺乏症的确诊试验。

（3）丙酮酸激酶荧光斑点试验和活性测定：在腺苷二磷酸（ADP）存在的情况下，PK 催化磷酸烯醇式丙酮酸变为丙酮酸，在辅酶Ⅰ还原型（NADH）存在的情况下，丙酮酸被乳酸脱氢酶转变成乳酸，若荧光标记于 NADH 上，此时有荧光的 NADH 变为无荧光的 NAD。

【参考区间】正常 PK 活性荧光在 25 min 内消失（37 ℃）。酶活性（15.0 ± 1.99）U/g Hb（比色法）。

【临床意义】PK 严重缺乏（纯合子）者荧光 60 min 不消失；杂合子者荧光 25 ~ 60 min 消失。

4. 异常血红蛋白检测

血红蛋白（Hb）是由珠蛋白和亚铁血红素分子组成的。成年人 Hb 包括 HbA、HbA2 和 HbF 三种，分别由一对 α 链与一对非 α 链（β、γ、δ）所组成。若珠蛋白合成基因发生突变，引起珠蛋白肽链分子结构异常或珠蛋白合成减少甚至缺乏，导致血红蛋白病（hemoglobinopathy）。前者也称为异常血红蛋白病，后者也称为珠蛋白合成障碍性贫血。珠蛋白合成异常将不同程度地影响红细胞的形态、功能、变形性等，造成不同程度的骨髓无效造血、红细胞寿命缩短而导致贫血。通过对红细胞中 Hb 组分的定量、电泳特性、稳定性、溶解度以及 Hb 的基因分析等，有助于珠蛋白合成异常所致溶血性贫血的诊断。

（1）血红蛋白电泳：不同 Hb 分子的等电点和带电荷不同，在电场作用下因电荷差异和分子量差异而表现出不同的迁移率，由此可将不同的 Hb 区分开来，并可以检出异常 Hb 电泳区带，通过 Hb 电泳可以进行 Hb 成分的定性和定量。

【参考区间】正常人的电泳图谱主要显示 3 条区带：靠阳极端的为量多的 HbA，相对含量大于 95%；靠阴极端的为量少的 HbA2，相对含量为 1% ~ 3%；两者之间紧靠 HbA 条带之后的是 HbF 条带，相对含量小于 2%。

【临床意义】①珠蛋白生成障碍性贫血的实验诊断：HbA2 增高、HbA 减少、HbF 明显增加是诊断 β 珠蛋白生成障碍性贫血的重要依据，为杂合子的重要实验室诊断指标，HbA 22% ~ 10%，多为轻型 β 珠蛋白生成障碍性贫血；HbA2 > 10%，多见于 HbE；HbA2 不增高，HbF 显著增高（15% ~ 100%）提示重型 β 珠蛋白生成障碍性贫血。HbA2 降低见于 α 和 δ 珠蛋白生成障碍性贫血、重度缺铁性贫血等。②其他疾病：个别恶性贫血、叶酸缺乏所致巨幼细胞贫血、某些不稳定血红蛋白病 HbA2 也会增高，HbF 轻度增高（2% ~ 5%）可见于镰状细胞病、遗传性球形红细胞增多症、再生障碍性贫血、白血病等。

（2）珠蛋白基因突变检测：珠蛋白基因突变种类超过 1000 种，基因分析被广泛应用于遗传病的诊断，根据可能突变类型可以选择合适的诊断方法，例如片段分析、多重 PCR、Southern 印迹杂交、Northern 印迹杂交等。

【参考区间】阴性。

【临床意义】α 珠蛋白生成障碍性贫血的基因改变以大片段缺失为主，β 珠蛋白生成障碍性贫血以点突变为主。Southern 印迹杂交可以检测基因缺失、插入、倒位等缺陷，Northern 印迹杂交可以检测珠蛋白基因中 RNA 的表达量和长度，PCR 可以进

Note

行 DNA 分析。

5. 自身免疫性溶血性贫血检测

自身免疫性溶血性贫血（autoimmune hemolytic anemia，AIHA）系体内免疫发生异常，产生自身抗体和（或）补体，结合在红细胞膜上，红细胞破坏加速而引起的一组溶血性贫血。

（1）抗人球蛋白试验

【原理】不完全抗体（IgG）无法架接 2 个邻近的红细胞而只能和一个红细胞抗原相结合。抗人球蛋白抗体是完全抗体，可与多个不完全抗体的 Fc 段相结合，导致红细胞凝集现象，称为抗人球蛋白试验（Coombs test）阳性。直接 Coombs 试验阳性说明红细胞表面上包被有不完全抗体，而间接 Coombs 试验阳性则说明血清中存在着不完全抗体。

【参考区间】直接、间接抗人球蛋白均呈阴性反应。

【临床意义】①阳性：见于新生儿溶血病、自身免疫性溶血性贫血、系统性红斑狼疮（systemic lapus erythematosus，SLE）、类风湿关节炎、恶性淋巴瘤、甲基多巴及青霉素类等药物性溶血反应。②温抗体与冷抗体：AIHA 大多属于温抗体型（即于 37 ℃条件下作用最强，主要为 IgG），但也有小部分属冷抗体型（主要为 IgM），必要时应于 4℃条件下进行试验，排除假阴性反应。③抗体亚型：AIHA 大多为 IgG 型抗体，还有 IgG+C3 型、C3 型、极少数 IgG 亚型、IgA、IgM 型，故应使用广谱的抗人球蛋白血清进行试验，必要时须加用上述各种单价抗血清，以提高检出阳性率。④间接 Coombs 试验：主要用于 Rh 或 ABO 妊娠免疫性新生儿溶血病、母体血清中不完全抗体的检测。

（2）冷凝集素试验

【原理】冷凝集素是一种可逆性抗体，在低温时可与自身红细胞、"O" 型红细胞或与患者同型红细胞发生凝集，当温度增高时，凝集现象又消失。

【参考区间】效价＜ 1∶40，反应最适温度为 4℃。

【临床意义】某些 AIHA 患者的冷凝集素效价增高。

（孟晓慧　李春阳）

第四节　白细胞的形态、功能与临床检测

一、白细胞的生成与正常值

1. 白细胞的生成

白细胞（leukocyte；white blood cell，WBC）为无色有核的球形细胞，能做变形

运动，参与机体的防御和免疫功能。正常成年人的白细胞数量为（4 ~ 10）× 10^9/L。外周血白细胞源于骨髓造血干细胞（hematopoietic stem cell，HSC）。造血干细胞在骨髓多种造血因子调控下，分化、发育、成熟为各种不同白细胞并释放到外周血。白细胞包括粒细胞（granulocyte，GRA）、淋巴细胞（lymphocyte，LYM）和单核细胞（monocyte，MON）三类，其中粒细胞又分为中性分叶核粒细胞（segmented neutrophils，NEU-s）、中性杆状核粒细胞（band neutrophils，NEU-b）、嗜酸性粒细胞（eosinophil，EOS）和嗜碱性粒细胞（basophil，BAS）。

三种粒细胞的发生虽然起始于不同的祖细胞，但它们的发育过程基本相同。均经原粒细胞、早幼粒细胞、中幼粒细胞、晚幼粒细胞，进而分化为成熟的杆状核粒细胞和分叶核粒细胞（表 1-4-1）。从造血祖细胞增殖分化为成熟粒细胞需 10 ~ 14 天。杆状核粒细胞和分叶核粒细胞在骨髓内贮存 4 ~ 5 天后释放入血。根据粒细胞的发育阶段，从增殖动力学的观点将粒细胞群人为划分为：①分裂池：指中幼阶段以前具有分裂能力的细胞群。②成熟池：指晚幼阶段以后不具有分裂能力的细胞群。③贮存池：指未释放于外周血的分叶核粒细胞和部分杆状核粒细胞。④循环池：指释放到外周血的粒细胞中约半数随血液循环的粒细胞。⑤边缘池：指释放于外周血的粒细胞中约半数附着于血管壁的粒细胞。循环池和边缘池的粒细胞可以互相交换，处于动态平衡。外周血流动力学的划分有助于临床分析周围血液中粒细胞增多和减少的原因。在某些病理状态下，若急性细菌感染，骨髓加速释放，外周血中的粒细胞可骤然增多。

单核细胞和粒细胞有共同的造血祖细胞，即粒细胞单核细胞系祖细胞，在集落刺激因子的作用下经原单核细胞、幼单核细胞变成成熟的单核细胞。幼单核细胞增殖能力很强，约 38% 的幼单核细胞处于增殖状态。骨髓中单核细胞的储存量不多，一旦机体需要，幼单核细胞即加速分裂增殖以提供足量的单核细胞。释放入血的单核细胞还不完全成熟，在血液中停留 3 ~ 16 天后进入组织，继续发育成为巨噬细胞，其寿命从数月至数年不等。血和组织中的细胞构成单核巨噬细胞系统。

表 1-4-1　粒细胞发生过程的形态演变

发育阶段及名称		胞体		胞核				胞质			
		大小（μm）	形状	形状	染色质	核仁	核质比	嗜碱性	着色	嗜天青颗粒	特殊颗粒	分裂能力
原始	原粒细胞	11 ~ 18	圆	圆	细网状	2 ~ 6	> 3/4	强	天蓝	无	无	有
幼稚	早幼粒细胞	13 ~ 20	圆	卵圆	粗网状	偶见	> 1/2	减弱	淡蓝	大量	少量	有
	中幼粒细胞	11 ~ 16	圆	半圆	网块状	消失	约 1/2	弱	浅蓝	少	增多	有
	晚幼粒细胞	10 ~ 15	圆	肾形	网块状	消失	<1/2	极弱	淡红	少	明显	无
成熟	杆状核粒细胞	10 ~ 15	圆	杆状	粗块状	消失	<1/3	消失	淡红	少	大量	无
	分叶核粒细胞	10 ~ 15	圆	分叶	粗块状	消失	更小	消失	淡红	少	大量	无

淋巴细胞起源于淋巴系祖细胞，又称淋巴造血干细胞。一部分淋巴干细胞迁入胸腺后，分化为胸腺细胞，且逐渐表达 CD4 和 CD8 抗原。其中有 95% 的胸腺细胞凋亡，仅有 5% 胸腺细胞进一步成熟为处女型 T 细胞。胸腺培养的处女型 T 细胞经血液输至周围淋巴器官和淋巴组织。另一部分淋巴干细胞在骨髓微环境中先分化成前 B 细胞，

经几次分裂后成为处女型 B 细胞，处女型 B 细胞经血液循环迁到周围淋巴器官和淋巴组织，形成单克隆细胞群。淋巴细胞的发育主要表现为细胞膜抗原标志及其功能状态的变化，形态结构变化不明显，故不易从形态上区分淋巴细胞的发生和分化阶段。淋巴细胞在普通的显微镜下并不能分出 B、T 细胞，通过染色后从形态上分为原淋巴细胞、幼淋巴细胞、淋巴细胞（大淋巴细胞、小淋巴细胞）。

2. 白细胞计数与正常值

白细胞计数（white blood cell count，WBC）是测定单位容积外周血中各种白细胞的总数。临床上除观察白细胞总数外，还要观察白细胞分类计数及占总数量的百分比。白细胞计数的参考区间为成年人（4 ~ 10）×10^9/L，新生儿（15 ~ 20）×10^9/L，6 个月至 2 岁（11 ~ 12）×10^9/L。白细胞总数高于参考区间上限为白细胞增多，低于参考区间下限为白细胞减少。

白细胞分类计数（leukocyte differential counts，LDC）是在显微镜下观察经瑞氏或瑞氏 – 姬姆萨染色后血涂片中白细胞的形态，并进行分类计数。全自动血细胞分析仪也可将正常白细胞进行五分类计数，得到各种白细胞所占的百分数和单位体积血液中各种白细胞的数量，但对异常白细胞分类计数不准确，应以显微镜分类计数结果为准。五种白细胞正常百分数和绝对值见表 1-4-2。

表 1-4-2　五种白细胞正常百分数和绝对值

细胞类型	百分数（%）	绝对值（×10^9/L）
中性粒细胞		
杆状核	0 ~ 5	0.04 ~ 0.5
分叶核	50 ~ 70	2 ~ 7
嗜酸性粒细胞	0.5 ~ 5	0.02 ~ 0.5
嗜碱性粒细胞	0 ~ 1	< 0.1
淋巴细胞	20 ~ 40	0.8 ~ 4.0
单核细胞	3 ~ 8	0.12 ~ 0.8

二、中性粒细胞的形态、功能与临床检测

1. 中性粒细胞的形态与功能

（1）中性粒细胞的形态：中性粒细胞（neutrophil，NEU）是白细胞中数量最多的一种，占白细胞总数的 50% ~ 70%，细胞呈球形，直径 10 ~ 12 μm，核呈杆状或分叶状，叶间有细丝相连，分叶核多为 2 ~ 5 叶，正常人以 2 ~ 3 叶为多。胞质内充满大量分布均匀、细小、染成淡紫色和淡红色的颗粒。淡紫色颗粒为体积较大的嗜天青颗粒，约占 20%，是一种溶酶体，内含酸性磷酸酶、过氧化物酶等水解酶，能消化分解吞噬的异物；淡红色的为较细小的特殊颗粒，约占 80%，内含吞噬素、溶菌酶等，能杀死细菌，溶解细菌表面的糖蛋白（图 1-4-1）。

（2）NEU 的功能：正常情况下，NEU 可与血管内皮黏附，做变形运动，进而穿越毛细血管壁进入周围组织，这一生理过程称为游出。当局部组织受到细菌等侵害时，NEU 在趋化因子等作用下向病变局部集中，将病原体包围并吞噬。这些吞噬细菌的中

性粒细胞或被巨噬细胞吞噬，或变性坏死成为脓细胞。

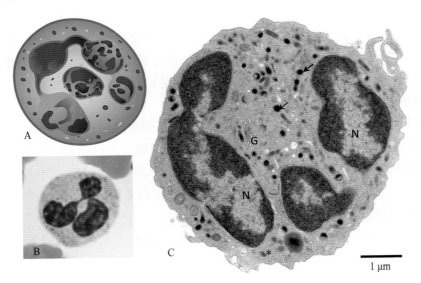

图 1-4-1　中性粒细胞

A. 光镜模式图；B. 光镜图；C. 透射电镜图；N：细胞核；
G：高尔基复合体；↑：嗜天青颗粒；＊特殊颗粒

2. 白细胞总数与 NEU 数量变化的临床意义

（1）生理变异（表 1-4-3）：白细胞或 NEU 生理性增多常为暂时性，当去除诱因后即可恢复正常。增多的机制主要为边缘池的白细胞进入循环池增多。增多的粒细胞主要为成熟的中性分叶核粒细胞，淋巴细胞和单核细胞也可增多，通常不伴有白细胞形态改变。

表 1-4-3　中性粒细胞生理性增多的常见原因

状态	生理变化
年龄	新生儿白细胞较高，平均为 15×10^9/L，可达 30×10^9/L，3 ～ 4 天后可降至 10×10^9/L，主要为中性粒细胞，6 ～ 9 天后逐渐降低，比例与淋巴细胞大致相等，以后淋巴细胞比例逐渐升高，可达 50% ～ 70%；4 ～ 6 岁时淋巴细胞比例逐渐降低，NEU 比例逐渐升高至成年人水平并维持终生
日间变化	安静及休息时较低，活动和进食后增高；早晨较低，下午增高；一天之内的变化可相差 2 倍
运动、疼痛和情绪变化等	脑力和体力劳动、冷热水浴、高温、严寒、日光或紫外线照射后白细胞可轻度升高；剧烈运动、剧痛和情绪激动时白细胞显著升高，可达 35×10^9/L；刺激停止后很快恢复到原有水平
妊娠、分娩	经期及排卵期可略增高；妊娠期尤其是妊娠 5 个月以上可达 15×10^9/L；分娩时因产伤、产痛、失血等刺激可达 34×10^9/L；产后 2 周内恢复正常

（2）病理性增多：NEU 病理性增多原因见表 1-4-4。

（3）白细胞与粒细胞减少：引起 NEU 减少的机制主要有粒细胞增殖与成熟障碍、在血液或组织中消耗或破坏过多以及分布异常（表 1-4-5）。NEU $< 1.0 \times 10^9$/L 时，极易发生感染；NEU $< 0.5 \times 10^9$/L 时，并发严重感染和疾病复发的危险性增加。按照白细胞与粒细胞减少的程度不同，分为白细胞减少症（leukopenia，中性粒细胞 $<$

$2.0 \times 10^9/L$）、粒细胞缺乏症（agranulocytosis，NEU $< 0.5 \times 10^9/L$）。

表 1-4-4 NEU 病理性增多原因

急性感染	NEU 增多（neutrocytosis）的最常见原因，包括化脓性球菌和一些杆菌引起的局部或全身性细菌感染，可引起中性杆状核和分叶核粒细胞增多，甚至出现幼稚阶段的粒细胞。一般增多至（15 ~ 25）×$10^9/L$，很少超过 $50 \times 10^9/L$。程度与病原体种类、感染部位、程度及机体的反应性等有关。某些病毒、真菌、螺旋体、立克次体和寄生虫感染也可导致中性粒细胞轻度至中度增多
严重的组织损伤或坏死	严重外伤、大手术后、大面积烧伤、组织坏死等，如心肌梗死后 1 ~ 2 天，白细胞数常持续增多并可持续 1 周，借此可与心绞痛鉴别
急性大出血	急性大出血 1 ~ 2 h 后，特别是内出血如消化道大出血或脾破裂时，外周血红细胞和血红蛋白尚未下降时，白细胞总数和中性粒细胞即可迅速增多
急性溶血	严重的血管内溶血，如自身免疫性溶血性贫血时，红细胞破坏产物的吸收可引起骨髓释放中性粒细胞
急性中毒	代谢紊乱所致的代谢性中毒，如糖尿病酮症酸中毒、尿毒症等；急性化学药物中毒，如急性铅、汞中毒及安眠药中毒等；生物性中毒如昆虫毒、蛇毒、毒蕈中毒等
药物和激素	肾上腺素、皮质类固醇，粒细胞从储存池进入血液增多，而从血液到血管外池减少，导致中性粒细胞数增多
恶性肿瘤	消化道肿瘤、肺部肿瘤，尤其是在肝癌和肺癌转移时，NEU 可增多，主要是由于坏死的肿瘤组织产生的炎症反应或某些肿瘤组织产生的集落刺激因子（colony stimulating factor，CSF）刺激骨髓粒细胞造血增加所致
血液病	大多数白血病患者外周血白细胞数量呈不同程度的增多；慢性髓系白血病、真性红细胞增多症、骨髓纤维化等骨髓增殖性疾病均可见白细胞增高；粒细胞缺乏或者巨幼细胞贫血恢复期

表 1-4-5 NEU 病理性减少的病因及常见疾病

病因	常见疾病
骨髓损伤	①药物：细胞毒类及非细胞毒药物；②放射线；③化学物质：苯、砷剂、一氧化氮等；④先天性和遗传性中性粒细胞减少：Kostmann 综合征、伴先天性白细胞减少的网状发育不全、伴粒细胞生成异常的中性粒细胞减少症；⑤免疫性疾病：系统性红斑狼疮、类风湿关节炎；⑥感染：细菌感染、病毒感染；⑦血液病：急性白血病、再生障碍性贫血、多发性骨髓瘤、淋巴瘤等
成熟障碍	①获得性：巨幼细胞贫血、恶性贫血、缺铁性贫血；②恶性和其他克隆性疾病：骨髓增生异常综合征、阵发性睡眠性血红蛋白尿
NEU 外循环池转换至边缘池	遗传性：良性假性 NEU 减少症；获得性：严重细菌感染、恶性营养不良
血管内扣留	由补体介导的白细胞凝集素致肺内扣留，脾功能亢进致脾内扣留
利用增多	严重的细菌、真菌、病毒及立克次体感染以及过敏性疾病等

3. 中性粒细胞形态改变的临床意义

（1）中性粒细胞的核象变化：血液中粒细胞的胞核性状特征称为核象，可分为核左移和核右移，反映中性粒细胞的成熟程度。正常外周血中的中性粒细胞以分叶核为主，通常分 2 ~ 5 叶，以 3 叶核为主。除分叶核外，可见少量杆状核粒细胞，杆状核与分叶核细胞之间的比值约为 1：13。

A. 核左移（shift to left）：外周血的未分叶核中性粒细胞（包括中性杆状核粒细胞、

晚幼粒、中幼粒，甚至早幼粒细胞等）的百分比增高（超过5%）时，称为核左移。结合患者白细胞总数是否增加分为再生性左移和退行性左移。

再生性左移：指核左移伴有白细胞总数增高。表示机体的反应性强，骨髓造血功能旺盛，能释放大量粒细胞至外周血。常见于感染（尤其急性化脓性感染）、组织损伤与坏死、急性失血、急性中毒及急性溶血反应等。中性粒细胞核左移时常伴有不同程度的中毒性改变。核左移对估计病情的严重程度和机体的反应能力具有一定的价值。轻度左移：白细胞总数及中性粒细胞百分数略增高，仅有杆状核粒细胞增多（＞6%），提示感染轻，患者抵抗力强。中度左移：白细胞总数及中性粒细胞百分数均增高，杆状核粒细胞＞10%并伴有少数晚幼粒细胞及中毒性改变，提示有严重感染。重度左移：白细胞总数及中性粒细胞百分数明显增高，杆状核粒细胞＞25%并出现更幼稚阶段的粒细胞，常见于慢性髓性白血病和中性粒细胞型类白血病反应。

退行性左移：指核左移而白细胞总数不增高，甚至降低。见于：①再生障碍性贫血、粒细胞减少症，白细胞总数及中性粒细胞百分数均降低、核左移，提示骨髓造血功能减低，粒细胞生成和成熟受阻。②严重感染，如伤寒、败血症等，表明机体反应性低下，骨髓释放粒细胞的功能受抑制。

B. 核右移（shift to right）：外周血中核分5叶以上的中性粒细胞的百分比超过3%时，称为核右移。有时中性粒细胞的体积巨大，细胞直径达16~25 μm，核分叶常在5叶以上，甚至在10叶以上，核染色质疏松，称为巨多分叶核中性粒细胞，又称为中性粒细胞分叶过多（over segmentation）。核右移常伴白细胞总数的减少，主要见于巨幼细胞贫血及造血功能减退，也见于应用阿糖胞苷、6-巯基嘌呤等抗代谢药物治疗后。在急性炎症的恢复期，可出现一过性核右移现象，属于机体的正常反应。

（2）中性粒细胞的中毒性改变：在严重传染病、化脓性感染、大面积烧伤、急性中毒、恶性肿瘤等病理情况下，中性粒细胞可有下列形态改变。

A. 中毒颗粒（toxic granulation）：中性粒细胞胞质中出现的粗大、大小不等、分布不均的深紫色或蓝黑色的颗粒，称为中毒颗粒。中毒颗粒见于较严重的细菌感染、炎症及大面积烧伤等。

B. 空泡形成（vacuolation）：中性粒细胞胞质中出现大小不一、数量不等的空泡，有时在胞核上也能见到。可能是细胞受损后，胞质、胞核局部发生脂肪变性，染色时被有机溶剂溶解所致。常见于严重的化脓菌感染、败血症、理化损伤等。

C. 细胞大小不均（anisocytosis）：中性粒细胞胞体增大，细胞大小差异明显，见于病程较长的化脓性炎症或慢性感染，可能为毒素导致骨髓中粒细胞发生不规则分裂、成熟异常所致。

D. 核变性（degeneration of nucleus）：包括核固缩、核溶解和核碎裂等改变。细胞核发生固缩时，核染色质凝集，呈深紫色粗大凝块状。细胞核溶解时，则胞核膨胀增大，常伴有核膜破碎，核染色质结构松散或模糊，着色浅淡。见于严重感染或某些理化损伤等。

E. 杜勒小体（Dühle bodies）：在中性粒细胞胞质中出现的局部嗜碱性着色区域，呈圆形、梨形或云雾状，通常大小为1~2 μm，也可达5 μm，呈蓝色或灰蓝色，可

Note

分布于胞质中或边缘，可能是胞质中的内质网或残留的 RNA。见于严重细菌感染，如肺炎、败血症和烧伤等。上述中性粒细胞各种中毒性改变可单独或同时存在，主要反映粒细胞受毒素损伤的程度。轻度时，出现部分中毒颗粒，随着细胞受损程度的加重，中毒颗粒体积增大、数量增多，常伴有空泡形成及核变性，中毒性改变的粒细胞百分数也增高。

（3）奥氏小体：在白血病细胞胞质中出现的紫红色、细杆状物质，长为 1 ~ 6 μm，一条或数条，形似棒状，称奥氏小体（Auer rods）。血液或骨髓原始或幼稚白细胞胞质中出现奥氏小体是急性髓系白血病的特征之一，通常见于急性粒系或急性单核系白血病性原始和幼稚细胞中，在骨髓增生异常综合征患者中也可见到，但急性淋巴细胞白血病时无奥氏小体。故奥氏小体对急性白血病的诊断以及白血病细胞类型的鉴别有重要的参考价值。

三、嗜酸性粒细胞的形态、功能与临床检测

1. 嗜酸性粒细胞的形态与功能

嗜酸性粒细胞（eosinophil，EOS）占白细胞总数的 0.5% ~ 3%，细胞呈球形，直径 10 ~ 15 μm，核呈杆状或分叶状，以 2 叶核居多。胞质内充满分布均匀、粗大、染成橘红色、略带折光性的嗜酸性颗粒。颗粒实际为溶酶体，内含酸性磷酸酶、芳基硫酸酯酶、过氧化物酶、组胺酶等（图 1-4-2）。其中的组胺酶可分解组胺，芳香硫酸酯酶可分解白三烯，从而抑制机体过敏反应；胞体借助抗体与某些寄生虫表面接触，促进颗粒内物质释放，直接杀死寄生虫或虫卵。在过敏性或变态反应性疾病以及寄生虫感染时嗜酸性粒细胞数量增多。

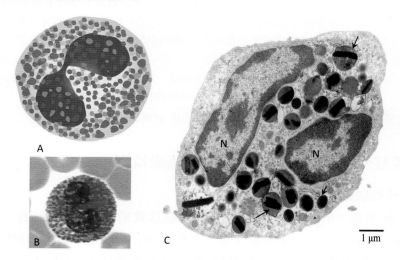

图 1-4-2 嗜酸性粒细胞

A. 光镜模式图；B. 光镜图；C. 透射电镜图

N：细胞核；↑：嗜酸性颗粒

2. 嗜酸性粒细胞数量改变的临床意义

（1）生理变异：健康人 EOS 早晨较低，夜间较高；上午波动大，下午较恒定，波动可达 40% 左右。白天因交感神经兴奋，通过下丘脑刺激腺垂体产生促肾上腺皮

质激素，进而促进肾上腺皮质激素分泌增多，后者可抑制骨髓释放 EOS，并促使血中 EOS 向边缘池和组织转移，从而引起循环血中 EOS 减少。

（2）EOS 增多：成年人 EOS 相对百分比 > 5%、绝对计数 > 0.5×10^9/L 时，称为 EOS 增多（eosinophilia）。EOS 病理性增多的临床意义见表 1-4-6。

表 1-4-6　EOS 病理性增多的临床意义

类别	常见病因
过敏性疾病	支气管哮喘、食物或药物过敏反应、荨麻疹等过敏性疾病，EOS 可轻至中度增多
寄生虫感染	血吸虫病、肺吸虫病、蛔虫病、丝虫病、包虫病、钩虫病等，常见 EOS 不同程度的增多，多者可达 80% 以上
皮肤病	湿疹、剥脱性皮炎、银屑病等，EOS 轻至中度增多
造血系统与淋巴组织肿瘤	慢性髓系白血病、T/B 淋巴细胞肿瘤、霍奇金淋巴瘤，EOS 轻至中度增多；嗜酸粒细胞白血病时，EOS 明显增高，可伴有幼稚 EOS 出现
某些传染病	由乙型溶血性链球菌感染引起的猩红热可引起 EOS 增多
高嗜酸性粒细胞增多	见于过敏性肉芽肿、伴有肺浸润的 EOS 增多症、嗜酸性粒细胞性心内膜炎等，EOS 绝对计数 > 1.5×10^9/L
特发性高嗜酸性粒细胞综合征	不明原因的外周血 EOS 绝对计数 > 1.5×10^9/L，持续 6 个月以上，常导致多器官的 EOS 浸润

（3）ESO 减少：成年人 EOS 低于 0.05×10^9/L 时，称为 EOS 减少（eosinopenia）。EOS 病理性减少的临床意义见表 1-4-7。

表 1-4-7　EOS 病理性减少的临床意义

类别	常见病因
传染病急性期	传染病急性期时，机体一般处于应激状态，EOS 可减少或消失；恢复期 EOS 重新出现并逐渐增多。若症状严重而 EOS 不减少，说明肾上腺皮质功能衰竭；若 EOS 持续减低甚至消失，说明病情严重。因此，EOS 计数可用于观察急性传染病的病情及判断预后
严重组织损伤	如大手术 4 h 后，EOS 常显著减低，24 ~ 48 h 后逐渐增多；大面积烧伤患者，数小时后 EOS 完全消失，并持续较长时间
应用肾上腺皮质激素	可抑制骨髓释放 EOS，并促使血中 EOS 向边缘池和组织转移

四、嗜碱性粒细胞的形态、功能与临床检测

1. 嗜碱性粒细胞的形态和功能

嗜碱性粒细胞（basophil，BAS）占白细胞总数的 0 ~ 1%，细胞呈球形，直径 10 ~ 12 μm，核呈分叶状或扭曲呈 S 形，着色浅淡，轮廓常不清楚。胞质含有分布不均、大小不一、染成紫蓝色的嗜碱性颗粒，颗粒常覆盖在核上。颗粒内含有肝素、组胺、嗜酸性粒细胞趋化因子等。与肥大细胞类似，BAS 也参与变态反应（图 1-4-3）。

2. BAS 的临床检测

正常人血液中的 BAS 数量较少，当 BAS 分类计数 > 2%、绝对计数 > 0.1×10^9/L 时具有临床意义。BAS 减少的临床意义不大，病理性增多的临床意义见表 1-4-8。

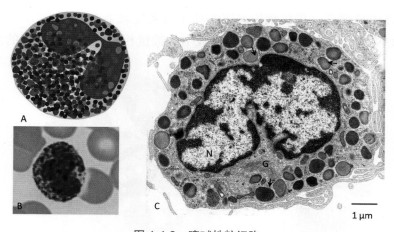

图 1-4-3　嗜碱性粒细胞

A.光镜模式图；B.光镜图；C.透射电镜图

N：细胞核；G：高尔基复合体；↑：嗜碱性颗粒

表 1-4-8　BAS 病理性增多的临床意义

类别	常见病因
过敏性和炎症性疾病	食物、药物、吸入性变态反应；溃疡性结肠炎、荨麻疹、红皮病、风湿性关节炎等，同时可伴有白细胞和中性粒细胞增多
骨髓增殖性疾病	慢性粒细胞白血病、真性红细胞增多症、原发性骨髓纤维化、原发性血小板增多症等，BAS 轻度增多，可作为骨髓增殖性疾病的一个早期征象
嗜碱性粒细胞白血病	一种少见类型的白血病，白细胞数可正常或增高，BAS 可达 30% ~ 80%，并伴幼稚细胞增多
内分泌疾病	糖尿病、甲状腺功能减退症、雌激素治疗等
慢性髓系白血病	BAS 有程度不同的增多，可达 10% 以上，并伴有 EOS 增多
其他	骨髓纤维化、某些转移癌、系统性肥大细胞增生症、脾切除后等

五、单核细胞的形态、功能与临床检测

1. 单核细胞的形态与功能

单核细胞（monocyte，MON）在白细胞中体积最大，又称为大吞噬细胞，占白细胞总数的 3% ~ 8%，直径 14 ~ 20 μm。细胞呈圆球形，核多呈肾形、马蹄形，着色较浅（图 1-4-4）。胞质丰富，呈灰蓝色，含有较多细小的嗜天青颗粒。颗粒内含有过氧化物酶、酸性磷酸酶、溶菌酶等。骨髓生成的单核细胞进入血液循环，短期停留后，穿越血管壁进入不同组织，发育成为不同种类的巨噬细胞，从而构成单核吞噬细胞系统。血液中的单核细胞功能不活跃，穿越血管进入组织后，才能充分发挥其生物功能，如吞噬入侵机体的病原微生物、异物，清除体内衰老病变的细胞，参与免疫应答。

2. 单核细胞的临床检测

（1）生理变异：正常儿童外周血 MON 较成年人稍高，平均为 9%；2 周内婴幼儿可达 15% 或更多；妊娠中晚期及分娩时亦可增多。

（2）病理性增多（monocytosis）：当 MON 相对百分比大于 8%、绝对计数 > 0.8 ×

$10^9/L$ 时称为 MON 增多。单核细胞增多的临床意义见表 1-4-9。

（3）MON 减少：由于单核细胞在血液中的数量相对较少，其减少的意义不大。

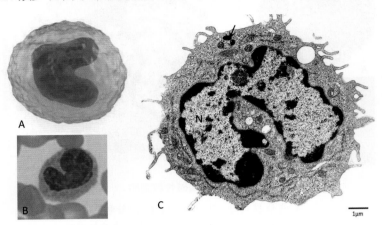

图 1-4-4　单核细胞

A. 光镜模式图；B. 光镜图；C. 透射电镜图

N. 细胞核；↑：嗜天青颗粒

表 1-4-9　MON 增多的临床意义

类别	常见病因
感染	急性感染恢复期、慢性感染如亚急性细菌性心内膜炎、巨细胞病毒感染、活动性结核病、严重的浸润性和粟粒性肺结核、布鲁菌病、伤寒等
自身免疫性疾病	系统性红斑狼疮、类风湿关节炎、多发性肌炎、结节性动脉炎、混合性结缔组织病
造血系统与淋巴组织肿瘤	急性或慢性单核细胞白血病、粒-单核细胞白血病、慢性淋巴细胞白血病、淋巴瘤、骨髓增生异常综合征、恶性组织细胞病、粒细胞缺乏症的恢复期、原发免疫性血小板减少症
胃肠道疾病	酒精性肝硬化、局限性回肠炎、溃疡性结肠炎等
恶性疾病	胃癌、肝癌、结肠癌、胰腺癌等
其他	化疗后骨髓造血恢复、骨髓移植后、药物反应、烷化剂中毒

六、淋巴细胞的形态、功能与临床检测

1. 淋巴细胞的形态与数量

淋巴细胞（lymphocyte）占白细胞总数的 20% ~ 30%，细胞呈球形。根据大小可分为小、中、大淋巴细胞。小淋巴细胞直径 6 ~ 8 μm，中淋巴细胞 9 ~ 12 μm，大淋巴细胞 13 ~ 20 μm。外周血中以小淋巴细胞为主。小淋巴细胞核呈圆形，一侧常有一凹陷，染色深。胞质很少，在核周形成一窄缘，染成天蓝色，含有少量嗜天青颗粒（图 1-4-5）。大、中淋巴细胞的核呈圆形，着色较浅，胞质相对丰富，可见少量嗜天青颗粒。淋巴细胞是体内功能与分类最为复杂的细胞群，具有极其重要的免疫功能（详见第七章）。

2. 淋巴细胞数量改变的临床意义

（1）生理变异：年龄、日间变化与体力活动都可引起淋巴细胞数量改变。淋巴细胞生理性改变见表 1-4-10。

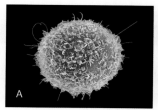
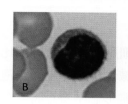
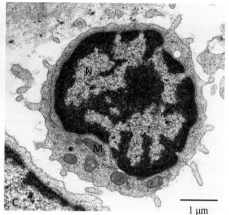

图 1-4-5 淋巴细胞

A. 扫描电镜图；B. 光镜图；C. 透射电镜图

N：细胞核；M：线粒体

表 1-4-10 淋巴细胞生理性改变

类别	淋巴细胞变化
年龄	新生儿淋巴细胞约占 35%，出生 1 周后淋巴细胞比例逐渐升高，可达 50% ~ 70%，4 ~ 6 岁后逐渐降至成年人水平
日间变化	清晨时淋巴细胞计数较低，下午和晚上淋巴细胞计数高于清晨
体力活动	短时间轻微体力活动淋巴细胞可增多；剧烈体力活动则导致淋巴细胞减少

（2）淋巴细胞增多：成年人血液淋巴细胞计数 $> 5.0 \times 10^9$/L 时称为淋巴细胞增多（lymphocytosis）。淋巴细胞病理性增多的临床意义见表 1-4-11。

表 1-4-11 淋巴细胞病理性增多的临床意义

类别	常见病因
感染性疾病	病毒感染，如麻疹、风疹、水痘、流行性腮腺炎、传染性单核细胞增多症、传染性淋巴细胞增多症、病毒性肝炎、流行性出血热、巨细胞病毒感染等；某些细菌感染与慢性感染，如百日咳、布鲁菌病、结核病慢性期与恢复期、梅毒、弓形虫感染等
肿瘤性疾病	急、慢性淋巴细胞白血病，幼淋巴细胞白血病和淋巴瘤等
移植排斥反应	见于移植物抗宿主反应（GVHR）或移植物抗宿主病（GVHD）
其他	再生障碍性贫血、粒细胞减少症和粒细胞缺乏症时，淋巴细胞相对百分比增高，但绝对计数不增高

（3）淋巴细胞减少：血液淋巴细胞计数 $< 1.0 \times 10^9$/L 时称为淋巴细胞减少（lymphopenia）。淋巴细胞病理性减少的临床意义见表 1-4-12。

表 1-4-12 淋巴细胞病理性减少的临床意义

类别	常见病因
感染	流行性感冒恢复期可出现淋巴细胞减少；HIV 感染可选择性破坏 $CD4^+$ 细胞，导致 $CD4^+$ 细胞明显减少，$CD4^+/CD8^+$ 比例倒置
结核病	早期淋巴细胞减少，伴 $CD4^+$ 细胞明显减少，若治疗有效，淋巴细胞可正常
药物	烷化剂（环磷酰胺等）、肾上腺皮质激素、抗淋巴细胞球蛋白等治疗后

续表

类别	常见病因
放射线	长期接触放射线及放射治疗
免疫性疾病	系统性红斑狼疮、类风湿关节炎、多发性肌炎等，因机体产生抗淋巴细胞抗体，导致淋巴细胞减少
先天性免疫缺陷	各类型重症联合免疫缺陷症、运动性毛细血管扩张症等

3. 淋巴细胞形态改变的临床意义

在病毒感染或过敏原等的刺激下，外周血淋巴细胞与常规形态相比有变异，如胞体增大，胞质增大，核染色质疏松，胞质增多、嗜碱性增强、出现空泡等，此类细胞称为异型淋巴细胞（atypical lymphocyte）。根据细胞形态学特点将其分为三型：Ⅰ型（泡沫型）、Ⅱ型（不规则型）、Ⅲ型（幼稚型）。正常人外周血中偶见异型淋巴细胞，不超过2%。EB病毒感染引起的传染性单核细胞增多症，异型淋巴细胞最为多见，常大于10%，可高达50%以上。病毒性肝炎、风疹及某些过敏性疾病时也可见异型淋巴细胞轻度增多。

（孟晓慧　李春阳）

第五节　血型与输血原则

血型（blood group）主要是指红细胞膜上的特异性抗原类型，但广义上的血型还包括其他血液成分（白细胞、血小板等）血型。目前国际输血协会血型命名委员会确认红细胞血型为36个系统。在所有的血型系统中，与临床关系最为密切的是红细胞ABO血型系统和Rh血型系统。人体内存在两类血型抗体，天然抗体和免疫抗体。无论哪种血型抗体，都是通过免疫反应产生的，生理状况下个体的血型抗体均为其红细胞所缺失的血型抗原所对应的特异性抗体。临床输血（blood transfusion）过程必须做到安全、及时、有效，首先需要鉴定受血者和供血者的ABO血型（正、反定型）和Rh血型，只有在ABO和Rh血型相合、交叉配血试验无输血禁忌时，才能进行输血。人类白细胞抗原（human leukocyte antigen，HLA）是人类组织相容性复合体（MHC）的表达产物，是构成移植排斥反应的重要抗原物质。HLA的研究最初是在器官移植研究推动下开展起来的，故HLA又称移植抗原。在器官与骨髓移植中，HLA的抗体检测及HLA分型试验是必不可少的，并以此作为选择合适的供者（donor）和受者（recipient）最重要的指标。

1. 血型鉴定

（1）ABO血型鉴定：ABO血型系统主要有4种血型：A型、B型、O型和AB型。ABO血型受3个等位基因控制，编码血型抗原A、B和血型物质H，共有6种基

Note

因型。人红细胞表面的血型抗原和血清中的抗体两者决定 ABO 血型的类型。ABO 血型物质不仅存在于各种血细胞（红细胞、淋巴细胞、血小板等）表面，还存在于各种组织细胞（特别是大多数上皮和内皮细胞）表面、各种体液（血清、乳汁、唾液等）和分泌液中。ABO 血型系统抗体分为天然抗体和免疫抗体，天然抗体主要是由自然界中与 A、B 抗原类似的物质刺激产生，以 IgM 为主。一般情况下 ABO 天然抗体在出生后 3 个月可检出，然后效价逐渐增加，5 ~ 10 岁达到成年人水平。免疫抗体由可查知的抗原刺激产生，一般因血型不合输血、妊娠、注射引入抗原而产生，以 IgG 为主。ABO 血型系统的抗原、抗体与基因型见表 1-5-1。

表 1-5-1　ABO 血型系统的分型

ABO 血型	红细胞表面抗原	血清中的抗体	基因型
O	H 抗原、无 A、B 抗原	抗 A、抗 B、抗 AB	O/O
A	A	抗 B	A/A 或 A/O
B	B	抗 A	B/B 或 B/O
AB	A 和 B	无抗 A、抗 B	A/B

ABO 血型鉴定（blood grouping）临床常规采用盐水介质凝集试验，要求同时进行正向定型和反向定型。正向定型是用标准的 A、B、O 型血清鉴定红细胞上的抗原，而反向定型是用标准 A、B、O 型红细胞检查血清中的抗体。凡出现红细胞凝集者为阳性（＋），红细胞不凝集而呈散在游离者为阴性（－），只有被鉴定红细胞的抗原和血清中的抗体完全相符合时，才能判定血型的类别。正、反定型法鉴定 ABO 血型见表 1-5-2。

表 1-5-2　正、反向定型法鉴定 ABO 血型

正向定型（标准血清 + 被鉴定的红细胞）			反向定型（标准红细胞 + 被鉴定的血清）			被鉴定的血型
抗 A 血清	抗 B 血清	O 型血清	A 型红细胞	B 型红细胞	O 型红细胞	
－	－	－	＋	＋	－	O
＋	－	＋	－	＋	－	A
－	＋	＋	＋	－	－	B
＋	＋	＋	－	－	－	AB

此外，ABO 血型抗原存在很多变异型，称为亚型，在人群中出现频率很低，通常在几万分之一到几千分之一。A 血型中有 A1、A2、A3、Ax 及 Am 等亚型，其中最重要的是 A1 和 A2 亚型（构成全部 A 型血液的 99.99%）。A1 亚型的红细胞上具有 A 和 A1 抗原，其血清中有抗 B 抗体。A2 亚型的红细胞上只有 A 抗原，其血清中除含抗 B 抗体外，尚可有少量的抗 A1 抗体。已知 A1 抗原与抗 A1 抗体之间呈特异性凝集反应，故 A1 与 A2 两亚型之间的输血可能引起输血反应。同时 AB 血型中也有 A1B 和 A2B 两种主要亚型。A1B 的红细胞上具有 A、A1 和 B 抗原，血清中无任何抗体，A2B 的红细胞上具有 A 和 B 抗原，血清中一般无任何抗体，但在约 25% 的 A2B 型人中含有抗 A1 抗体。

【标本采集】不抗凝静脉血或 EDTA-K2 抗凝血。

【临床意义】

①输血：输血时若血型不相合，会使输入的红细胞发生凝集，导致受血者发生严重的溶血反应，甚至危及生命，故输血前必须准确鉴定供血者与受血者的血型，以便选择合适的同型血液输注。有些 ABO 亚型的抗原性虽然较弱，但不规则抗体的效价较高，也可能发生不良的输血反应，此时需进一步鉴定亚型，选择同亚型血进行输血。

②新生儿溶血病（hemolytic disease of newborn，HDN）：是指由于母婴血型不合引起的胎儿或新生儿免疫溶血性疾病。在我国最多见的是 ABO 血型系统所引起的溶血病。90% 以上的 ABO 溶血病发生于母亲为 O 型而孕育的胎儿为 A 型或 B 型者。

③器官移植：已知 ABO 抗原是一种强移植抗原，血型不合极易引起急性排斥反应，导致移植失败。

④其他：ABO 血型检查还可用于亲缘关系鉴定、法医学鉴定等。

（2）Rh 血型鉴定：Rh 血型系统是除 ABO 血型系统外，临床上最为重要的血型系统，也是红细胞血型中最为复杂、最具多态性的系统。Rh 血型系统抗原：国际输血协会现已确定的有 50 余种，与人类关系最为密切的有 5 种，按其免疫强度依次为 D、E、C、c、e，以 D 抗原免疫原性最强，因此以抗 D 抗体最为多见。大多数 Rh 血型不合的输血反应和新生儿 Rh 溶血病都是由抗 D 抗体引起的。因此，临床上通常用抗 D 抗体作 Rh 系统血型鉴定，粗略地将含有 D 抗原的红细胞称为 Rh 阳性，无 D 抗原者称为 Rh 阴性。D 血型抗原发生频率在亚洲人为 99% 以上。D 抗原只存在于人红细胞膜，不存在于其他组织细胞中，体液和分泌液中也无 D 抗原。Rh 血型系统抗体：Rh 血型形成的天然抗体极少，主要是由 Rh 血型不合输血或通过妊娠所产生的免疫性抗体，这些抗体均为 IgG，但在免疫应答早期也有部分 IgM。Rh 血型系统的抗体主要有 5 种，即抗 D、抗 E、抗 C、抗 c 及抗 e 抗体，抗 D 抗体是 Rh 系统中最常见的抗体。

【标本采集】不抗凝静脉血或 EDTA-K2 抗凝血。

【临床意义】

①输血：Rh 系统一般不存在天然抗体，故在第一次输血时，往往不会发现 Rh 血型不合。Rh 阴性的受血者接受了 Rh 阳性血液输入后便可产生免疫性抗 Rh 抗体，如再次输入 Rh 阳性血液时，即出现溶血性输血反应。如果 Rh 阴性妇女曾孕育过 Rh 阳性的胎儿，当输入 Rh 阳性血液时也可发生溶血反应。

②新生儿 Rh 溶血病：母亲与胎儿的血型不合，典型病例为 Rh 阳性的男性与 Rh 阴性的女性孕育的胎儿为 Rh 阳性者。若胎儿的红细胞有一定数量经胎盘进入母体，可刺激母体产生 Rh 抗体。因 IgG 类的 Rh 抗体可以通过胎盘进入胎儿，破坏胎儿带有相应抗原的红细胞，从而造成溶血。由于第一胎时产生的抗 Rh 抗体很少，极少发生溶血。若第二次妊娠，母体再次受到 D 抗原的刺激，将产生较多的抗体，引起严重溶血，从而导致新生儿溶血病。因此 Rh 阴性妇女妊娠期应避免 D 抗原刺激。若孕妇曾输入过 Rh 阳性血液或第一胎妊娠前曾有流产史，则第一胎也可发病。在我国，汉族人中 Rh 阴性者仅占 0.4%，新生儿 Rh 溶血病较为少见，但在有些少数民族中，Rh 阴性的频率较高，值得注意。

2. 交叉配血试验

交叉配血试验（cross matching test）也称为血液配合性试验，主要检测受血者与供血者血液是否相合，包括主侧试验和次侧试验。主侧试验是指受血者血清加与供血者红细胞反应，检查受血者血清中有无破坏供血者红细胞的抗体；次侧试验是指供血者血清加与受血者红细胞反应，主要是检查供血者血清中有无与受血者红细胞不相合的抗体。临床交叉配血试验除了使用盐水介质法外，至少还要使用一种能检出其他血型系统抗体的方法，如抗人球蛋白法、聚凝胺法、酶介质法、低离子强度（LISS）介质法或其他合适的促凝方法。因为血型不完全抗体多为 IgG 类，仅用盐水介质配血试验不能检出这类抗体所致的受血者和供血者血型不相容，一旦输血，这类血型抗体所导致的血型不相合输血反应可能是严重的，甚至是致死性的。

【标本采集】不抗凝静脉血或 EDTA-K2 抗凝。

【临床意义】

①为保证输血安全，输血前必须进行交叉配血试验。同型血之间进行交叉配血时，主侧试验与次侧试验均无凝集或溶血反应，表示配血完全相合，供者的血液成分才可输注给受者。

②在急需输血但无同型血时，异型血之间进行交叉配血。如供血者为 O 型，受血者为 A 型、B 型、AB 型；或供血者为 A 型、B 型，受血者为 AB 型。此时主侧试验应无凝集或溶血，次侧试验应有凝集，但凝集较弱，效价＜1∶200，无溶血，则可以输少量血液（不超过 200 ml）。

③若 48 h 内需要输入多名供血者的血液，除了进行受血者与各供血者的交叉配血外，还应做供血者之间的交叉配血试验，避免供血者之间存在输血禁忌。

3. HLA 抗体及分型试验

人类白细胞抗原（HLA）是由 HLA 基因复合体所编码的产物，定位于第 6 染色体短臂 21.3 区域。HLA 作为抗原研究时，称 HLA 抗原系统；HLA 作为基因研究时称 HLA 复合体。HLA 按编码分子特性、功能不同分为 3 类：HLA-Ⅰ类、HLA-Ⅱ类和 HLA-Ⅲ类抗原。经典的 HLA-Ⅰ类抗原包括 HLA-A、HLA-B、HLA-C；HLA-Ⅱ类抗原包括 HLA-DP、HLA-DQ、HLA-DR。非经典的 HLA-Ⅰ、HLA-Ⅱ类抗原有 HLA-F、E、H、X、DN、DO、DM 等。补体等归属于 HLA-Ⅲ类分子。HLA-Ⅰ类抗原广泛分布于体内所有的有核细胞表面，其中淋巴细胞的表达量最高；HLA-Ⅱ类抗原表达范围窄，主要表达在活化的巨噬细胞、B 淋巴细胞、树突状细胞等抗原提呈细胞及血管内皮细胞、活化的 T 淋巴细胞表面。HLA 是在移植时的组织相容性研究中认识的，组织相容性是指器官或骨髓移植时供者与受者相互接受的程度，两者相容与否由其组织特异性所决定。这种代表个体特异性的同种异体抗原称为组织相容性抗原，其抗原系统称主要组织相容性系统（major histocompatibility system，MHS），编码 MHS 的基因群称为主要组织相容性复合体（major histocompatibility complex，MHC）。人类的 MHC 称 HLA。HLA 具有重要的生物学作用，对其分型的临床意义重大。其中最为常见的临床应用为器官和骨髓移植供、受者组织相容性配型。以下主要介绍与移植密切相关的 HLA 抗体检测和 HLA 分型试验。

（1）HLA 抗体检测　HLA 抗体在临床上有重要意义，可以诱发实体器官移植的超急性排斥反应、发热性非溶血性输血反应、血小板输注无效、输血相关性急性肺损伤等。受者血液中的同种异体抗体主要通过两项试验检测：①群体反应性抗体（panel reactive antibodies，PRA）检测是指群体反应性抗 HLA-IgG 抗体，由于 HLA 抗原的多样性，相应的抗体种类也是多种多样的，多用酶联免疫吸附试验（enzyme linked immunosorbent assay，ELISA）方法。PRA 是各种组织器官移植术前筛选致敏受者和移植后监测移植排斥反应的重要指标。如果患者在曾经的输血或者器官移植中接触过他人 HLA，则会产生较强的抗性，不利于器官移植配型。移植前筛选出这些抗体，防止超急性和急性排斥反应，提高移植物存活率。②补体依赖淋巴细胞毒试验（complement dependent cytotoxicity，CDC）主要采用微量淋巴细胞毒交叉配合试验和细胞板方法，检测受者体内针对供体的补体依赖的淋巴细胞毒抗体。CDC 反应性强的供、受者移植后排斥反应发生率高。

【标本采集】受者血清。供者枸橼酸钠或 EDTA 抗凝外周血，18 ~ 25℃保存，标本采集后尽快送检，避免细胞体外死亡。

【参考区间】PRA ＜ 10% 为未致敏，10% ≤ PRA ＜ 50% 为轻度致敏，PRA ≥ 50% 为高度致敏。CDC ＜ 10% 为阴性，CDC ≥ 10% 为阳性。

【临床意义】

A. 移植前筛查致敏受者：移植受者体内预存抗体，因多次妊娠、反复输血和接受血液制品，接受过异种或异体移植，或者某些细菌（病毒）感染后由类属抗原诱生的抗 HLA 抗体或其他针对组织细胞的抗体。尤其是特异性抗 HLA 抗体，是影响移植物存活和排斥反应的重要因素。同种异体抗体检测对于移植术前的预致敏状态监测和选择合理的移植时机具有重要意义。受者体内的抗 HLA 抗体（PRA）的存在与急性排斥反应、急性血管排斥反应和慢性排斥反应发生均有关系。PRA 水平越高，意味着其预致敏程度越高，移植后发生排斥反应的概率增加。动态监测受者 HLA 抗体水平，可以决定移植的最佳时机。

B. 监测移植后排斥反应：受者移植后抗 HLA 抗体的产生与排斥反应的发生密切相关。定期监测、及时发现 HLA 抗体的存在情况，防止排斥反应的发生，对提高移植物存活率具有重要的意义。移植后 HLA 抗体水平的监测，有助于判断机体的免疫状态，帮助调整免疫治疗方案及指导免疫抑制剂的应用。

C. 输血反应：HLA 抗体可以引起白细胞破坏。为避免 HLA 抗原引起输血反应，可在输血前检测 HLA 抗体。大约 70% 的非溶血性输血反应是发热反应，一般认为是白细胞被 HLA 抗体破坏后释放致热原物质所致。可先将白细胞过滤后再输血。

（2）HLA 分型试验在　移植前的 HLA 配型或组织相容性试验是指对某一个体的表型和（或）基因型的 HLA 特异性鉴定。通过 HLA 配型试验，选择与受者 HLA 型别相同或相近的供者，可降低移植排斥反应发生的频率和强度，从而延长移植物的存活。HLA 分型技术主要有血清学分型方法、细胞学分型方法、基因分型方法等。血清学方法可以检测抗原或抗体，主要用于指定抗原、筛选和确认抗体；基因分型方法是检测基因碱基核苷酸多态性的不同，用于指定 HLA 等位基因型。随着分子生物学技术的应用普及，目前 HLA 基因分型最为常用和准确。用于 HLA 基因分型的分子生物学技术较多，其中聚合酶链反应（polymerase chain reaction，PCR）与等位基因组序列特异性引物（sequence specific primer，SSP）技术结合的 PCR-SSP，借助 PCR 技术获得 HLA 型别特异的扩增产物，可通过电泳直接分析带型决定 HLA 型别。PCR 结合序列特异的寡核苷酸（sequenced specific oligonucleotide，SSO）探针技术（PCR-SSO）可将 HLA 复合体上指定的基因片段特异性地扩增 5 ~ 6 个数量级，能检测出等位基因间 1 ~ 2 个核苷酸的差异。

【标本采集】供者或受者 EDTA 抗凝外周血。

【临床意义】

A. 器官或骨髓移植：移植成功的关键是选择适合的供者，HLA 型别相同或相近。与移植关系最为密切的 HLA 基因位点主要包括 HLA-A、HLA-B、HLA-C、HLA-DR、HLA-DQ、HLA-DI。因此，在临床器官或骨髓移植时，主要检查的是供者和受者的这些 HLA 位点，其中最重要的是 HLA-A、HLA-B、HLA-DR 的基因型。基因分型技术通过比较供、受者 HLA 抗原的 DNA 序列，判定供、受者间基因是否相同或相近，从而更快、更准确地选择供、受者，并更有可能在同基因中进行成功的移植。由于各个 HLA 位点有多个等位基因，使每个个体的 HLA 基因组成有巨大多样性，导致在无关受者中寻找与受者 HLA 基因型别完全相合的供者极为困难。同卵（同基因）双生兄弟姐妹 HLA 完全相合的概率是 100%，非同卵（异基因）双生或亲生兄弟姐妹 HLA 完全相合的概率是 25%。人类非血缘关系的 HLA 相合率是 1/10 000 ~ 1/400，在较为罕见的 HLA 型别中相合率只有几万分之一甚至几十万分之一。当供受者之间 HLA 基因型不一致时，至少需要多少个位点相合才能进行器官或骨髓移植，应视具体情况确定。

B. 输血：在成分输血时，若输入 HLA 同型血液，则能提高疗效。在临床输血的发热反应中，有些是由 HLA 抗体引起的，尤其是多次输血的患者。

C. HLA 与疾病：已发现一些疾病与 HLA 有关，例如约 90% 的强直性脊柱炎患者与 HLA-B27 有关，而普通人群携带 HLA-B27 的只有 4% 左右。携带 HLA-B27 等位基因的个体发生强直性脊柱炎的危险性可达不携带此等位基因个体的 80 倍。

4. 个体识别与亲子鉴定

HLA 因其高度多态性而成为最能代表个体特异性并伴随个体终生的稳定的遗传标志，无关个体之间 HLA 型别完全相同的概率极低。法医学通过 HLA 基因型或表型检测进行个体识别以"验明正身"，同时因其单倍型遗传特征，也是亲子鉴定的重要手段。

（孟晓慧）

第二章 生理性止血

- **■ 出血与生理性止血的基本过程**
  - ◎ 出血的原因和发病机制
  - ◎ 出血的病理变化
  - ◎ 出血的后果
  - ◎ 生理性止血的基本过程
- **■ 血小板的功能、临床检测与相关药物**
  - ◎ 血小板的生理功能
  - ◎ 血小板的临床检测
  - ◎ 抗 PLT 药
- **■ 血液凝固与抗凝**
  - ◎ 生理性凝血过程
- ◎ 抗凝血系统
- ◎ 凝血系统的临床检测
- ◎ 抗凝血系统的检测
- **■ 纤维蛋白溶解**
  - ◎ 纤维蛋白溶解酶原的激活是纤维蛋白溶解的关键步骤
  - ◎ 激活的纤维蛋白溶解酶可降解纤维蛋白与纤维蛋白原
  - ◎ 体内存在的纤维蛋白溶解抑制物可防止纤维蛋白溶解溶过快和过强
  - ◎ 纤维蛋白溶解系统的临床检测
  - ◎ 纤维蛋白溶解药和纤维蛋白溶解抑制药

第一节　出血与生理性止血的基本过程

血液从血管或心腔溢出，称为出血（hemorrhage）。毛细血管出血常发生于慢性淤血。大动脉、大静脉的破裂性出血则常由血管外伤引起，或由炎症和肿瘤侵蚀血管壁所引起。根据发生部位的不同，出血可分为内出血（指血液溢入体腔或组织内）和外出血（指血液流出体外）。

一、出血的原因和发病机制

临床上按出血的原因可分为生理性出血和病理性出血，例如月经期的子宫内膜出血属于前者，而后者多由创伤、血管病变及凝血机制障碍等引起。按血液溢出的机制可分为破裂性出血和漏出性出血。

（一）破裂性出血

破裂性出血是由心脏或血管壁破裂所致，一般出血量较多。原因包括：

1. 血管机械性损伤

如刀割伤、针刺伤、枪击伤等。

2. 血管壁或心脏病变

如心肌梗死后形成的室壁瘤破裂、主动脉瘤或动脉粥样硬化破裂等。

3. 血管壁周围病变侵蚀

如恶性肿瘤侵及其周围的血管、结核性病变侵蚀肺脏的血管、消化性溃疡侵蚀溃疡底部的血管等。

4. 静脉破裂

常见于肝硬化时食管下段静脉曲张破裂出血。

5. 毛细血管破裂

此类出血多发生于局部软组织的损伤。

（二）漏出性出血

由于微循环的毛细血管和毛细血管后静脉通透性增高，血液通过扩大的内皮细胞间隙和受损的基底膜漏出血管外，称为漏出性出血。常见原因包括：

1. 血管壁损伤

临床上较为常见，主要因缺氧、感染、中毒等引起，例如败血症、寄生虫感染、肾出血热综合征、毒蛇咬伤、有机磷农药中毒等，患者可因毛细血管壁通透性增高导致出血；维生素 C 缺乏也可使毛细血管壁脆性和通透性增加；过敏性紫癜时可由于免疫复合物沉积于毛细血管壁引起出血，又称变态反应性血管炎。

2. 血小板减少或功能障碍

如再生障碍性贫血、急性白血病、恶性肿瘤的广泛骨髓内转移等均可使血小板生成减少；原发性或继发性血小板减少症、弥散性血管内凝血（disseminated intravascular coagulation，DIC）使血小板破坏或消耗过多；某些药物在体内诱发免疫反应，形成的抗原－抗体免疫复合物吸附于血小板表面，诱发巨噬细胞吞噬血小板增多；细菌的内毒素及外毒素也有破坏血小板的作用。外周血血小板计数低于 50×10^9/L 时，患者即可有出血倾向。

3. 凝血因子缺乏

先天或继发性凝血因子缺乏，如凝血因子Ⅷ（血友病 A）、Ⅸ（血友病 B）、血管性血友病因子（von Willebrand factor，vWF）、纤维蛋白原、凝血酶原及 Ⅴ、Ⅶ、Ⅹ、Ⅺ等因子的缺乏；肝脏疾病，如肝炎、肝硬化、肝癌时，凝血因子Ⅶ、Ⅸ、Ⅹ合成减少；DIC 时凝血因子消耗过多等。另外，出血或药物诱导的纤维蛋白溶解系统过度激活也可引起出血。

二、出血的病理变化

（一）内出血

很多部位都可以发生内出血，血液积聚于体腔内称体腔积血，如心包积血、胸腔积血、腹腔积血和关节腔积血。在组织内局限性的大量出血，称为血肿（hematoma），如脑硬膜下血肿、皮下血肿、腹膜后血肿等。少量出血时组织病理仅能在显微镜下看到组织内有数量不等的红细胞或含铁血黄素的存在。

（二）外出血

鼻黏膜出血排出体外称为鼻出血；肺结核空洞或支气管扩张出血随口腔排出体外称为咯血；消化性溃疡或食管静脉曲张破裂出血经口腔排出体外称为呕血；结直肠、胃小肠出血经肛门排出体外称为便血；肾脏、输尿管、膀胱、尿道出血经尿排出体外称为血尿；微小的出血进入皮肤、黏膜、浆膜面形成较小的（直径 1 ~ 2 mm）出血点称为瘀点（petechia）；直径 3 ~ 5 mm 的出血称为紫癜（purpura）；直径 > 5 mm 的皮下出血称为瘀斑（ecchymosis）。这些局部出血灶的红细胞被降解，由巨噬细胞吞噬，血红蛋白（hemoglobin，呈红 ~ 蓝色）被酶解转变为胆红素（bilirubin，呈蓝绿色），最后变成棕黄色的含铁血黄素，成为出血灶的特征性颜色改变。出血量大且广泛的患者可由于大量红细胞崩解，胆红素释出而发展为黄疸。

三、出血的后果

由于局部受损血管可发生反射性收缩使破损处缩小，血管受损处血小板黏附聚集并经凝血过程形成凝血块阻止继续出血，因此缓慢、少量的出血多可自行停止。少量的局部组织出血或体腔积血可通过吸收或机化消除；较大的血肿若吸收不完全则可被机化或纤维包裹。

出血对机体的影响取决于出血的类型、出血量、出血速度和出血的部位。破裂性出血若出血过程迅速，在短时间内丧失循环血量的 20% ~ 25% 时，可发生出血性休克。出血广泛的漏出性出血，如肝硬化、门静脉高压发生广泛性胃黏膜出血亦可导致出血性休克。发生在重要器官的出血，即使出血量不多亦可引起严重的后果，如心脏破裂引起心包内积血，由于心脏压塞可导致急性心功能不全。脑出血，尤其是脑干出血，因重要的神经中枢受压可致死亡。局部组织或器官的出血可导致相应的功能障碍，如脑内囊出血引起对侧肢体的偏瘫；视网膜出血可引起视力减退或失明；慢性反复性出血还可引起缺铁性贫血等。

四、生理性止血的基本过程

正常情况下，小血管损伤引起的出血在几分钟内会自行停止，这种现象即生理性止血（hemostasis）。生理性止血是多种因子和机制相互作用达到平衡的结果，在血管损伤时迅速形成止血栓避免血液的流失，同时要使止血反应限制在损伤局部，以保持血管内血液的流动状态。临床上通过小针刺破耳垂或指尖，测定出血持续时间（bleeding time，BT）的长短来反映生理性止血功能的状态。正常人 BT 不超过 9 min。生理性止血功能减退时，有潜在出血倾向，可发生出血性疾病；生理性止血功能过度激活，则可导致病理性血栓形成。

生理性止血主要包括血管收缩、血小板止血栓形成和血液凝固三个过程。

1. 血管收缩

血管受损后，通过三个机制引起血管平滑肌收缩。

（1）损伤刺激使血管反射性收缩。

（2）血管壁损伤引起血管肌源性收缩。

（3）损伤处的血小板释放 5- 羟色胺（5-HT）、血栓素 A_2（thromboxane A_2，TXA_2）等缩血管物质，导致受损血管局部和附近的小血管收缩，使局部血流减少。

2. 血小板止血栓形成

血小板黏附于损伤血管内皮下的胶原上是止血栓形成的第一步。黏附的血小板进一步激活血小板内信号途径，导致血小板的活化并释放内源性 ADP 和 TXA_2，进而激活血液中其他血小板，募集更多的血小板相互黏着而发生不可逆聚集；此外，受损的红细胞释放的 ADP 和局部凝血过程中生成的凝血酶均可使流经伤口附近的血小板不断地黏着聚集在已黏附固定于内皮下胶原的血小板上，最终形成血小板止血栓堵塞伤口，达到初步的止血，也称为一期止血（first hemostasis）。一期止血主要依赖于血管收缩及血小板止血栓的形成。此外，受损血管内皮的前列环素（prostacyclin，PGI_2）、NO 生成减少，也有利于血小板的聚集。

3. 血液凝固

血管受损同时也启动了凝血系统，在局部迅速发生血液凝固，使血浆中可溶性的纤维蛋白原转变成不溶性的纤维蛋白，并交织成网，以加固止血栓，称为二期止血（secondary hemostasis）。最后，局部纤维组织增生，并长入凝血块，达到永久性止血。

生理性止血的三个过程相继发生并相互重叠，彼此密切相关。只有在血管收缩使血流减慢时，血小板黏附才易于实现；血小板激活后释放的 5-HT、TXA_2 又可促进血管收缩。活化的血小板可为血液凝固过程中凝血因子的激活提供磷脂表面。血小板表面结合多种凝血因子，血小板还可释放纤维蛋白原等凝血因子，从而大大加速凝血过程。而凝血过程中产生的凝血酶又可加强血小板的活化。此外，凝血块中血小板的收缩可引起血块回缩，挤出其中的血清，使得凝血块变得更为坚实，牢固封住血管的破口。因此，生理性止血的三个过程彼此相互促进，使生理性止血能及时而快速地进行。血小板与生理性止血过程的三个环节均有密切关系，因此，血小板在生理性止血过程中居于极为重要的地位。当血小板减少或功能减退时，出血时间就会延长。

（王艳青）

第二节 血小板的功能、临床检测与相关药物

一、血小板的生理功能

（一）血小板的生成和调节

血小板（platelet，PLT）的发生始于巨核细胞系祖细胞，经原巨核细胞、幼巨核细胞发育为成熟巨核细胞，巨核细胞胞质脱落形成血小板。原巨核细胞分化为幼巨核细胞，其体积变大，胞核呈肾形。幼巨核细胞经过数次 DNA 复制，但核不分裂，形成多倍体的巨核细胞。巨核细胞呈不规则形，直径 40～70 μm，核巨大呈分叶状，染色质呈粗块状。胞质内有许多血小板颗粒，滑面内质网形成网状小管将胞质分隔成若干胞质小区，每个小区内有一团血小板颗粒，是一个未来的血小板。骨髓窦壁外的成熟巨核细胞伸出细长的胞质突起穿过血窦壁伸入骨髓窦腔，其胞质末端膨大脱落形成血小板。血小板即骨髓成熟巨核细胞脱落下来的胞质小块，一个巨核细胞可生成 2 000～8 000 个血小板。

从原始巨核细胞到释放血小板入血一般需要 8～10 天。进入血液的血小板，2/3 存在于外周循环血液中，其余的则贮存于肝脏和脾脏。新近研究报道，肺可能也是血小板生成的重要部位。

血小板生成素（thrombopoietin，TPO）是体内血小板生成的主要调节因子。TPO 主要由肝细胞产生，肾也可少量产生。TPO 通过作用其受体 Mpl（原癌基因 c-mpl 的表达产物）促进巨核系祖细胞的存活和增殖，也可促进不成熟巨核细胞的分化。在 TPO 的刺激下，血小板的生成可增加 10 倍。与 EPO 不同，TPO 的生成速率不受血小板数目的影响。无论血小板数目是否正常，肝脏都以恒定的速率生成并释放 TPO。血小板膜上有高亲和力的 TPO 受体，该受体与 TPO 结合后将 TPO 从循环中清除。因此，当外周血的血小板计数正常时，血浆中大量的 TPO 与血小板结合从而被清除。当外周血的血小板计数降低时，血浆中 TPO 清除减少，使得血浆 TPO 浓度增高，进而促进骨髓生成血小板。有临床实验表明，重组人血小板生成素可有效促进血小板的生成。

（二）血小板的形态、数量和功能

血小板直径 2～4 μm，呈双凸扁盘形，当受到机械或化学刺激时，可伸出伪足，呈不规则形。血涂片上，血小板常聚集成群（图 2-2-1）。血小板表面有完整的细胞膜，无核，胞质周边部呈均质状淡蓝色，称透明区；中央有密集的蓝紫色颗粒，称颗粒区。电镜下，透明区含有微丝、微管，参与血小板形状的维持以及变形。颗粒区内含有体积较大、电子密度中等的特殊颗粒和体积较小、电子密度高的致密颗粒和少量溶酶体

Note

等。特殊颗粒又称 α 颗粒，内含 β- 血小板球蛋白，血小板因子Ⅳ（PF$_4$）、血管性假血友病因子（von Willebrand factor，vWF）、纤维蛋白原、凝血因子Ⅴ、血小板源性生长因子（platelet derived growth factor，PDGF）、凝血酶敏感蛋白（thrombospondin）等；致密颗粒内含 5- 羟色胺（5-HT）、ATP、ADP、钙离子、肾上腺素等。这些颗粒内物质均是参与止血、凝血的重要物质。此外，血小板内还有开放小管系统及致密小管系统，前者与血小板表面膜相连续，可增加血小板与血浆的接触面积，利于摄取血浆物质以及释放颗粒内容物；后者功能主要是收集钙离子和合成前列腺素等（图 2-2-1）。

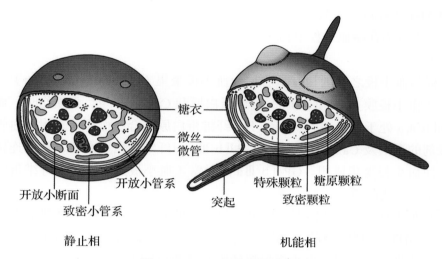

图 2-2-1 PLT 超微结构模式图

正常成年人血液中血小板的数量为（100～300）×10^9/L，平均寿命为 9～12 天（^{51}Cr 标记法）。正常人血小板计数可有 6%～10% 的变动范围，通常午后较清晨高，冬季较春季高，剧烈运动后和妊娠中、晚期高，静脉血的血小板数量较毛细血管高。全身有 30%～45% 的血小板滞留于脾窦和脾髓的细胞间。血小板在脾内滞留的现象称为"脾池化"。衰老的血小板在脾、肝和肺组织中被巨噬细胞吞噬清除。血小板能有助于维持血管壁的完整性，通过黏附、聚集、释放和促凝血功能等，在止血、凝血等过程中起重要作用。

（三）血小板的生理特性

血小板的生理特性是血小板发挥生理性止血功能的基础。血小板的异常活化也参与动脉硬化的发生和血栓的形成。

1. 黏附

血小板与非血小板表面的黏着称为血小板黏附（platelet adhesion）。血小板黏附主要有三个成分起作用，即血小板膜上糖蛋白（Glycoprotein，GP）、Ⅰb/Ⅸ/Ⅴ复合物、内皮下成分（主要是胶原纤维）和血浆 vWF。血管受损后，vWF 与内皮下暴露的胶原纤维结合，引起 vWF 变构，获得与血小板膜上的 GPⅠb 结合的能力，使血小板黏附于胶原纤维上。这使血小板在高剪切力条件下（如小动脉和狭窄的血管等）仍可黏附于受损部位。血管未受损，由于内皮下的胶原纤维未暴露时，vWF 并未与胶原纤维结合，则不会发生血小板黏附。GPⅠb/Ⅸ/Ⅴ复合物缺乏（巨大血小板综合征）、胶原纤维变性、vWF缺乏病（von Willebrand病）影响了血小板的黏附功能，因而可能存在出血倾向。

2. 释放

血小板将α颗粒、致密颗粒或溶酶体内的物质排出的现象称为血小板释放或血小板分泌。血小板活化后，释放胞质内致密颗粒中的ATP、ADP、Ca^{2+}、5-羟色胺（5-HT）等，α颗粒中的β血小板球蛋白（β-thromboglobulin，β-TG），血小板因子4（PF_4）、凝血因子Ⅴ（FⅤ）、vWF、纤维蛋白原、凝血酶敏感蛋白（thrombospondin，TSP）、PAI-1等释放至血浆中，促进血液凝固。此外，被释放的物质除了来源于血小板颗粒外，也可为在凝血过程中临时合成并即时释放的物质，如血栓素A_2（TXA_2）。

3. 聚集

血小板与血小板之间的相互黏着称为血小板聚集（platelet aggregation）。血小板的聚集需要血小板膜上GPⅡb/Ⅲa、纤维蛋白原和Ca^{2+}的参与。无损伤时，血小板膜上的GPⅡb/Ⅲa处于低亲和力状态，不与纤维蛋白原结合。血小板黏附于血管破损处或在致聚剂的激活及Ca^{2+}的作用下，GPⅡb/Ⅲa与纤维蛋白原结合，从而连接相邻的血小板，使血小板聚集成团。GPⅡb/Ⅲa的异常（血小板无力症）或纤维蛋白原异常可引起血小板聚集障碍。

多种生理性因素和病理性因素均可引起血小板聚集。生理性致聚剂主要有ADP、肾上腺素、5-HT、组胺、胶原、凝血酶、TXA_2等。病理性致聚剂有细菌、病毒、免疫复合物、药物等。能引起血小板聚集的因素多数也能引起血小板的释放。血小板的黏附、释放与聚集几乎同时发生。许多血小板释放的物质可进一步促进血小板的活化和聚集，从而加速止血过程。临床上可通过测定血浆β-血小板球蛋白和PF_4的含量来了解体内血小板活化情况。

4. 收缩

血小板中存在类似肌细胞的收缩蛋白系统，包括肌动蛋白、肌球蛋白、微管和各种相关蛋白。活化后的血小板胞质内Ca^{2+}浓度增高，导致ATP分解引起血小板的收缩反应。血小板膜上活化的GPⅡb/Ⅲa与纤维蛋白素集合形成凝血块，当血小板发生收缩时，可使凝血块回缩。若血小板数量减少或GPⅡb/Ⅲa异常，可导致凝血块回缩不良。临床上可根据体外血块回缩的情况大致估计血小板的数量和功能是否正常。

5. 吸附

血小板表面可吸附血浆中多种凝血因子（凝血因子Ⅰ、Ⅴ、Ⅹ、ⅩⅢ等）。血管内皮破损后，随着血小板黏附和聚集于破损局部，可使局部凝血因子浓度升高，有利于血液凝固和生理性止血。

（四）血小板的破坏

血小板的寿命为7～14天，但只有最初2天具有生理功能。衰老的血小板在脾、肝和肺组织中被吞噬破快。此外，在生理性止血活动中，血小板在聚集后将解体并释放出所有活性物质，表明其在发挥生理功能时被消耗。

二、血小板的临床检测

PLT 的临床检测包括 PLT 计数（platelet count）和 PLT 功能，PLT 数量的改变在止血和血栓两方面发挥重要影响。另外，PLT 的功能检测也是识别 PLT 功能障碍和亢进的重要检查项目，在抗 PLT 治疗监测中发挥重要作用。1. PLT 计数

（1）PLT 减少：PLT $< 100 \times 10^9$/L 称为 PLT 减少症（thrombocytopenia）。当 PLT $< 50 \times 10^9$/L 时，临床上可有皮肤、黏膜轻度出血；当 PLT $< 20 \times 10^9$/L 时，可有严重出血。PLT 减少的临床意义见表 2-2-1。

表 2-2-1　PLT 减少的临床意义

减少原因	常见病因
生成减少	再生障碍性贫血、急性白血病、放射线损伤、巨幼细胞贫血等
破坏过多	原发免疫性 PLT 减少症、系统性红斑狼疮、噬血细胞综合征、输血后 PLT 减少症等
消耗过多	弥散性血管内凝血（DIC）、血栓性 PLT 减少性紫癜、肝素诱导性 PLT 减少症等
分布异常	脾大时，血液中绝大部分 PLT（可达 90%）被滞留在脾，导致循环中血小板轻至中度减少，PLT 多为（50 ~ 100）$\times 10^9$/L

假性血小板减少（pseudothrombocytopenia）是指某些因素导致的血细胞分析仪计数血小板出现假性降低。实验室与临床应重视这类假性血小板减少并甄别，以避免误诊。常见原因包括 EDTA 依赖性血小板减少、巨大血小板、冷凝集综合征等。

（2）PLT 增多：PLT $> 400 \times 10^9$/L 称为 PLT 增多（thrombocytosis）。PLT 增多可分为原发性增多和反应性增多（表 2-2-2）。

表 2-2-2　PLT 增多的临床意义

增多原因	常见病因
原发性 PLT 增多	骨髓造血干细胞克隆性慢性增殖性疾病，包括慢性髓性白血病、原发性 PLT 增多症、真性红细胞增多症、特发性骨髓纤维化等
反应性 PLT 增多	多种内外科疾病造成反应性 PLT 增多，如某些急性感染、脓毒血症、某些肿瘤、急性溶血、急性出血、急性创伤、较大的外科手术后（特别是脾切除）、缺铁性贫血、结缔组织病、炎症性肠病等

2. PLT 其他参数（表 2-2-3）

平均 PLT 体积（mean platelet volume，MPV）：反映群体 PLT 体积的平均值，健康人群 MPV 与 PLT 数量呈非线性负相关，故 MPV 的临床应用应结合 PLT 计数的变化进行分析。

PLT 压积（plateletcrit，PCT）：是 PLT 占全血体积的百分比，与 PLT 数量和 MPV 呈正相关。凡是 PLT 计数和（或）MPV 增高，均可导致 PCT 增大，如原发性与继发性 PLT 增多症、慢性髓系白血病早期等。

PLT 体积分布宽度（platelet distribution width，PDW）：定量反映 PLT 体积异质性的大小，用 PLT 体积的变异系数表示。PLT 体积大小越不均一，PDW 越大。

表 2-2-3　PLT 其他参数的参考区间

参数	参考区间	报告单位
MPV	77 ~ 130	fl
PCT	0.18 ~ 0.22	%
PDW	< 17.2	%

3. PLT 的形态检查

PLT 是血液中最小的细胞，胞体直径 2 ~ 4 μm，呈圆形、椭圆形或不规则形。正常人 PLT 可分为小、中、大、巨型四种：小型 PLT（microplatelet）直径< 2 μm，占 33% ~ 47%；中型 PLT（medium-sized platelets）直径 2 ~ 4 μm，占 44.3% ~ 49%；大型 PLT（macroplatelets）直径> 4 μm，占 8% ~ 16%；巨型 PLT（giant platelets）直径> 7 μm，占 0.7% ~ 2%。正常人新鲜、未抗凝全血经瑞氏染色后的血小板胞质为淡蓝色或淡红色，细小的嗜天青颗粒弥散分布或聚集在细胞中央。由于 PLT 具有聚集性，故未抗凝血涂片中常成堆分布。

【临床意义】

（1）PLT 大小异常：血小板明显大小不一。大型 PLT 增多主要见于原发免疫性血小板减少症（ITP）等。巨型 PLT 增多见于巨型 PLT 综合征（BBS）、脾切除等，其 PLT 可达淋巴细胞大小。

（2）灰色 PLT：PLT 胞质内颗粒缺乏、呈灰蓝色，见于灰色 PLT 综合征等。

（3）PLT 分布异常：原发性 PLT 增多症、真性红细胞增多症患者，PLT 显著增多，未抗凝血涂片中 PLT 聚集呈大簇状分布，甚至可以占满整个油镜视野。PLT 无力症时，PLT 膜 GP Ⅱ b/Ⅲ a 缺陷，PLT 不能聚集，在未抗凝血涂片中呈散在分布。

4. PLT 黏附试验、聚集试验、释放试验

PLT 的功能包括活化、黏附、聚集和释放及参与凝血，临床上关于 PLT 的功能检测主要包括 PLT 黏附率测定、PLT 最大聚集率测定、血浆血栓烷 B$_2$（TXB$_2$）和血浆 β 血小板球蛋白（β-thromboglobulin，β-TG）。①黏附（adhesion）：PLT 与非 PLT 表面的黏着成为黏附作用。主要有三个成分起作用：血小板膜糖蛋白、vWF 和内皮下组织。②聚集（aggregation）：PLT 之间相互黏着的现象称为聚集。当 PLT 发生黏附或受到诱导剂（如 ADP、肾上腺素、凝血酶等）作用后则被活化，在 Ca$^+$ 存在的情况下，活化 PLT 膜 GP Ⅱ b/Ⅲ a 复合物分子发生构型变化，暴露出纤维蛋白原受体，一个纤维蛋白原分子可以同时和至少 2 个 GP Ⅱ b/Ⅲ a 结合，因此血小板能通过各自表面的 GP Ⅱ b/Ⅲ a 和纤维蛋白原结合而聚集成团。③释放（release）：血小板活化后，形态改变，释放胞质内致密颗粒中的 ATP、ADP、Ca^{2+}、5- 羟色胺（5-HT）等，α 颗粒中的 β-TG，血小板因子 4（PF$_4$）、凝血因子 V（F V）、vWF、纤维蛋白原、凝血酶敏感蛋白（thrombospondin，TSP）、PAI-1 等释放至血浆中，促进血液凝固。④促凝血（procoagulation）PLT 被活化时，原来分布于质膜内侧面的磷脂酰丝氨酸等转向外侧面，为凝血因子激活提供催化表面，加速凝血。⑤血块收缩（clot retraction）：发生黏附、聚集和释放反应的活化 PLT，在凝血块中伸出伪足彼此接连或连接于纤维蛋白网上，通过其背架蛋白的收缩，使血凝块中的血清被挤出，血凝块加固，达到永久性止血。

【标本采集】109 mmol/L（3.2%）的枸橼酸钠抗凝剂，抗凝剂与血液的体积比为 1 : 9。空腹静脉采血，采血过程中压脉带捆扎时间不超过 1 min，取血必须顺利，轻轻颠倒抗凝管 5 次使血液与抗凝剂充分混匀，放置室温，1 h 内送检。PLT 功能测定前 7 ~ 10 天应停用抗 PLT 药物，如阿司匹林、双嘧达莫、氯吡格雷等，但观察药物疗效时不用停药。PLT 显著减少一般不适于测定 PLT 功能。

【参考区间】

（1）PLT 黏附率：21.0% ~ 42.8%（玻璃球法）；53.9% ~ 71.1%（玻璃珠柱法）。

（2）PLT 最大聚集率：各实验室应建立自己的参考值。中国科学院血液学研究所的参考区间以最大聚集率（MAR%）表示：① 11.2 μmol/L ADP 为 53% ~ 87%。② 22 mg/L 胶原为 47% ~ 73%。③ 20 mg/L 花生四烯酸为 56% ~ 82%。④ 1.5 g/L 瑞斯托霉素诱导的 PLT 凝集率（RIPA）为 60% ~ 78%。

（3）血浆：TXB_2 28.2 ~ 124.4 ng/L 尿液：DM-TXB2 168 ~ 2440 ng/L 肌酐；11-DH-TXB2 249 ~ 339 ng/L 肌酐（ELISA）。

（4）血浆 β-TG：19.4 ~ 31.2 μg/L（RIA）；血浆 PF_4：1.6 ~ 4.81 μg/L（RIA）；血块收缩率：48% ~ 64%；血浆 P 选择素：9.4 ~ 20.8 ng/ml（ELISA）。

【临床意义】

1）PLT 功能缺陷

（1）遗传性缺陷：①巨 PLT 综合征（Bernard Soulier syndrome，BSS）：ADP、胶原、花生四烯酸（arachidonic acid，AA）诱导的血小板聚集正常，PLT 黏附率显著降低。② PLT 无力症（glanzmann thrombasthenia，GT）：ADP、胶原、花生四烯酸（AA）诱导的 PLT 聚集异常，瑞斯托霉素诱导的 PLT 凝集率（ristocetin-induced platelet aggregation，RIPA）起始坡度正常或者接近正常，而第二波在低浓度瑞斯托霉素刺激下减弱，PLT 黏附率降低，血块收缩不良。③ PLT 储存池缺陷症（storage pool defect，SPD）：致密颗粒缺陷时，ADP 诱导的 PLT 聚集率降低，胶原和 AA 诱导的聚集率正常；α颗粒缺陷时，PLT 聚集多正常。④PLT 花生四烯酸代谢缺陷症（arachidonic acid metabolism defect，AMD）：ADP 诱导的 PLT 聚集减低，胶原和花生四烯酸均不能诱导 PLT 聚集，血浆 TXB2 含量显著减低。

（2）获得性缺陷：①尿毒症：PLT 黏附、聚集、AA 代谢功能低下，但由于肾功能低下，致使血浆 β-TG、PF4 因排泄减少而增高。②骨髓增生性疾病、肝硬化、异常球蛋白血症、部分急性白血病、骨髓增生异常综合征（myelodysplastic syndrome，MDS）、心肺旁路术等，可见 PLT 黏附、聚集与释放功能减低，血块收缩不良。③药物影响：抗 PLT 药物治疗，如阿司匹林、氯吡格雷、双嘧达莫等抑制血小板黏附、聚集和释放等功能；人工瓣膜、口服避孕药、吸烟可使 PLT 聚集率偏高。

2）PLT 功能亢进与血栓性疾病

急性心肌梗死、脑血栓形成、心绞痛、动脉硬化、糖尿病、肾小球肾炎、妊娠高血压症、高脂蛋白血症、深静脉血栓形成等疾病时，体内 PLT 和内皮细胞活化程度增强，PLT 黏附率增高；ADP、胶原、花生四烯酸诱导的 PLT 聚集率增高，即使用低浓度的诱导剂也可致 PLT 明显聚集；PLT 在体内活化，花生四酸代谢和释放反应增强，血浆

Note

TXB$_2$、β-TG、PF$_4$增高；急性脑梗死或其他动脉血栓栓塞、β-TG、PF4 增高可达参考区间的 6 ~ 10 倍。

5. PLT 膜糖蛋白

PLT 膜糖蛋白（glycoprotein，GP）是 PLT 功能的分子基础，其种类较多，包括质膜和颗粒膜糖蛋白两大类。

（1）颗粒膜糖蛋白：α 颗粒膜蛋白 –140（α-granule membrane protein-140，GMP-140）：又称为 P-selectin（P- 选择素）或 CD62P，分子量为 140 kD。在未活化的血小板中，CD62P 分子仅分布于 α 颗粒膜。PLT 活化后，α 颗粒膜与质膜融合，CD62P 分子在膜表面呈高表达，可达 10 000 分子以上。溶酶体膜蛋白 CD63：在静止 PLT 仅分布于溶酶体膜，PLT 活化后随脱颗粒反应而表达在 PLT 质膜表面。CD62P、CD63 在质膜上高表达被视为 PLT 活化的分子标志物（molecular marker）。

（2）质膜糖蛋白：主要存在于 PLT 细胞膜表面。① GP I b-IX-V 复合物（又称为 CD42）：是 vWF 的受体，主要介导 PLT 黏附到血管内皮下胶原。正常静止 PLT 表面有 25 000 ~ 30 000 个 GP I b-IX 分子、12 000 个 GPV 分子。GP I b-IX-V 复合物与 PLT 骨架蛋白相连，对维持 PLT 的形态结构也有重要作用。② GP II b-III a 复合物（又称为 CD41-CD61）：正常静止 PLT 表面约有 50 000 个分子，在 PLT 活化时表达纤维蛋白原受体（fibrinogenereceptor, FIB-R）并与纤维蛋白原等结合，介导 PLT 之间的黏附，即 PLT 聚集。③ GP I a-II a 复合物：胶原的受体。④ GP I c-II a 复合物：可能是纤维连接蛋白（fibronectin）的受体。

【参考区间】

1）糖蛋白阳性 PLT 百分率（流式细胞分析）：GP I b（CD42b）、GP II b（CD41）、GP III a（CD61）、GPIX（CD42a）为 95% ~ 99%，CD62P（GMP-140）< 2%，CD63 < 2%，FIB-R < 5%。

2）PLT 膜糖蛋白平均分子数：静止与活化 PLT 部分糖蛋白分子数的参考区间见表 2-2-4。

表 2-2-4　血小板膜蛋白平均分子数的参考区间

种类	静止血小板（个分子）	TRAP 活化血小板（个分子）
GP I b（CD42a）	25 000 ~ 43 000	6000 ~ 22 000
GP II b/III a（CD41a）	30 000 ~ 54 000	46 000 ~ 80 000
GP III a（CD61）	42 000 ~ 60 000	52 000 ~ 80 000
CD62P（GMP-140）	< 500	> 10 000

注：TRAP：凝血酶受体活化肽（thrombin receptor activating peptide）。

【临床意义】

1）PLT 功能缺陷病：①巨 PLT 综合征：PLT 膜 GP I b-IX-V 含量显著减少或缺乏，GP I b-IX-V 复合物分子结构缺陷的变异型患者含量可正常，通过分子生物学检查可以确诊。② PLT 无力症：PLT 膜 GP II b-III a 含量显著减少或缺乏，轻型患者可有部分残留（5% ~ 25%），分子结构异常的变异型患者含量可正常或轻度减少，但经 ADP

活化后不能表达 FIB-R。CD62P 在静止与活化 PLT 表达均无异常。③ PLT 贮存池缺陷病：致密颗粒缺乏（Ⅰ型）患者，活化 PLT 膜 CD62P 表达正常。α 颗粒缺乏（Ⅱ型）或 α 颗粒与致密颗粒联缺陷（Ⅲ型）患者，活化 PLT 膜 CD62P 表达减低或缺乏，但 GPⅠb、GPⅡb、GPⅢa、GPⅤ和 GPⅨ表达正常。

2）血栓前状态与血栓性疾病：循环 PLT 膜 GPⅡb-Ⅲa 分子数量增加、FIB-R 表达量增加、CD62P 或 CD63 表达增加是 PLT 活化的特异性分子标志，尤其是 FIB-R 高表达时，表明 PLT 的黏附、聚集性显著增高，易导致血栓形成。急性心肌梗死、心绞痛、急性脑梗死、脑动脉硬化、糖尿病、高血压病、外周动脉血管病等可见 PLT 活化显著增加。

3）PLT 膜糖蛋白测定对 PLT 功能缺陷病具有特异性诊断价值，对 PLT 活化检测具有较高的敏感性与特异性，尤其是 PLT 膜 FIB-R 数增加可以反映早期的 PLT 功能亢进。然而，在分析循环 PLT 活化时，必须注意血液采集与标本处理过程中可能导致的体外激活，采血后尽快送检，避免出现假阳性结果。

6. PLT 自身抗体

在一些自身免疫性疾病、服用某些药物或同种免疫反应时，机体可产生针对 PLT 骨架蛋白或膜糖蛋白产生抗 PLT 自身抗体（autoantibody），这些自身抗体可导致血小板破坏增加或生成障碍，使循环 PLT 显著减少。PLT 自身抗体可分为特异性自身抗体、PLT 相关免疫球蛋白（platelet associated immunoglobulin，PAIg），包括 PAIgG、PAIgA、PAIgM、药物相关自身抗体和抗同种血小板抗体等。

【标本采集】109 mmol/L（3.2%）的枸橼酸钠抗凝剂，抗凝剂与血液的体积比为 1：9。空腹静脉采血，采血后轻轻颠倒抗凝管 5 次使血液与抗凝剂充分混匀，放置室温，1 h 内送检。

【参考区间】① PAIg：PAIgG 0 ~ 788 ng/10^7 PLT（ELISA），PAIgG < 10%（FCM）；PAIgM 0 ~ 7 ng/10^7 PLT（ELISA），PAIgA 0 ~ 2 ng/10^7 PLT（ELISA）。②抗 GPⅡb-Ⅲa 自身抗体：阴性。③药物相关自身抗体：阴性。

【临床意义】

一些自身免疫性疾病，如原发免疫性 PLT 减少症（immune thrombocy-topenia，ITP）和继发性免疫性 PLT 减少症（见于系统性红斑狼疮等）、服用某些药物或同种免疫反应时，机体可产生 PLT 自身抗体，这些自身抗体可导致 PLT 破坏增加或生成障碍，使循环 PLT 显著减少。因此，PLT 自身抗体检测对自身免疫性 PLT 减少症（autoimmune thrombocytopenic purpura，AITP）的诊断与治疗有意义。一些文献报道的 ITP 患者 PLT 自身抗体的阳性率不太一致，抗 GPⅡb/Ⅲa、GPⅠb/Ⅸ、GPⅠa/Ⅱa、GPⅣ、HLA-ABC 自身抗体阳性率通常分别为 20% ~ 40%、15% ~ 30%、10% ~ 25%、20%、10% 左右，可以是一种或几种自身抗体同时阳性，总阳性率一般为 50% ~ 70%。抗糖蛋白自身抗体阳性，对诊断 ITP 有较高的特异性。PAIgG+PAIgM 的阳性率为 70% ~ 90%。

此外，明确 PLT 自身抗体的存在，可以协助指导临床治疗。在 ITP 或 AITP 治疗过程中，还可以对 PLT 自身抗体，尤其是抗 GPⅡb/Ⅲa 特异性 PLT 自身抗体水平进行监测，了解疗效和复发情况。当治疗有效时，患者 PLT 自身抗体水平可下降，完全治愈的患者甚至可呈阴性；而复发时，PLT 自身抗体水平常回升。

药物相关抗体：少数患者应用某些药物（如奎宁、奎尼丁、金制剂、青霉素、氨苄西林、磺胺类药、肝素等）后可引起免疫性 PLT 减少，血清中可查到药物相关的自身抗体。

【应用评价】

（1）PAIg 的局限性：可能来源于机体免疫系统针对 PLT 骨架蛋白或膜糖蛋白产生的自身抗体而结合在 PLT 膜上，也可能是血清中的抗体分子或抗原抗体复合物在 PLT 表面的黏着或覆盖。此外，PLT 激活时，α 颗粒可释放 lgG 分子至 PLT 表面。因此，PAIg 测定的特异性并不高。因此，近年来 PAIg 的临床应用逐渐减少，检测特异性 PLT 自身抗体更有临床价值。

（2）PLT 自身抗体检测有较多的方法，其中单克隆抗体血小板抗原固定试验（monoclonal antibody immobilization of platelet antigens，MAIPA）是公认的检测 PLT 特异性自身抗体的经典试验，各种方法的参考区间不尽相同，一般以各实验室的为准。在患者用药前（尤其是激素）测定的阳性率一般较高，用药后阳性率常显著下降，甚至可呈阴性。

三、抗 PLT 药

抗 PLT 药又称 PLT 抑制药，即具有抑制 PLT 黏附、聚集以及释放、阻抑血栓形成等功能的药物。根据作用机制可分为：抑制 PLT 花生四烯酸代谢的药物；增加 PLT 内 cAMP 含量的药物；抑制 ADP 活化 PLT 的药物；PLT 膜糖蛋白 GP II b/III a 受体阻断药；凝血酶抑制药：如水蛭素、阿加曲班等。

1. 抑制 PLT 花生四烯酸代谢的药物

1）环氧化酶（cyclooyganese，COX）抑制药：环氧化酶抑制药阻断花生四烯酸转化反应，从而使 PLT TXA_2 合成减少，以非甾体抗炎药阿司匹林为代表，磺吡酮、吲哚美辛、布洛芬等作用机制与阿司匹林相似，作用强度和持续时间有差异。

阿司匹林（aspirin）又称乙酰水杨酸。早在 18 世纪，阿司匹林就作为解热镇痛抗炎药物用于临床，1954 年发现其可以延长出血时间，1971 年发现其可以抑制前列腺素（prostaglandin，PG）合成，之后作为主要抗 PLT 药物广泛用于临床。

（1）药理作用及机制：低剂量阿司匹林（75 ~ 150 mg/d）即可抑制 PLT 聚集，作用持续 5 ~ 7 天。对胶原、ADP、抗原 – 抗体复合物以及某些病毒和细菌引起的血小板聚集都有明显的抑制作用，可防止血栓形成。阿司匹林能部分拮抗纤维蛋白原溶解导致的血小板激活，还可抑制组织型纤溶酶原激活物（tissue-type plasminogen activator，t-PA）的释放。

PLT 内存在 COX-1 和 TXA_2 合成酶，COX-1 催化生成 PGG_2 和 PGH_2，进而由 TXA_2 合成酶催化合成 TXA_2。阿司匹林与 PLT 内 COX-1 活性部位多肽链 529 位丝氨酸残基的羟基结合使之乙酰化，不可逆地抑制 COX-1 的活性，减少 PGG_2 和 PGH_2 的生成，从而抑制 PLT TXA_2 的合成，发挥抗 PLT 作用。PLT 的寿命为 8 ~ 11 天，且与血管内皮相比无蛋白质合成能力，不能合成新的 COX-1，只有新生的 PLT 进入血液循环后才有 COX-1 活性。而血管内皮存在 COX-1 和前列环素（PGI_2）合成酶，催化生成 PGI_2，发挥抗 PLT 作用。小剂量阿司匹林可显著减少 PLT 中 TXA_2 水平，而对血管内皮的 COX-1 抑制作用仅持续 1 ~ 1.5 天，故对 PGI_2 的合成无明显影响。在较大剂量（300 mg）时，阿司匹林也能抑制血管内皮 COX-1 的活性，减少 PGI_2 的合成，抵消部分抗 PLT 作用。

（2）临床应用：阿司匹林是临床应用最广泛的抗 PLT 药。小剂量用于冠状动脉硬化性疾病、心肌梗死、脑梗死、深静脉血栓形成和肺梗死等，作为溶栓疗法的辅助抗栓治疗，既能减少缺血性心脏病发作和复发的危险，也可使一过性脑缺血发作患者的脑卒中发生率和病死率降低。

2）TXA_2 合成酶抑制药和 TXA_2 受体阻断药：TXA_2 合成酶抑制药可抑制 TXA_2 的形成，导致 PGG_2、PGH_2 蓄积，从而促进 PGI_2 生成。从药理学角度看，具有阻断 TXA_2 受体和抑制 TXA_2 合成酶双重作用的制剂会有更高的疗效。

利多格雷（ridogrel）为强大的 TXA_2 合成酶抑制药，并具中度的 TXA_2 受体拮抗作用，临床报道其对 PLT 血栓和冠状动脉血栓的作用比水蛭素及阿司匹林更有效，降低再栓塞、反复心绞痛及缺血性脑卒中等发生率比阿司匹林强，防止新的缺血病变比阿司匹林更有效。在急性心肌梗死患者的血管梗死率、复灌率及增强链激酶的纤溶作用等方面与阿司匹林相当。有轻度胃肠道反应，易耐受，未发现有出血性脑卒中等并发症。

同类药物尚有奥扎格雷（ozagrel）、匹可托安（picotamide），作用弱于利多格雷，不良反应轻。

注意本类药物经临床试用疗效不肯定，其原因可能为：对 TXA_2 合成酶抑制的半衰期较短，故对 TXA_2 的抑制作用不够强和不够持久；TXA_2 合成酶抑制后增加的 PGG_2 和 PGH_2 具有与 TXA_2 相同效力的致 PLT 聚集活性；使用 TXA_2 合成酶抑制剂后血浆 PGE_2 浓度增高，能强效地反转抗聚集活性的 PGI_2 和 PGD_2 的作用。

2. 增加血小板内 cAMP 含量的药物

1）依前列醇：依前列醇（epoprostenol，PGI_2）为人工合成，而内源性 PGI_2 由血管内皮细胞合成，具有强大的抗 PLT 聚集及松弛血管平滑肌作用，是迄今为止发现的活性最强的 PLT 聚集内源性抑制药。依前列醇能抑制 ADP、胶原纤维、花生四烯酸等诱导的 PLT 聚集和释放。对体外旁路循环中形成的 PLT 聚集体具有解聚作用。还能阻抑 PLT 在血管内皮细胞上的黏附。作用机制是通过激活 PLT 中腺苷酸环化酶，升高细胞内 cAMP 水平，促进胞质内 Ca^{2+} 再摄取进入 Ca^{2+} 库，胞质内游离 Ca^{2+} 浓度降低，血小板处于静止状态，对各种刺激物均不引起反应。

依前列醇性质不稳定，作用短暂，临床应用受限。主要用于体外循环以防止 PLT 减少、血栓性 PLT 减少性紫癜、微血栓形成和出血倾向。静脉滴注过程中常见血压下降、心率加速、头痛、眩晕、潮红等现象，可减少剂量或暂停给药。此外，消化道刺激症状也较常见。同类药物还有伊洛前列素（iloprost）、前列腺素 E_2（prostaglandin E_2）等。

2）双嘧达莫：双嘧达莫又称潘生丁（persantin），对胶原、ADP、肾上腺素及低浓度凝血酶诱导的 PLT 聚集有抑制作用，体内外均可抗血栓，还可延长已缩短的 PLT 生存时间。其作用机制包括：抑制磷酸二酯酶（phosphodiesterase，PDE）活性，减少 cAMP 降解，增加 PLT 内 cAMP 含量；增加血管内皮细胞 PGI_2 的生成和活性；抑制腺苷再摄取，激活腺苷酸环化酶，cAMP 生成增多；轻度抑制 PLT 的环氧化酶，TXA_2 合成减少。

该药口服吸收缓慢，个体差异大，生物利用度为 27% ~ 66%。口服后 1 ~ 3 h 血药浓度达峰值，与蛋白结合率高（91% ~ 99%）。主要在肝脏转化为葡萄糖醛酸耦联物。自胆汁排泄，可因肠肝循环而延缓消除，少量自尿中排出。消除 $t_{1/2}$ 为 10 ~ 12 h。

临床主要用于防治血栓栓塞性疾病、人工心脏瓣膜置换术后、缺血性心脏病、脑卒中和短暂性脑缺血发作，防止 PLT 血栓形成，还可阻抑动脉粥样硬化早期的病变过程。不良反应有胃肠道刺激以及血管扩张引起的血压下降、头痛、眩晕、潮红、晕厥等。少数心绞痛患者用药后可出现"窃血"现象，诱发心绞痛发作，应慎用。

3）西洛他唑：西洛他唑（cilostazol）为可逆性磷酸二酯酶Ⅲ（PDE-Ⅲ）抑制药，通过抑制 PDE-Ⅲ，升高 PLT 内的 cAMP 而具有抗 PLT、扩张血管和抗血管增殖作用。对 ADP、胶原、肾上腺素、花生四烯酸和凝血酶诱导的 PLT 聚集均有抑制作用。该药血浆蛋白结合率为 95%，主要在肝经细胞色素 P450 3A4 酶（CYP3A4）和细胞色素 P450 2C19 酶（CYP2C19）代谢，$t_{1/2}$ 为 11 ~ 13 h。临床主要用于伴有间歇性跛行的外周血管病、慢性动脉闭塞性疾病，不良反应有头痛、腹泻、眩晕和心悸。禁用于心力衰竭，慎用于冠心病，可能发生心功能不全。

3. 抑制 ADP 活化 PLT 的药物

人类 PLT 包括三种不同的 ADP 受体，分别是 P2Y1、P2Y12 和 P2X1。P2Y1、P2Y12 是两种 G 蛋白耦联受体，是 ADP 作用的受体，也是 ADP 受体阻断药的作用靶点；P2X1 是配体门控离子通道型受体。研究发现选择性的 P2Y1 受体拮抗药对 ADP 诱导的腺苷酸环化酶抑制效果不理想，目前临床使用的 ADP 受体拮抗药主要为 P2Y12 受体拮抗药。阿司匹林基础上加用 P2Y12 受体拮抗药已被证实对于经接受冠状动脉介入治疗（percutaneous coronary intervention，PCI）的患者有明确获益，被称为双联抗血小板治疗（dual antiplatelet therapy，DAPT）。

1）噻氯匹定：噻氯匹定（ticlopidine）为第一代 P2Y12 受体拮抗药，能选择性及特异性地干扰 ADP 介导的 PLT 活化，不可逆地抑制 PLT 聚集和黏附。作用缓慢，口服给药 3 ~ 5 天见效，5 ~ 6 天作用达高峰，停药后可持续作用 10 天。作用机制：①抑制 ADP 诱导的 α 颗粒分泌（α 颗粒含有黏联蛋白、纤维酶原、有丝分裂因子等物质），从而抑制血管壁损伤的黏附反应；②抑制 ADP 诱导的 PLT 膜 GPⅡb/Ⅲa 受体复合物与纤维蛋白原结合位点的暴露，因而抑制 PLT 聚集；③拮抗 ADP 对腺苷酸环化酶的抑制作用。

噻氯匹定主要用于预防脑卒中、心肌梗死及外周动脉血栓性疾病的复发，疗效优于阿司匹林。不良反应有血栓性 PLT 减少性紫癜、中性粒细胞减少、腹泻、骨髓抑制等。

2）氯吡格雷：氯吡格雷（clopidogrel）属第二代 P2Y12 受体拮抗药，为一种前体药，通过氧化作用形成 2- 氧基氯吡格雷，再经过水解形成活性代谢物发挥作用。药理

Note

作用及机制与噻氯匹定相似，但作用较强，不良反应少。肝肾功能不良者慎用。

3）替格瑞洛：替格瑞洛（ticagrelor）是新型 P2Y12 受体桔抗药，为活性药，起效快，与受体可逆性结合，半衰期短。

4. 血小板膜糖蛋白Ⅱb/Ⅲa 受体阻断药

ADP、凝血酶、TXA_2 等 PLT 聚集诱导因子引起 PLT 聚集的最终共同通路都是暴露于 PLT 膜表面的糖蛋白Ⅱb/Ⅲa（GPⅡb/Ⅲa receptor）受体。当 PLT 激活时，GPⅡb/Ⅲa 受体就被激活并转变为高亲和力状态，暴露出新的配体诱导的结合位点。GPⅡb/Ⅲa 受体的配体有纤维蛋白原和 vWF 及内皮诱导因子，如糖蛋白和玻璃体结合蛋白。PLT 之间借助于纤维蛋白原、vWF、纤维连接蛋白（fibronectin）等配体联结在一起而聚集。已知引起 PLT 聚集的黏附蛋白大多含有精 - 甘 - 天冬氨酸（RGD）序列，也是 GPⅡb/Ⅲa 受体特异性的识别结合位点。GPⅡb/Ⅲa 受体拮抗药阻碍血小板同上述配体结合，抑制血小板聚集。

阿昔单抗（abciximab，c7E3Fab，ReoPro）是较早的 GPⅡb/Ⅲa 受体单克隆抗体，抑制 PLT 聚集作用明显，对血栓形成、溶栓治疗防止血管再闭塞有明显治疗作用。以后相继开发出非肽类 GPⅡb/Ⅲa 受体拮抗药拉米非班（lamifiban）、替罗非班（tirofiban）及可供口服的珍米罗非班（xemilofiban）、夫雷非班（fradafiban）及西拉非班（sibrafiban）等，抑制 PLT 聚集作用强，应用方便，不良反应较少。用于急性心肌梗死、溶栓治疗、不稳定型心绞痛和血管成形术后再梗死的效果良好。

（王艳青　孟晓慧　陈　琳　钟　宁）

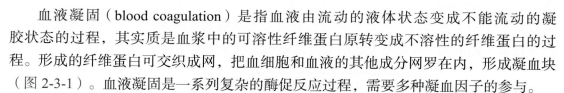

第三节　血液凝固与抗凝

血液凝固（blood coagulation）是指血液由流动的液体状态变成不能流动的凝胶状态的过程，其实质是血浆中的可溶性纤维蛋白原转变成不溶性的纤维蛋白的过程。形成的纤维蛋白可交织成网，把血细胞和血液的其他成分网罗在内，形成凝血块（图 2-3-1）。血液凝固是一系列复杂的酶促反应过程，需要多种凝血因子的参与。

当血管受损时，一方面要求迅速凝血形成止血栓以避免血液的流失；另一方面要使凝血反应局限在损伤部位，以保持全身血管内血液的流体状态。生理情况下止血栓的形成在空间与时间上都受到严格的控制。

一、生理性凝血过程

（一）血液凝固有赖于多种凝血因子的参与

血浆与组织中直接参与血液凝固的物质，统称为凝血因子（coagulation factor，

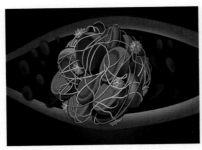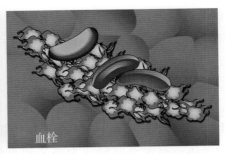

血栓

图 2-3-1　凝血块示意图

黄色为纤维蛋白，白色为血小板，红色为红细胞

或 clotting factor）。目前已知的凝血因子主要有 14 种，其中 12 种已按发现的先后顺序用罗马数字进行编号，即凝血因子 Ⅰ～ⅩⅢ（简称 FⅠ～FⅩⅢ，其中 FⅥ是血清中活化的 FⅤa，已不再被视为一个独立的凝血因子）。此外还有前激肽释放酶、高分子激肽原等（表 2-3-1）。在这些凝血因子中，除 FⅣ是 Ca^{2+} 外，其余的凝血因子均为蛋白质；除 FⅢ外，其余的凝血因子均存在于新鲜血浆中。FⅡ、FⅦ、FⅨ、FⅩ、FⅪ、FⅫ、FⅩⅢ和前激肽释放酶都是丝氨酸蛋白酶，能对特定的肽链进行有限水解；但正常情况下这些蛋白酶是以无活性的酶原形式存在，必须通过其他酶的有限水解而暴露或形成活性中心后，才具有酶的活性，这一过程称为凝血因子的激活。习惯上在凝血因子代号的右下角加一个"a"（指 activated）表示为"活化型"，如 FⅡ被激活为 FⅡa。FⅢ、Ca^{2+}、FⅤ、FⅧ和高分子激肽原在凝血反应中起辅因子的作用。

大多数凝血因子在肝脏内合成，其中 FⅡ、FⅦ、FⅨ、FⅩ的合成需要维生素 K 的参与，故又称为依赖维生素 K 的凝血因子，它们的分子中均含有 γ- 羧基谷氨酸，通过 Ca^{2+} 与血小板膜磷脂（主要是磷脂酰丝氨酸）结合而参与凝血。因此，当肝脏病变或维生素 K 缺乏时，可因凝血因子合成障碍引起凝血功能异常。

（二）凝血过程是一系列酶促反应的级联过程

血液凝固是凝血因子按一定顺序相继激活而生成凝血酶（thrombin），最终使纤维蛋白原（fibrinogen）变为纤维蛋白（fibrin）的过程。凝血酶原激活是在凝血酶原酶复合物的作用下进行的。因此，凝血过程可分为凝血酶原酶复合物（也称凝血酶原激活复合物）的形成、凝血酶原激活和纤维蛋白生成 3 个基本步骤（图 2-3-2）。

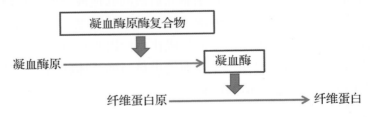

图 2-3-2　凝血过程的三个基本步骤

1. 凝血酶原酶复合物的形成

凝血酶原酶复合物可以通过内源性凝血途径和外源性凝血途径生成。两条途径的主要区别在于启动方式和参与的凝血因子不同。但两条途径中的某些凝血因子可以相

表 2-3-1 凝血因子的某些特性

因子	同义名	合成部位	主要激活物	主要抑制物	主要功能
I	纤维蛋白原	肝细胞			形成纤维蛋白，参与血小板聚集
II	凝血酶原	肝细胞（需维生素K）	凝血酶原酶复合物	抗凝血酶	凝血酶促进纤维蛋白原转变为纤维蛋白；激活 F V、F VIII、F XI、F XIII 和血小板，正反馈促进凝血；与内皮细胞上凝血酶调节蛋白结合，激活蛋白 C 和凝血酶激活的纤溶抑制物（TAFI）
III	组织因子	内皮细胞和其他细胞			作为 F VIIa 的辅因子，是生理性凝血反应的启动因子
IV	钙离子（Ca²⁺）				辅因子
V	前加速素易变因子	内皮细胞和血小板	凝血酶和 F X a 因子，以凝血酶为主	活化蛋白 C	作为辅因子加速 F X a 对凝血酶原的激活
VII	前转变速稳定因子	肝细胞（需维生素K）	F X a，F IX a，F VIIa	TFPI，抗凝血酶	与组织因子形成 VIIa-组织因子复合物，激活 F X 和 F IX
VIII	抗血友病因子	肝细胞	凝血酶，F X a	不稳定、自发失活；活化蛋白 C	作为辅因子，加速 F IXa 对 F X 的激活
IX	血浆凝血活酶	肝细胞（需维生素K）	F XIa，VIII a-组织因子复合物	抗凝血酶	F XIa 与 VIII a 形成因子 X 酶复合物激活 F X
X	Stuart-Prower 因子	肝细胞（需维生素K）	VIII a-组织因子复合物，F XIa-VIII a 复合物	抗凝血酶，组织因子途径抑制物	与 V a 结合形成凝血酶原酶复合物，激活凝血酶原，激活 F VII、F VIII 和 F V；F X a 还可激活 F VII、F VIII 和 F V
XI	血浆凝血活酶前质	肝细胞	F XII a，凝血酶	α₁ 抗胰蛋白酶，抗凝血酶	激活 F IX
XII	接触因子或 Hageman 因子	肝细胞	胶原，带负电荷的异物表面	抗凝血酶	激活 F XI；激活纤溶酶原；激活前激肽释放酶
XIII	纤维蛋白稳定因子	肝细胞和血小板	凝血酶		使纤维蛋白单体相互交联聚合形成纤维蛋白网
—	高分子量激肽原	肝细胞			辅因子，促进 F XII 对 F XI 和前激肽释放酶的激活；促进前激肽释放酶对 F XII 的激活
—	前激肽释放酶	肝细胞	F XII a	抗凝血酶	激活 F XII；激活纤溶酶原

互激活，故两者间相互密切联系，并不各自独立（图 2-3-3）。

（1）内源性凝血途径（intrinsic pathway）：是指参与凝血的因子全部来自血液，通常因血液与带负电荷的异物表面（如玻璃、白陶土、硫酸酯、胶原等）接触而被启动。当血液与带负电荷的异物表面接触时，首先是 FⅫ 被异物表面激活为 FⅫa。一方面，FⅫa 激活 FⅪ 为 FⅪa，启动内源性凝血途径；另一方面，FⅫa 还激活前激肽释放酶（prekallikrein）为激肽释放酶（kallikrein）；后者可反过来激活 FⅫ，生成更多的 FⅫa，由此形成表面激活的正反馈效应。从 FⅫ 结合于异物表面到形成 FⅪa 的过程称为表面激活。表面激活还需要高分子量激肽原（high-molecular weight kininogen，HMWK）的参与，它作为辅因子大大加速 FⅫ、前激肽释放酶和 FⅪ 的激活过程。

在 Ca^{2+} 存在的情况下，表面激活所生成的 FⅪa 可激活 FⅨ，生成 FⅨa。FⅨa 在 Ca^{2+} 的作用下与 FⅧa 在活化的血小板膜磷脂表面结合，形成内源性途径因子 X 酶复合物（tenase complex），进一步激活 FX，生成 FXa。在此过程中，FⅧa 作为辅因子，使 FⅨa 对 FX 的激活速度提高 20 万倍。正常情况下，血浆中 FⅧ 与 vWF 以非共价形式结合成复合物，可避免 FⅧ 被活化的蛋白 C 降解，提高其稳定性。vWF 缺陷时血浆 FⅧ 水平降低，可引起血管性血友病，表现出严重的凝血障碍。

（2）外源性凝血途径：由来自血液之外的组织因子（tissue factor，TF）与血液接触而启动的凝血过程称为外源性凝血途径（extrinsic pathway），又称组织因子途径。组织因子是一种跨膜糖蛋白，广泛存在于大多数组织细胞。在生理情况下，直接与循环血液接触的血细胞和内皮细胞不表达组织因子，但约有 0.5% 的 FⅦ 处于活化状态（FⅦa）。当血管损伤时，暴露出组织因子，后者与血浆中微量存在的 FⅦ 相结合形成 FⅦa- 组织因子复合物。FⅦa- 组织因子复合物可催化两个重要的反应：①激活 FX 生成 FXa。在此过程中，组织因子是 FⅦ 和 FⅦa 的受体，使 FⅦa- 组织因子复合物定位于损伤部位；也是辅因子，使 FⅦa 催化 FX 激活的效力增加 1000 倍。生成的 FXa 又能反过来激活 FⅦ，进而使更多 FX 激活，形成外源性凝血途径的正反馈效应。②激活 FⅨ 生成 FⅨa，而 FⅨa 除能与 FⅧa 结合而激活 FX 外，又能正反馈激活 FⅦ。因此，通过 FⅦa- 组织因子复合物的形成，使内源性凝血途径和外源性凝血途径相互联系，相互促进，共同完成凝血过程。此外，在组织因子的辅助下，FⅦa 也能被自身激活。病理状态下，细菌内毒素、补体 C5a、免疫复合物、肿瘤坏死因子等均可刺激血管内皮细胞和单核细胞表达组织因子，从而启动凝血过程，引起弥漫性血管内凝血。

由内源性和外源性凝血途径所生成的 FXa，在 Ca^{2+} 存在的情况下可与 FVa 在磷脂膜表面形成 $FXa-FVa-Ca^{2+}-$ 磷脂复合物，即凝血酶原酶复合物（prothrombinase complex），进而激活凝血酶原。

2. 通过共同的途径激活凝血酶原和生成纤维蛋白

凝血酶原在凝血酶原酶复合物的作用下被激活成为凝血酶。凝血酶原酶复合物中的 FVa 为辅因子，可使 FXa 激活凝血酶原的速度提高 10 000 倍。凝血酶具有多种功能：①使纤维蛋白原转变为纤维蛋白单体（fibrin monomer）。②激活 FⅩⅢ，生成 FⅩⅢa。在 Ca^{2+} 的作用下，FⅩⅢa 使纤维蛋白单体相互聚合，形成不溶于水的交联纤维蛋白多聚体凝块，完成凝血过程。③激活 FV、FⅧ 和 FⅪ，形成凝血过程中的正反馈机制。④使血小板活化。血小板未激活时，带负电荷的磷脂（如磷脂酰丝氨酸等）存在于膜的内表面。当血小板活化后，带负电荷的磷脂翻转到外表面，为因子 X 酶复合物和凝血酶原酶复合物的形成提供有效的磷脂表面，也可加速凝血。上述凝血过程可概括为图 2-3-3。

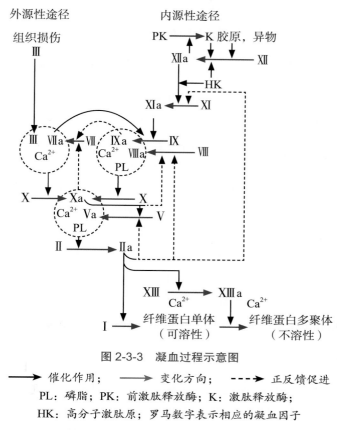

图 2-3-3 凝血过程示意图

──→ 催化作用；　══⟹ 变化方向；　----→ 正反馈促进
PL：磷脂；PK：前激肽释放酶；K：激肽释放酶；
HK：高分子激肽原；罗马数字表示相应的凝血因子

由于凝血是一系列凝血因子相继酶解、激活的过程，每步酶促反应均有放大效应，即少量被激活的凝血因子可使大量下游凝血因子激活，逐级接连下去，使整个凝血过程呈现出强烈的放大现象。例如，1 分子 FXIa 最终可产生上亿分子的纤维蛋白。整个凝血过程实质上是由一系列凝血因子参与的瀑布式酶促反应的级联放大。

将静脉血放入玻璃试管中，FXII 被异物表面（玻璃）激活形成纤维蛋白使血液凝固。血液凝固后 1 ~ 2 h，因凝血块中的血小板激活，使凝血块回缩，释出淡黄色的液体，称为血清（serum）。由于在凝血过程中一些凝血因子被消耗，故血清与血浆的区别在于前者缺乏纤维蛋白原和 F II、F V、F VIII、F XIII 等凝血因子，但也增添了少量凝血过程中由血小板释放的物质。

（三）组织因子是生理性凝血过程的启动物

在体内，当组织和器官损伤时，暴露出的组织因子和胶原虽可分别启动外源性凝血系统和内源性凝血系统，但临床观察发现，先天性缺乏 FXII 和前激肽释放酶或高分子量激肽原的患者，几乎没有出血症状，这表明这些凝血因子并不是机体生理性止血所必需的，亦即这些因子所参与的表面接触激活过程在体内生理性凝血的启动中不起重要作用。目前认为，外源性凝血途径在体内生理性凝血反应的启动中起关键性作用，组织因子是生理性凝血反应过程的启动物。由于组织因子镶嵌在细胞膜上，可起"锚定"作用，有利于使生理性凝血过程局限于受损血管的部位。

当组织因子与FⅦa结合成复合物后，可分别激活FX和FⅨ，从而启动凝血反应，生成最初的凝血酶。但由于正常情况下在局部形成的FⅦa-组织因子复合物的数量有限，同时血小板尚未形成有效的磷脂膜表面，FⅧ与FV也没有被活化，特别是由于组织因子途径抑制物（详见后文）对FXa与FⅦa-组织因子复合物的灭活作用，使最初外源性凝血途径所形成的凝血酶太少，尚不足以实现止血功能。但这些少量激活的凝血酶通过对血小板的激活及对FV、FⅧ、FⅪ的激活可产生扩增放大效应。更为重要的是，组织因子-FⅦa复合物还可激活FⅨ为FⅨa。FⅨa不受组织因子途径抑制物的影响，它可扩散到邻近活化的血小板表面与FⅧa结合形成内源性途径的因子X酶复合物，大量激活FXa，进而与FVa形成凝血酶原酶复合物，在活化的血小板上大量激活凝血酶，产生增强效应。因此，组织因子-FⅦa复合物对FⅪ的激活使得凝血过程绕过FⅫ而激活FⅨ，进而通过"截短的"内源性途径不断放大而形成大量因子X酶复合物，激活足量的FXa和凝血酶，完成纤维蛋白的形成过程（图2-3-3）。

因此，体内凝血过程分为启动和放大两个阶段。组织因子是生理性凝血反应的启动物，而"截短的"内源性途径在放大阶段对凝血反应开始后的维持和巩固起非常重要的作用。FⅧ或FⅨ缺陷的患者由于FX的激活障碍均有明显的出血倾向，分别称之为血友病甲（hemophilia A）和血友病乙（hemophilia B）。

二、抗凝血系统

正常情况下，血液在心血管系统内通畅流动。一旦血管受损，血液又能及时地在损伤部位形成凝血块、封闭伤口，防止血液流失过多。生理性凝血作为防止过度出血的抗损伤反应，凝血系统激活的同时也会激活抗凝和纤溶系统，这既能保证凝血反应以一定强度在有限的局部进行，又不至于影响全身的凝血与抗凝血稳态。这是一个多因素综合作用的结果，其中血管内皮细胞在防止血液凝固反应的蔓延中起重要作用。

（一）血管内皮的抗凝作用

正常的血管内皮作为一个屏障，可防止凝血因子、血小板与内皮下的成分接触，从而避免凝血系统的激活和血小板的活化。血管内皮还具有抗血小板和抗凝血的功能：①血管内皮细胞可以合成、释放前列环素（PGI_2）和一氧化氮（NO），抑制血小板的聚集；②内皮细胞膜上有胞膜ADP酶（ecto-ADPase），可以分解ADP而抑制血小板的激活；③血管内皮细胞表面存在硫酸乙酰肝素蛋白多糖，血液中的抗凝血酶（antithrombin，AT）与之结合后，可灭活FⅡa、FXa等多种活化的凝血因子；④内皮细胞也能合成和分泌组织因子途径抑制物（tissue factor pathway inhibitor，TFPI）和AT等抗凝物质；⑤内皮细胞还能合成并在膜上表达凝血酶调节蛋白（thrombomodulin，TM），通过蛋白C系统参与对FVa、FⅧa的灭活。通过上述过程，内皮细胞可灭活凝血部位扩散而来的活化凝血因子，阻止血栓延伸到完整内皮细胞部位。此外，血管内皮细胞还能合成和分泌组织型纤溶酶原激活物（tissue plasminogen activator，t-PA），后者可激活纤维蛋白溶解酶而降解已形成的纤维蛋白，保证血管内血流通畅。因此，血管内皮受损可引起血小板的活化、凝血与抗凝平衡的失调，以及因 PGI_2 和 NO 等扩血管物质的减少而导致的局部血管过度收缩，是引起血栓形成的重要因素。

（二）凝血因子的激活局限于血管的受损部位

当血管局部损伤时，由于组织因子和胶原的暴露，可分别与 FⅦ结合和引起血小板的黏附。由于组织因子镶嵌在细胞膜上，可起"锚定"作用，使 FX 的激活只发生在损伤区域。此外，因子 X 酶复合物对凝血酶原的激活是在活化血小板的磷脂膜表面上进行的，黏附于受损区域的血小板的活化，为凝血酶原的激活提供有效的磷脂表面。此外，纤维蛋白与凝血酶有高度的亲和力。在凝血过程中所形成的凝血酶，85% ~ 90% 可被纤维蛋白吸附，这不仅有助于加速局部凝血反应的进行，也可避免凝血酶向周围扩散。上述过程均有利于凝血因子的局部激活，使生理性凝血过程局限于血管的受损部位。

（三）血流的稀释和单核、巨噬细胞的吞噬作用有助于防止凝血过程的扩散

进入循环的活化凝血因子可被血流稀释，并被血浆中的抗凝物质灭活和被单核、巨噬细胞吞噬。单核、巨噬细胞系统还可以吞噬、清除内毒素等多种促凝物质发挥非特异性抗凝作用。实验证明，给动物注射一定量的凝血酶时，若预先用墨汁封闭单核 – 巨噬细胞系统，则动物可发生血管内凝血；如未封闭单核 – 巨噬细胞系统，则不会发生血管内凝血，这表明单核、巨噬细胞系统在体内抗凝机制中起重要的作用。

（四）肝细胞发挥非特异性抗凝作用

肝合成主要的抗凝和纤溶物质，如蛋白 C（protein C，PC）、AT 和纤维蛋白溶解酶原（简称纤溶酶原），并且肝能够将活化的 FⅨa、FXa、FⅪa 等灭活。

（五）生理性抗凝物质是体内抗凝的重要机制

正常人每 1 ml 血浆充分激活可生成 300 μ 凝血酶。但在生理性止血时，每 1 ml 血浆所表现出的凝血酶活性很少超过 8 ~ 10 μ，这表明正常人体内有很强的抗凝血酶活性。体内的生理性抗凝物质可分为组织因子途径抑制物、丝氨酸蛋白酶抑制物、蛋白 C 系统和肝素等。

1. 组织因子途径抑制物

组织因子途径抑制物（tissue factor pathway inhibitor，TFPI）主要由血管内皮细胞产生。目前认为，TFPI 是体内主要的生理性抗凝物质，其抗凝机制是：① TFPI 与 FXa 结合，抑制 FXa 活性；②形成 TF-FⅦa-TFPI-FXa 四合体，灭活 TF-FⅦa 复合物。TFPI 并不阻断 TF 对外源性凝血途径的启动，待生成一定数量的 FXa 后才负反馈地抑制外源性凝血途径。TFPI 可与内皮细胞表面的硫酸乙酰肝素结合，注射肝素可引起结合于内皮细胞的 TFPI 释放，血浆 TFPI 水平可升高几倍。

2. 丝氨酸蛋白酶抑制物

丝氨酸蛋白酶抑制物主要有抗凝血酶（antithrombin，AT）、肝素辅因子Ⅱ（heparin cofactor-Ⅱ，HC-Ⅱ）、α₁- 抗胰蛋白酶、α₂- 抗纤溶酶和 α₂- 巨球蛋白等。其中 AT 最重要，负责灭活 60%～70% 的凝血酶。AT 由肝和血管内皮细胞产生，能与属于丝氨酸蛋白酶的凝血酶（FⅡa）、FⅦa、FⅨa、FⅩa、FⅪa、FⅫa 等凝血因子的活性中心 – 丝氨酸残基结合，"封闭"这些因子的活性中心并使之失活，从而产生抗凝作用。在缺乏肝素的情况下，抗凝血酶的直接抗凝作用慢而弱，但它与肝素结合后，其抗凝作用可增强 2 000 倍。但正常情况下，循环血液中几乎无肝素存在，抗凝血酶主要通过与内皮细胞表面的硫酸乙酰肝素结合而增强血管内皮的抗凝功能。

3. 蛋白 C 系统

蛋白 C 系统包括蛋白质 C（protein C，PC）、内皮细胞蛋白 C 受体（endothelial protein C receptor，EPCR）、凝血酶调节蛋白（thrombomodulin，TM）、蛋白 S（protein S，PS）及蛋白 C 抑制物（protein C inhibito，PCI）。蛋白 C 由肝合成，其合成需要维生素 K 的参与，以酶原的形式存在于血浆中。TM 是一种跨膜糖蛋白，既可抑制凝血酶原活化并促使凝血酶灭活，又可通过 PC 系统起抗凝作用。当凝血酶与 TM 在血管内皮细胞（vascular endothelial cell，VEC）膜上形成复合物后，其促凝活性下降，并可将 PC 活化成激活的蛋白 C（activated protein C，APC）。APC 以血浆中游离的 PS 为辅因子，可以灭活 FⅤa 和 FⅧa，从而控制 FⅩa 和凝血酶形成，发挥抗凝作用。当 PC 与 EPCR 处于结合状态时，凝血酶激活 PC 的速率明显增强。血浆中的蛋白 S 是活化蛋白 C 的辅因子，可显著增强活化的蛋白 C 对 FⅧa 和 FⅤa 的灭活作用。蛋白 C 基因的缺陷者发生静脉血栓的危险性增高。

蛋白 C 系统是凝血酶生成后对凝血系统活化有负反馈作用的一个调节系统（图 2-3-4）。此外，APC 还具有抗炎症反应和抑制内皮细胞凋亡的作用。内毒素、多种炎症介质（如 IL-1β、TGF-β 和 TNF-α）和缺氧等可以下调内皮细胞表面 TM 的表达，从而影响内皮细胞膜上 PC 的活性。PCI 和纤溶酶原激活物抑制物 -3（plasminogen activator inhibitor-3，PAI-3）可以抑制 APC 的活性。

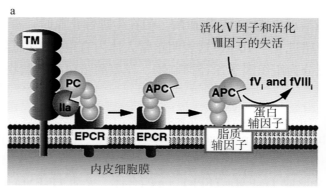
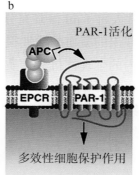

图 2-3-4　蛋白 C 系统的抗凝作用

APC：活化蛋白 C；EPCR：内皮细胞蛋白 C 受体；PAR-1：蛋白酶激活受体 -1；
PC：蛋白 C；TM：血栓调节蛋白（Thrombomodulin）

4. 肝素

肝素（heparin）是一种酸性黏多糖，主要由肥大细胞和嗜碱性粒细胞产生。生理情况下血浆中几乎不含肝素。肝素具有强的抗凝作用，但在缺乏抗凝血酶的条件下，肝素的抗凝作用很弱。因此，肝素主要通过增强抗凝血酶（antithrombin，AT）的活性而发挥间接抗凝作用。

AT 是血浆中正常存在的蛋白质，可抑制内源性及共同通路中活化的凝血因子，是凝血因子Ⅱa（凝血酶）及Ⅸa、Ⅹa、Ⅺa、Ⅻa 等含丝氨酸残基蛋白酶的抑制剂。AT 与这些凝血因子通过精氨酸–丝氨酸肽键结合，形成 AT 凝血因子复合物而使因子灭活，肝素可使此反应速率加快千倍以上。在肝素存在时，肝素分子与 AT 赖氨酸残基结合形成可逆性复合物，使 AT 构型改变，精氨酸活性部位充分暴露，并迅速与因子Ⅱa（凝血酶）及Ⅸa、Ⅹa、Ⅺa、Ⅻa 等的丝氨酸活性中心结合，加速凝血因子灭活。肝素通过 AT 灭活因子Ⅸa/Ⅱa 时，必须同时与 AT 和凝血因子结合形成三元复合物，而灭活因子Ⅹa 时，仅需与 AT 结合。一旦肝素-AT-凝血酶复合物形成，肝素即从复合物上解离，再与另一分子 AT 结合而反复利用。

低分子量肝素（low molecular weight heparin，LMWH）是从普通肝素中分离或由普通肝素降解后得到的短链制剂，一般分子量低于 7 kDa。LMWH 具有选择性抗凝血因子Ⅹa 活性而对凝血酶及其他凝血因子影响较小的特点。肝素对凝血酶发挥作用，须与凝血酶和 AT 三者结合形成三元复合物，对Ⅹa 灭活则只需与 AT 结合。因 LMWH 分子链较短，不能与 AT 和凝血酶同时结合形成复合物，故主要对Ⅹa 发挥作用（图 2-3-5）。

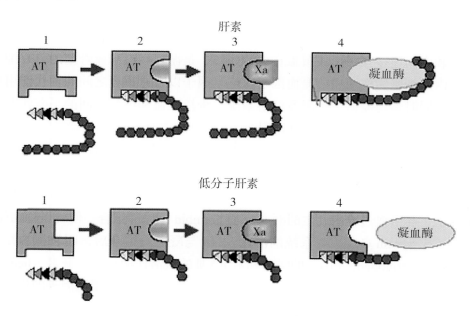

图 2-3-5　肝素、低分子肝素作用机制示意图

近年来研究表明，肝素的抗凝作用还可能与激活肝素辅助因子Ⅱ（heparin cofactor Ⅱ，HCⅡ）和促进纤溶系统激活等途径有关。此外，肝素还可促进结合于血管内皮细胞表面的 TFPI 释放，使血浆 TFPI 水平升高，故肝素在体内的抗凝作用强于体外。

5. 其他生理性抗凝物质

血浆中前列环素（prostacyclin，PGI$_2$）、一氧化氮、ADP 酶等活性物质虽不属于抗凝血因子，但可抑制血小板活化，间接参与抗凝作用。

临床工作中常常需要采取各种措施保持血液不发生凝固或者加速血液凝固。外科手术时常用温热盐水纱布等进行压迫止血。这主要是因为纱布是异物，可激活因子Ⅶ和血小板；又因凝血过程为一系列的酶促反应，适当加温可使凝血反应加速。反之，降低温度和增加异物表面的光滑度（如表面涂有硅胶或石蜡的表面）可延缓凝血过程。此外，凝血过程的多个环节中都需要 Ca^{2+} 的参加，故通常用枸橼酸钠、草酸铵和草酸钾作为体外抗凝剂，它们可与 Ca^{2+} 结合而除去血浆中的 Ca^{2+}，从而起抗凝作用。由于少量枸橼酸钠进入血液循环不致产生毒性，因此常用它作为抗凝剂来处理输血用的血液。维生素 K 拮抗剂（如华法林）可抑制 FⅡ、FⅧ、FⅨ、FⅩ 等维生素 K 依赖性凝血因子的合成，因而在体内也具有抗凝作用。

三、凝血系统的临床检测

（一）初期止血试验

血管损伤后的正常止血（hemostasis）过程可分为初期止血（primary hemostasis）、血液凝固（coagulation）阶段。初期止血主要涉及血管壁和血小板，若两者出现异常，则可能导致出血或血栓性疾病。血小板的临床检测在前文已介绍，这里重点介绍血管内皮细胞的相关检测。

1. 血管内皮细胞功能试验

血管内皮细胞（endothelium）是表衬在整个心血管内表面的单层细胞，以紧密连接、缝隙连接和中间连接三种形式覆盖在血管内壁，是循环血液和血管壁的分界细胞。完成的血管内皮细胞为血液中的凝血因子、抗凝因子以及血小板之间的相互作用提供光滑的表面，同时参与凝血、抗凝及纤溶系统，维持凝血和抗凝之间的平衡状态，内皮细胞具有促血栓和抗血栓形成双重作用。

内皮细胞的抗血栓作用主要包括：①抗血小板的作用：合成和释放前列环素（PGI$_2$），抑制血小板变形、聚集、血小板第 3 因子（PF$_3$）暴露和颗粒释放反应。②抗凝作用：合成血栓调节蛋白（thrombomodulin，TM），TM 合成后主要表达在内皮细胞膜上，与凝血过程中产生的凝血酶（thrombin）1∶1 结合，使凝血酶功能转变，促进蛋白 C（protein C，PC）系统的活化。TM 与凝血酶结合后，明显抑制凝血酶对纤维蛋白原（fibrinogen，FIB）的降解和对 FⅩⅢ的激活作用；合成肝素（heparin），肝素能增强抗凝血酶（antithrombin，AT）灭活凝血酶等活化的凝血因子的作用；合成和释放组织因子途径抑制物（tissue factor pathway inhibitor，TFPI），抑制组织因子凝血途径（tissue factor pathway，TFP）或外源凝血途径（extrinsic coagulation pathway）的活化。③纤溶作用：合成与释放 t-PA 和单链尿型纤溶酶激活物（single-chain urinary type plasminogen activator，SCU-PA），促进纤维蛋白（fibrin）溶解。

内皮细胞的促血栓的作用主要包括：①产生缩血管物质：缩血管肽有三种异构体，

具有血管收缩及促进血管平滑肌细胞增殖的能力。②促血小板活化：合成 vWF：vWF 是一种大分子蛋白多聚体（multimer），分子量为 500 kD（二聚体）至 20 000 kD（多聚体），有与胶原、肝素（heparin）、凝血因子Ⅷ（FⅧ）轻链、血小板膜糖蛋白（glycoprotein，GP）Ⅰb（GPIb）及 GPⅡb-Ⅲla、瑞斯托霉素等结合的多个功能区，介导血小板黏附于受损的血管内皮下组织，并作为血浆中 FⅧ 的载体蛋白，从而促进血小板黏附、聚集和血液凝固。③促凝血作用：内皮细胞合成、分泌组织因子（tissurefactor，TF）和部分Ⅴ因子，TF 与血浆中的Ⅷa 结合，在 Ca^{2+} 存在下加速 FⅦa 活化 FX，同时活化Ⅸ。FⅤa 主要作为辅因子，加速 FXa 使凝血酶原变成凝血酶。④抗纤溶作用：合成和分泌纤溶酶原激活物抑制物（plasminogen activator inhibitor，PAI）：包括 PAI-1 和 PAI-2。PAI-1 通过抑制组织型纤溶酶原激活物（tissue plasminogen activator，t-PA）和尿激酶型纤溶酶原激活物（urokinase-type plasminogen activator，u-PA）的功能，使纤溶活性降低，导致已形成的纤维蛋白不被溶解，有助于受损血管部位的凝血块形成。

血管内皮细胞功能检验主要包括：wWF 分析、PGl 的代谢产物 6 酮 - 前列腺素 F1α（6-keto-PGF1α）或去甲基 6- 酮 - 前列腺素 F1α（DM-6keto-PGF1α）和血浆 TM 抗原（TM antigen，TM Ag）测定。vWF 分析主要包括血浆 vWF 抗原（vWF antigen，vWF：Ag）和血浆 wWF 活性（wWF actvity，vWF A）测定。vWF 的功能分析主要包括血浆 vWF 瑞斯托霉素辅因子（vWF ristocetin cofactor，vWF RC）、瑞斯托霉素诱导的血小板凝集（ristocetin-induced platelet agglutination，RlPA）、vWF 的胶原结合能力（vWF collagen binding capacity，vWF CBc）和 vWF 的 FⅧ 结合能力（vWF FⅧ binding capacity，vWF F8Bc）；vWF 多聚体分析和基因诊断等检验项目，其中以 vWF Ag 测定最为常用。

【标本采集】109 mmol/L（3.2%）的枸橼酸钠（sodium citrate）抗凝剂，抗凝剂与血液的体积比为 1∶9。空腹静脉采血，采血过程中压脉带捆扎时间不超过 1 min，轻轻颠倒抗凝管 5 次使血液与抗凝剂充分混匀，放置室温，1 h 内送检。检测前应避免剧烈运动，禁止服用抗凝药。

【参考区间】

1）血浆 vWF：Ag（ACL 血凝分析仪检测）：平均 79% ~ 117%，其中 41.1% ~ 125.9%（O 型）；61.3% ~ 157.8%（A、B、AB 型）；O 型人群明显低于 A、B、AB 型人群。

2）血浆 vWF：Ag（ACL 血凝分析仪检测）：38.0% ~ 125.2%（O 型）；49.2% ~ 169.7%（A、B、AB 型）；O 型人群明显低于 A、B 和 AB 型人群。

3）血浆 vWF RC、vWF CBc、vWF F8BC：70% ~ 150%；瑞斯托霉素诱导的 PLT 凝集率（RIPA）：0.5 g/L 瑞斯托霉素（Ris）< 20%；1.5 g/L Ris > 60%。血浆 vWF 多聚体分析可检测到小、中、大多聚体，无异常区带。

4）血浆 6-keto-PGF1α（ELISA）：10.6 ~ 35.2 ng/L；血浆 DM-6-keto-PGF1α：10.9 ~ 43.3 ng/L；尿液 DM-6-keto-PGF1α（ELISA）：128 ~ 172 ng/mg 尿肌酐。

5）血浆 TM：Ag 20 ~ 35 μg/L（RIA），TM：A 68% ~ 120%（发色底物法）。

【临床意义】

1）血管性血友病（von Willebrand disease，vWD）：vWF 质或量的缺陷是导致遗传性或获得性 vWD 的主要原因。遗传性 vWD 分为 1、2、3 型，2 型又分为 2A、2B、2M 和 2N 四个亚型，不同亚型各项检查结果有较大差别。① vWF Ag：1 型 vWD 患者可降低至 5% ~ 30%，2 型患者可降低或正常，3 型患者可完全缺乏或很少。一些自身免疫病，如系统性红斑狼疮、获得性单株 γ 球蛋白血症等产生 vWF 自身抗体，也可导致严重的获得性 vWD。② vWM：A/vWM Ag 和 F Ⅷ活性（F Ⅷ：C）/vWM Ag 比值：1 型 vWD 的 vWM Ag 降低，但两个比值多接近于 1（以 0.7 为临界值）；2 型 vWD 的 vWM/vWM Ag 比值常 < 0.7，但各亚型分型应结合 vWF 功能试验和多聚体分析。③ RIPA vWD 患者缺乏 vWF：RC 活性，RIPA 降低或无凝集；但 2B 型（又称血小板型 vWD）患者血小板膜 GPⅠb 与 vWF 结合增强，血浆中的 vWF 与血小板自发结合，用高浓度瑞斯托霉素（1.5 g/L）时，RIPA 增高，低浓度（0.5 g/L）时 RIPA 也 > 20%。2N 型：RIPA 正常。④ vWM：RC：除 2B 型可正常外，其余亚型均降低。⑤多聚体异常：1 型各区带基本正常，但含量常减少；2 型可正常或异常，3 型的无多聚体。

2）血栓性疾病：①血浆 vWM：Ag：缺血性心脑血管病、周围血管病、肾小球疾病、尿毒症、糖尿病、肺部疾病、妊娠高血压综合征等，由于血管内皮损伤，vWF 从内皮细胞释放入血，可显著升高。②血浆 6-keto-PGF1α 或 DM-6-keto-PGF1α：糖尿病、动脉粥样硬化、急性心肌梗死、心绞痛、脑血管病变、血栓性血小板减少性紫等，可明显降低。③血浆 TM：Ag：增高见于各种累及血管内皮损伤的疾病，如糖尿病、肾小球疾病、系统性红斑狼疮、弥散性血管内凝血、急性心肌梗死、脑梗死、深静脉血栓形成、肺栓塞、血栓性血小板减少性紫癜等。

3）急性时相反应：vWF 是一种急性时相蛋白，在一些急性时相反应时，尤其是在类风湿病、血管炎、恶性肿瘤、器官移植后、大手术后等，可显著升高，血浆 vWF：Ag 甚至可大于 100%。

2. 出血时间

出血时间（bleeding time，BT）是指皮肤毛细血管被刺破后自然出血到自然止血所需的时间。BT 主要反映毛细血管与血小板的相互作用，包括皮肤毛细血管的完整性与收缩功能、血小板数量与功能、血管周围结缔组织成分、血管内皮细胞的功能等。凝血因子对 BT 影响一般较小。临床疑为血管性血友病、血小板功能缺陷病时常选用 BT 作为筛选试验。

【参考区间】2.3 ~ 9.5 min，> 10 min 为延长（BT 测定器法）。

【临床意义】BT 延长见于：①血小板明显减少，如原发性免疫性血小板减少症。②血小板功能异常，如血小板无力症和巨血小板综合征。③严重缺乏某些凝血因子，如血管性血友病、弥漫性血管内凝血。④血管异常，如遗传性出血性毛细血管扩张症。⑤药物影响，如服用抗血小板药物（阿司匹林）、抗凝药物（肝素等）和溶栓药物。BT 缩短临床意义不大。

【应用评价】BT 是筛选血管与血小板相互作用有无异常的常用试验，也是 vWD

筛选的重要试验之一，尤其对一些轻型患者筛选较为有意义。但由于试验敏感性受多种因素干扰，特异性较差，故临床应用受到一定限制，一般不作为常规筛选试验。BT测定前 7 ~ 10 天应停用抗血小板药物，如阿司匹林、双嘧达莫、氯吡格雷等。

（二）凝血因子检验

1. 血浆凝血酶原时间

血浆凝血酶原时间（prothrombin time，PT）是指在被检血浆中加入组织凝血活酶（tissue thromboplastin）或者 Ca^{2+} 和组织因子，观察血浆的凝固时间，是外源性凝血途径和共同凝血途径的常用筛检指标之一。PT 的长短主要与纤维蛋白原、凝血酶原、F Ⅴ、F Ⅶ和 F Ⅹ的质与量有关。

【标本采集】109 mmol/L（3.2%）的枸橼酸钠抗凝血，抗凝剂与血液的体积比为 1 ∶ 9。空腹采集静脉血后 1 h 内送检，4 h 内完成检测。

【参考区间】见表 2-3-2。

表 2-3-2　凝血酶原时间的参考区间

英文名称	英文缩写	中文名称	含义	参考区间
prothrombin time	PT	凝血酶原时间	PT 值（秒数）	10 ~ 14 s，比参比血浆延长 3 s 以上有意义
prothrombin time ratio	PTR	凝血酶原时间比值	被检血浆与对照组 PT 值之比	0.85 ~ 1.15
prothrombin activity	PA	凝血酶原活动度	相对于对照血浆凝血活性百分比	70% ~ 130%
international normalized ratio	INR	国际标准化比值	由公式 INR=PTR^{ISI} 计算	2.0 ~ 3.5（口服抗凝药监测）

注：ISI 为所用组织因子（如兔脑粉）的国际敏感指数（international sensitive index），由生产商提供表

【临床意义】

1）手术前筛查：PT 是手术前出血性疾病筛选的必查项目，PT 在参考区间内常可排除外源凝血途径因子缺陷，但一些轻型或亚临床型患者也可不出现异常。

2）PT 延长或 PTR 增加：

（1）先天性凝血因子缺乏：F Ⅰ（纤维蛋白原）、F Ⅱ（凝血酶原）、F Ⅴ、F Ⅶ、F Ⅹ先天性缺乏，但这些因子的缺乏一般在低于参考人群水平的 10% 以下时才会出现 PT 延长、PTR 增大。血浆纤维蛋白原 < 0.6 g/L 时 PT 才会延长。

（2）获得性凝血因子缺乏：

A. 肝疾病：在肝病初期如急性肝炎，PT 延长主要由于凝血酶原、F Ⅶ、F Ⅹ减少所致；在慢性肝炎至肝硬化进展期，F Ⅴ和纤维蛋白原进一步降低，PT 明显延长；急性重症肝炎时，外源性凝血因子重度降低，PT 显著延长，PTR 增大。由于外源性凝血途径所涉及的凝血因子主要在肝合成，因而 PT 测定可作为评价肝蛋白质合成功能的一项指标。

B. 维生素 K（vitamin K，VitK）缺乏症：胆石症、胆道肿瘤、慢性肠炎、偏食、

2 ~ 7 日龄的新生儿、长期服用广谱抗生素等，由于 VitK 吸收或合成障碍，导致肝合成功能异常的凝血酶原、FⅦ、FⅨ、FⅩ等分子，患者皮肤、黏膜、内脏均可出血，PT 明显延长，PTR 增大。临床上可用维生素 K 试验（Koller test）来鉴别维生素 K 依赖的凝血因子减低的原因。通过肌注水溶性维生素 K1.0 mg，在 24 h 后复查维生素 K 依赖的凝血子活性，若用药后较用药前上升 30% 以上或复查 PT 缩短，提示由于维生素 K 缺乏而导致肝合成依赖维生素 K 的凝血因子减少。

C. 纤溶亢进（hyperfibrinolysis）：在弥散性血管内凝血（DIC）中晚期，凝血因子被大量消耗，纤溶活性继发亢进，纤维蛋白或纤维蛋白原降解产物（FDP）生成增多。由于 FDP 具有较强的抑制纤维蛋白聚合的功能，使 PT 明显延长。鉴于 PT 可敏感地反映外源性凝血途径凝血因子减少和纤溶亢进，故临床上把 PT 作为一项 DIC 的重要筛选试验，但在 DIC 早期，血液处于高凝状态，此时凝血因子的含量及活性增高，PT 可缩短或不延长。因此，在筛查 DIC 时，应动态观察 PT 的变化，以免漏诊或误诊。

D. 服用抗凝药物（如口服抗凝剂）和病理性抗凝血物质增多等。

3）PT 缩短或 PTR 减少：①先天性 FⅤ增多症。②血液高凝状态（如 DIC 早期）和血栓性疾病。③药物影响，如长期服用避孕药等。

4）口服抗凝药物的监测：口服香豆素类抗凝药物可抑制维生素 K 依赖的凝血因子合成，从而使 PT 延长，其延长的程度与服药剂量相关，故 PT 可作为最重要的监测指标。为使其监测标准化，国际上推荐用国际标准化比值（international normalized ratio，INR）报告 PT 测定结果。美国医师学会推荐：预防深静脉血栓形成 INR 为 1.5 ~ 2.5；治疗静脉血栓形成、心肌梗死、肺梗死、心脏瓣膜病、组织型心瓣膜置换术 INR 为 2.0 ~ 3.0；治疗动脉血栓栓塞、心脏机械瓣膜置换术复发性系统性栓塞 INR 为 2.5 ~ 3.5，此时用药剂量安全有效。

2. 活化部分凝血活酶时间

在 37 ℃下，以白陶土或硅藻土等激活剂激活 FⅫ，以脑磷脂（部分凝血活酶）代替血小板提供凝血的催化表面，在 Ca^{2+} 参与下，观察乏血小板血浆凝固所需的时间，即为活化部分凝血活酶时间（activated partial thromboplastin time，APTT）。APTT 可以反映内源性凝血途径和共同凝血途径是否异常以及血液中是否存在抗凝物质，是内源性凝血系统较敏感和常用的筛选试验。

【标本采集】同 PT。

【参考区间】APTT 一般为 26 ~ 36 s，使用不同 APTT 试剂有差别。被测血浆比对照血浆的 APTT 延长 10 s 以上有意义。

【临床意义】

1）外科手术前检查：APTT 为手术前出血性疾病的筛选必查项目，APTT 在参考区间内常可排除内源性凝血途径因子缺陷，但一些轻型或亚临床型患者也可不表现出异常。

2）APTT 延长：

（1）血友病：APTT 可以敏感性地检测到 FⅧ：C、FⅨ活性（FⅨ：C）的轻度缺陷。轻、中、重型患者 APTT 延长逐渐增加，但一些轻型和亚临床型患者 APTT 可延长不明显或不延长。

（2）血管性血友病（vWD）：患者因 vWF 缺陷而使 FⅧ稳定性降低，导致 FⅧ：C 降低，APTT 延长。不同类型 vWD 患者 FⅧ：C 降低程度不同，故 APTT 延长的程度也不同，1 型和 3 型患者 APTT 可明显延长，但不少 2 型患者的 APTT 并不延长。

（3）遗传性纤维蛋白原、凝血酶原、FX、FⅪ、Ⅻ缺陷：极为少见，APTT 可延长，但敏感性较差。肝胆疾病时，肝合成的凝血因子减少，可致 APTT 延长。

（4）纤溶亢进：原发性和继发性纤溶亢进（如 DIC）时产生大量的纤维蛋白降解产物（fibrin degradation product，FDP），可抑制纤维蛋白聚合，使 APTT 延长。尤其是 DIC 时伴随凝血因子大量消耗，APTT 延长更加明显，但在 DIC 早期，血液处于高凝状态，APTT 可缩短或不延长。动态观察 APTT 变化有助于 DIC 的诊断。

（5）异常抗凝物（anticoagulants）增多：①血友病 A 患者长期输注浓缩 FⅧ制剂，可产生 FⅧ抑制物，导致 APTT 延长，其他凝血因子抑制物较少见。②系统性红斑狼疮（systemic lupus erythematosus，SLE）患者血中可存在狼疮抗凝物（lupus auticoagulation，LAC），为抗磷脂的抗体，可以与 APTT 试剂中的脑磷脂形成复合物，干扰凝血因子活化，使 APTT 延长，故 APTT 可以筛查 LAC。③肝素样抗凝物增多也可使 APTT 延长，见于肝严重损害、流行性出血热、恶性肿瘤等。

3）APTT 缩短：

（1）高凝状态：如 DIC 的高凝血期、促凝物质进入血流及凝血因子活性增强等。

（2）血栓性疾病：如心肌梗死、不稳定性心绞痛、脑血管病变、糖尿病伴血管病变、肺梗死、深静脉血栓形成、妊娠高血压综合征、肾病综合征及严重灼伤等。

4）普通肝素治疗监测：普通肝素治疗时的血浆浓度为 0.2 ~ 0.5 IU/mL 时，治疗效果较好，APTT 可比未用普通肝素时延长 1.5 ~ 2.5 倍。如果使用低分子量肝素（low molecular weight heparin，LMWH），则 APTT 延长不明显。

【临床检测的注意事项】

1）APTT 实验所用的检测方法、仪器、试剂不同，对凝血因子检测的敏感性有明显差异，参考区间也不同。如 APTT 试剂对轻、中度凝血因子缺乏，特别是对 FⅧ和（或）FⅨ的缺乏，及对循环狼疮抗凝物和肝素的敏感性差异较大。各实验室应建立本室方法与试剂特异的参考区间。

2）部分轻型和亚临床型患者（FⅧ：C > 25%）APTT 可不延长或延长不明显。

3）新生儿由于止凝血系统发育尚未完善，维生素 K 依赖性凝血因子（FⅡ、FⅦ、FⅨ、FX）和接触因子（FⅪ、FⅫ、高分子量激肽原、激肽释放酶原）不到成年人的 70%，APTT 可延长。

4）溶栓治疗时，APTT 可与 PT、凝血酶时间（TT）同时作为辅助监测指标，一般将测定值控制在对照血浆值的 2.0 倍左右。

5）同时检测 APTT 和 PT 是目前二期止血缺陷的主要筛查试验。

6）对于 APTT 延长的标本，可采用 APTT 纠正试验来初步鉴别引起 APTT 延长的原因。将患者血浆与正常血浆混合后，观察混合血浆的 APTT 检测结果是否被纠正到正常，能够纠正到正常，提示因子缺乏；不能够纠正到正常，提示可能存在抗凝物或是因子抗体，可以进一步进行狼疮抗凝物相关检测或因子抗体检测。

　　3. 凝血酶时间

　　在患者血浆中加入"标准化"凝血酶后，直接将血浆纤维蛋白原转变为纤维蛋白而使血浆凝固，其凝固时间称为凝血酶时间（thrombin time，TT）。TT 是反映血浆中纤维蛋白原转变为纤维蛋白的筛检指标之一，TT 延长主要反映纤维蛋白原浓度降低或功能异常以及血液中存在相关抗凝物质（如肝素、类肝素等）。

　　【标本采集】同 PT。

　　【参考区间】16 ～ 18 s，被测血浆比对照血浆延长 3 s 以上有临床意义。

　　【临床意义】

　　1）TT 延长：

　　（1）纤溶亢进：原发性或继发性纤溶亢进（如 DIC）时，纤维蛋白或纤维蛋白原降解而产生大量 FDP，FDP 增多不仅干扰纤维蛋白的聚合，而且对凝血酶有抑制作用，导致 TT 延长。血浆 FDP > 50 mg/L 时，TT 显著延长，故 TT 可作为 DIC 的一项诊断试验。

　　（2）肝素或类肝素样抗凝物增多：可以用甲苯胺蓝纠正试验确认。甲苯胺蓝呈碱性，有中和肝素（酸性）的作用。在 TT 延长的受检血浆中加入甲苯胺蓝后，TT 缩短 5 s 以上，提示受检血浆中肝素或类肝素样抗凝物增多；若不缩短，提示受检血浆中存在其他抗凝血酶类物质（如 FDP）或缺乏纤维蛋白原。肝素或类肝素样抗凝物增多也可用硫酸鱼精蛋白纠正试验确认。严重肝病、DIC、过敏性休克、使用氮芥类药物、放疗后、肝叶切除、肝移植后等常见类肝素样物质增多。

　　（3）异常或低纤维蛋白原血症：①异常纤维蛋白原血症：由于纤维蛋白原的分子结构异常，使纤维蛋白肽链释放、聚合或交联异常，TT 显著延长，其延长幅度可达正常的 2.5 倍以上，甚至血浆完全不凝固。由于 FXⅢ 缺乏而导致的纤维蛋白聚合异常，TT 不能检出。②低纤维蛋白原血症：当血浆纤维蛋白原 < 0.6 g/L 时，TT 明显延长。TT 延长并不能鉴别异常纤维蛋白原血症或低纤维蛋白原血症。严重肝疾病时，纤维蛋白原减低，TT 延长。

　　2）TT 缩短：常见于血样本有微小凝块或存在 Ca^{2+} 时。

　　3）药物治疗监测：

　　（1）普通肝素治疗监测：血浆肝素浓度 > 0.2 IU/ml 时，TT 对肝素剂量反应较敏感。

　　（2）链激酶、尿激酶、水蛭素等药物溶栓治疗监测：溶栓可导致血浆 FDP 增高或纤维蛋白原浓度减低，两者均使 TT 延长。TT 延长在参考区间上限的 1.5 ～ 2.5 倍时，溶栓治疗安全且疗效较好。

　　【临床检测的注意事项】

　　（1）TT 的长短与血浆中纤维蛋白原的浓度、结构和 FDP 浓度、凝血酶抑制物等抗凝血酶的物质存在密切相关，故 TT 是一项常用的纤维蛋白原、抗凝物和纤溶活性的筛选试验。当 TT 延长时，应进一步检查其原因。

　　（2）TT 延长可以同时或加做爬虫酶时间（reptilase time）测定，后者不受循环抗凝物质的影响，但异常结构的纤维蛋白原或低纤维蛋白原仍然可使 TT 延长。

4.血浆纤维蛋白原

纤维蛋白原（fibrinogen，FIB）是血浆中含量最大的凝血因子，以非活化的形式作为血浆蛋白而循环。在凝血的最后阶段，纤维蛋白原转化为纤维蛋白。FIB 含量或功能异常可导致凝血障碍，因此，FIB 是出血性疾病与血栓性疾病诊治中常用的筛检指标之一。此外，FIB 又是一种与凝血相关的急性时相蛋白（acute phase proteins，APP），在血栓性疾病的发生与发展中有重要意义。Clauss 法（凝血酶法）是根据纤维蛋白原与凝血酶作用最终形成纤维蛋白的原理，以国际标准品为参比血浆制作标准曲线，用凝血酶来测定血浆凝固时间，所得凝固时间与血浆中纤维蛋白原浓度呈负相关，从而得到纤维蛋白原的含量。因其操作简单、实用精确、结果可靠而被 WHO 和CLSI 推荐。

【标本采集】同 PT。

【参考区间】血浆 FIB 2.0 ～ 4.0 g/L。

【临床意义】

1）FIB 降低。

（1）原发性 FIB 降低：如先天性低或无纤维蛋白原血症、异常纤维蛋白原血症，由于 FIB 合成减少或分子结构异常，使可凝固的纤维蛋白原减少。用免疫法检测抗原量可正常。

（2）继发性 FIB 降低。

A.FIB 合成减少：严重肝实质损伤，如肝便化、乙醇（酒精）中毒、右侧心力衰竭导致肝血液灌流异常时，肝合成蛋白质减少，FIB 含量减低。

B.FIB 消耗增多：原发性纤溶亢进（primary hyperfibrinolysis）时，由于纤溶酶原激活物（plasminogen activator，PA）大量入血，引起纤溶活性亢进，导致 FIB 直接被降解而减低。这种病例可见于中暑、缺氧、低血压、胸部手术、脑部肿瘤等。继发性纤溶亢进（如 DIC）时，大量凝血因子被消耗，FIB 被转化为纤维蛋白，后者使组织型纤溶酶原激活物（tissue-type plasminogen activator，t-PA）活化，使纤溶酶原（plasminogen）转化为纤溶酶，降解纤维蛋白和 FIB，使血浆 FIB 浓度进一步降低。因此，FIB 定量被作为 DIC 的筛选试验。

2）纤维蛋白原增高。

FIB 是一种急性时相反应蛋白，其增高往往是机体的一种非特异性反应。

（1）感染：毒血症、肺炎、亚急性细菌性心内膜炎等。

（2）无菌性炎症：肾病综合征、风湿热、风湿性关节炎等。

（3）血栓前状态与血栓性疾病：糖尿病、深静脉血栓形成、肺栓塞等。

（4）恶性肿瘤。

（5）外伤、烧伤、外科手术后、放射治疗后。

（6）其他：妊娠晚期、妊娠高血压综合征等。

3）溶栓治疗监测：溶栓剂，如尿激酶、链激酶、t-PA 使纤溶酶原活化后生成纤溶酶，降解纤维蛋白或 FIB，血浆 FIB 浓度明显降低。溶栓治疗时，血浆 FIB 浓度一般不应低于 1.2 g/L，否则出血风险增大。

【临床检测的注意事项】

1）生理性应激反应、老年人的 FIB 也会增高。

2）FIB 增高的心血管疾病患者发生急性血栓栓塞的概率远高于 FIB 正常的人。

5. 单个凝血因子促凝血活性

F Ⅱ、F Ⅶ、F Ⅸ、F Ⅹ属于维生素 K 依赖的凝血因子，其特征是分子中均含有 γ-羟基谷氨酸（Gla），该氨基酸残基可与 Ca^{2+} 结合而发生结构改变，进而与磷脂膜结合，参与凝血过程。F Ⅷ、F Ⅸ、F Ⅺ、F Ⅻ属于内源性凝血因子，F Ⅷ血浓度极低，主要起辅因子作用，促进 F Ⅸa 活化 F Ⅹ，因此多种病理因素可能影响 F Ⅷ活性（F Ⅷ：C），有类似血友病的出血表现。当凝血筛选试验，如 PT、APTT 和 TT 延长，需要明确是何种凝血因子异常时，或部分疑为轻型或亚临床型凝血因子缺陷的患者，可直接测定相应凝血因子的促凝血活性。结果以相当于对照血浆凝血因子活性的百分率表示。

【标本采集】同 PT 测定。

【参考区间】F Ⅱ：C、F Ⅴ：C、F Ⅶ：C、F Ⅸ：C、F Ⅹ：C、F Ⅺ：C 70%～120%，F Ⅷ：C 70%～150%。

【临床意义】

1）凝血因子活性降低：

（1）F Ⅷ：C 降低：见于血友病 A、血管性血友病（vWD）、DIC、血中存在 F Ⅷ抗体等。根据 F Ⅷ：C 降低程度，可将血友病分为重型（<1%）、中型（1%～5%）、轻型（6%～25%）和亚临床型（26%～45%）。

（2）F Ⅸ：C 降低：见于血友病 B、肝病、维生素 K 缺乏症、DIC、血中存在 F Ⅸ抗体等。血友病 B 的 F Ⅸ：C 降低程度分型与血友病 A 相同。

（3）F Ⅺ：C 降低：见于 F Ⅺ缺乏症、肝病、DIC、抗 F Ⅺ因子存在等。

（4）F Ⅻ：C 降低：见于先天性 F Ⅻ缺乏症、肝病、DIC、某些血栓性疾病等。

（5）F Ⅱ：C、F Ⅴ：C、F Ⅶ：C、F Ⅹ：C 降低：分别见于先天性 F Ⅱ、F Ⅴ、F Ⅶ、F Ⅹ缺乏症，多为单个降低；获得性见于肝病、DIC、维生素 K 缺乏症等，多为同时降低，但由于 F Ⅶ半寿期最短，其活性降低最早。

2）凝血因子活性增高：主要见于血栓前状态和血栓性疾病，如深静脉血栓形成、肺梗死、妊娠高血压综合征、晚期妊娠、口服避孕药、肾病综合征、恶性肿瘤时，部分或全部因子促凝活性可有不同程度的增高。由于 F Ⅷ由肝间质组织等单核 - 巨噬细胞系统细胞合成，肝疾病时 F Ⅷ：C 增高。

3）浓缩因子制剂治疗的监测：血友病、vWD 和其他遗传性凝血因子严重缺陷，获得性止血缺陷（如严重肝病）采用浓缩因子制剂治疗时，可进行所输入因子的凝血活性监测。发生严重出血的血友病 A 患者输入 F Ⅷ浓缩制剂后，F Ⅷ：C 大于 5% 时，一般不会有自发性出血，但外伤和手术时仍可能出血。患者需要进行大的外科手术治疗时，相应的因子活性应维持在 60% 以上；而一些较小的手术，相应的因子活性应维持在 35% 以上。

【临床检测的注意事项】

1）临床需要明确患者凝血因子缺陷是合成减少还是因子结构异常时，可同时测定因子的促凝血活性和含量。

2）在凝血因子抗原含量测定尚未普遍进行的情况下，单独、分别测定某个因子促凝活性是可靠的，但不能反映肝合成功能。因子活性的减低与肝功能不平行，各因子减低的水平也不平行。

3）促凝活性的增高虽然是高凝状态的一个指标，但往往受影响的因素很多，不能以单独的因子促凝活性增高来确定高凝状态或血栓前状态，应该与生理抗凝蛋白和某些分子标志物同时进行。

4）对于肝病，当肝实质损伤如肝硬化、中毒性肝损伤时，最初仅仅是 F Ⅱ 减少，尤其是损伤较轻时；当肝实质损伤较严重时，肝合成的所有凝血因子除 F Ⅷ 外都减少，而且 F Ⅷ：C 可明显增高。

6. 凝血活化分子标志物

凝血酶原被凝血酶原酶（由 F Ⅹa、F Ⅴa、Ca^{2+} 和 PF_3 复合物）转化为凝血酶时，凝血酶原分子的氨基端（N 端）273 位精氨酸（Arg273）与 274 位苏氨酸（Thr274）之间的肽键和 322 位精氨酸（Arg322）与 323 位异亮氨酸（Lle323）之间的肽键被裂解，从 N 端释放出片段 1+2（fragment 1+2，F1+2），即 1 位丙氨酸（Ala1）至 273 位精氨酸（Arg273）的肽片段，凝血酶分子则由 A 链 Thr274-Arg322 和 B 链 IIe323-Glu581（581 位谷氨酸）经二硫键相连而形成。凝血酶也可裂解凝血酶原分子，切割肽键在 N 端 Argl5-Ser156（156 位丝氨酸）和 Arg273-Thr274，分别生成片段 1（F_1）即 Alal-Argl55 和片段 2（F_2），即 Ser156-Arg273。F1+2、F1、F2 均为凝血酶原被裂解的分子标志物，统称为 FI+2。血浆中 F1+2 增高是凝血酶激活的特异性分子标志物。

纤维蛋白原一种高度可溶的细长蛋白质（340 kDa）。为六聚体，由三种多肽链（Aα、Bβ、γ）组成，肽链间以二硫键相连。凝血酶生成后，在凝血酶作用下，纤维蛋白原 Ax 链的 16 位精氨酸（Arg16）和 17 甘氨酸（Gly17）之间的肽链裂解，释放出由 1 ~ 16 个氨基酸组成的纤维蛋白肽 A（fibrin peptide A，FPA）并生成纤维蛋白单体（fibrin monomer，FM）。血液中出现 FPA 表明凝血酶活性增高。F1+2 和 FPA 可以间接反映凝血酶的形成及活性，是血液处于高凝状态较敏感的早期分子标志物，对血液高凝状态（hypercoagulable state）的检查有重要意义。

【标本采集】109 mmol/L（3.2%）的枸橼酸钠抗凝血 2 mL，抗凝剂与血液的体积比为 1：9。空腹采血后 1 h 内送检。若不能及时测定，可将血浆于 –70℃ 低温冰箱冻存，3 个月内测定。

【参考区间】血浆 F1+2：0.4 ~ 1.1 nmol/L，男性不吸烟者 1.22 ~ 2.44 μg/L，女性不吸烟、未服避孕药者 1.2 ~ 3.28 μg/L。

【临床意义】F1+2 和 FPA 含量增高，表明存在凝血活性增强，血液处于高凝状态。

1）血浆 F1+2 增高：

（1）大约 90% 的 DIC 病例可见血浆 F1+2 含量显著增高，由于 F1+2 的高敏感性，常可在 DIC 的临床表现出现之前呈现升高，故对于早期 DIC 的诊断有意义。

（2）急性心肌梗死（acute myocardial infarction，AMI）时，血浆 F1+2 含量仅轻度增高。溶栓治疗后，由于溶栓介导的凝血酶形成增加，F1+2 可进一步升高。若溶栓

Note

治疗有效，缺血的心肌成功实现再灌注，F1+2 可锐减。

（3）易栓症患者血浆 F1+2 可轻度增高，肺栓塞（pulmonary embolism，PE）和深静脉血栓形成（deep vein thrombosis，DVT）时血浆 F1+2 可明显增高。

（4）口服避孕药、雌激素替代治疗、溃疡性结肠炎、老年性高血压、急性脑梗死等也可见血浆 F1+2 增高。

2）抗凝治疗监测：

（1）香豆素类抗凝药治疗：口服华法林，血浆 F1+2 浓度可降至参考区间以下。INR 升高与 F1+2 浓度降低相关，但 INR 不适于监测低剂量口服抗凝药治疗，推荐 F1+2 作为监测指标，浓度在 0.4 ~ 1.2 nmol/L 之间时，可达到最佳抗凝治疗效果。

（2）肝素治疗：用肝素治疗血栓性疾病时，如果达到有效治疗浓度，血浆 F1+2 浓度可降至参考区间。

3）血浆 FPA 增高：对 DIC 诊断有较高的敏感性，被作为早期或疑难 DIC 病例的诊断试验之一。血浆 FPA 增高见于血栓前状态和血栓性疾病，例如急性心绞痛和心肌梗死、脑血栓形成、深静脉血栓形成、肺栓塞、肾病综合征、尿毒症、恶性肿瘤转移、急性感染、蜂窝织炎、急性粒细胞白血病、妊娠高血压综合征等。

【应用评价】血浆中 F1+2 的浓度直接反映凝血酶原酶的活性，同时也是凝血酶生成的标志，所以 F1+2 被视为反映凝血活化的分子标志物之一。由于 FPA 是凝血酶用于纤维蛋白原的强度的直接反应，通过该指标可以了解患者是否处于血栓前状态或 DIC 状态。因此，FPA 亦被视为反映凝血活化的分子标志物之一。血浆 FPA 含量检测对 DIC 诊断具有特异性，同时对抗凝治疗有监测作用。

四、抗凝血系统的检测

临床上用于检测抗凝血系统的血浆抗凝物主要有如下几种：抗凝血酶（antithrombin，AT）、蛋白 C 系统、组织因子途径抑制物（tissue factor pathway inhibitor，TFPI）、蛋白 Z（Protein Z，PZ）和蛋白 Z 依赖的蛋白酶抑制物（protein Z- dependent protease inhibitor，ZPI）。

（一）抗凝血酶

抗凝血酶（antithrombin，AT）是血浆中重要的抗凝物，占血浆液体抗凝总活性的 50% ~ 70%，AT 缺陷时导致机体凝血反应亢进，易导致深静脉血栓形成。

【标本采集】109 mmol/L（3.2%）的枸橼酸钠抗凝血，抗凝剂与血液的体积比为 1∶9。空腹采血后 1 h 内送检。若不能及时测定可置于 –70℃ 冰箱冻存，3 个月内测定。

【参考区间】AT 活性：80% ~ 120%（发色底物法），AT 含量：0.19 ~ 0.31 g/L（免疫化学方法）。

【临床意义】

（1）遗传性 AT 缺陷：Ⅰ 型患者 AT 含量及活性均减低；Ⅱ 型患者 AT 含量正常但活性减低。杂合子患者 AT 活性一般在 40% ~ 60%。AT 缺陷存在较高的血栓形成风险，患者常并发静脉血栓形成和肺栓塞。

Note

（2）获得性 AT 减低：进行性肝实质损伤，如肝硬化可致 AT 合成减少。肾病综合征时，AT 随尿蛋白排泄而丢失增多。DIC、脓毒血症、先兆子痫时，AT 因消耗增多而减少，故 AT 减少可作为 DIC 的诊断监测指标之一。大型外科手术、烧伤也可使 AT 短时间下降，可能诱发血栓形成或 DIC。

（3）新生儿：由于止血系统未成熟，在最初几天 AT 含量可仅为正常含量的 30% 左右。

（4）药物影响：肝素治疗初期，AT 活性可降低，甚至低至 20% ~ 30%。雌激素治疗时，AT 可伴随 FⅡ、FⅦ、FⅨ、FⅩ升高而轻微降低。口服抗凝药时，AT 合成增加而升高。

（5）鉴于 AT 在抗凝血中的重要性，可作为常规项目用于临床。AT 严重缺乏时，用肝素作为抗血栓治疗的效果较差。用肝素作为抗凝剂采血时，抗凝效果差或难以达到抗凝作用，临床遇此情况时，应考虑有无 AT 缺陷。

（二）血浆蛋白 C 与蛋白 S

蛋白 C（protein C，PC）和蛋白 S（protein S，PS）是 PC 系统的最重要成分，由肝合成且属于 VitK 依赖的抗凝蛋白。血浆中 60% 的 PS 与 C4b 补体结合蛋白结合，40% 呈游离状态，只有游离的 PS 才能作为 PC 辅因子发挥抗凝功能。PC 与 PS 缺陷时，血栓形成风险性显著增加。

【标本采集】同 AT 测定。

【参考区间】①PC 活性（protein C antivity，PC：A）：70% ~ 140%（发色底物法），PC 含量：70% ~ 140%（免疫火箭电泳法）。②PS 活性（PS：A）：65% ~ 140%（凝固法），游离 PS（FPS）含量：70% ~ 140%，总蛋白 S（TPS）含量：70% ~ 140%（酶联免疫吸附法）。

【临床意义】

（1）遗传性 PC 缺陷：PC 含量或活性减低，纯合子型患者，血浆 PC 水平接近 0 或 < 20%，杂合子患者血浆 PC 水平低于正常人的 50%。

（2）遗传性蛋白 S 缺陷：Ⅰ 型患者 TPS、FPS 和 PS：A 均降低；Ⅱ 型患者 TPS 和 FPS 含量正常，PS：A 降低；Ⅲ 型患者 TPS 正常，FPS 和 PS：A 降低。

（3）其他疾病：肝疾病，如急性肝炎、慢性活动性肝炎、肝硬化等，PC 和 PS 均可降低。DIC 时，PC 减低，PS 变化不大。维生素 K 缺乏症，PC 和 PS 均减低。由于外伤或脓血症所致的急性呼吸窘迫综合征，PC 和 PS 均降低。

（4）药物影响：口服香豆素（coumarin）类抗凝药治疗初期，由于 PC 比其他依赖维生素 K 的凝血因子的半衰期短，首先迅速减低 40% ~ 50%，导致产生短暂的血液高凝状态。若患者本身存在 PC 缺陷，则极易发生血栓栓塞并发症或香豆素诱导的皮肤坏死。口服雌激素或避孕药时，PS 活性明显降低。

（三）血浆肝素

正常人血浆中肝素含量极少。病理情况下，肝素样抗凝物可增多，在一些血栓性疾病的治疗中肝素也较为常用。通过活化部分凝血活酶时间（APTT）、凝血酶时间（TT）及其甲苯胺蓝纠正试验可以检测肝素的存在或监测治疗肝素的用量，但均为间接试验。直接测定血浆中肝素或肝素样抗凝物的准确含量则更具有临床意义。

【标本采集】同 AT 测定。

【参考区间】血浆肝素 0.001 ～ 0.009 IU/L（发色底物法）。

【临床意义】

（1）肝素治疗监测：血浆中肝素浓度是监测普通肝素和低分子量肝素用量的最好方法，肝素浓度维持在 0.3 ～ 0.7 IU/ml 时，可取得较好的疗效。

（2）肝素样抗凝物：正常循环中肝素样抗凝物增多较为少见，已发现某些肿瘤细胞可以分泌肝素样物质，如肾上腺皮质肿瘤、多发性骨髓瘤等；在器官移植、药物不良反应、变态反应、放射病、肾病综合征、出血热等造成肝严重损伤时，肝素在肝的降解作用下降、导致肝素抗凝物增多，患者可有较明显的出血症状。

（四）血浆狼疮抗凝物

狼疮抗凝物（lupus anticoagulant，LAC）因最初发现于系统性红斑狼疮患者而得名。LAC 是抗磷脂成分的抗体，在多种自身免疫性疾病患者血液中存在。LAC 可以干扰依赖磷脂的凝血或抗凝血反应，如干扰 FⅫ、FⅨ、FⅩ、Ⅻ 的活化，使体外测定凝血酶原时间（PT）、APTT 延长。但是，LAC 与磷脂蛋白的复合物可干扰血栓调节蛋白（TM）与凝血酶结合对 PC 的活化，并与活化的蛋白 C（APC）/蛋白 S（PS）复合物竞争磷脂表面，使 APC 灭活 FVa 和 FⅧa 发生障碍而导致血液高凝状态；LAC 还能增强血小板聚集和抑制纤溶活性；故 LAC 阳性的患者易出现血栓并发症。

【标本采集】同 AT 测定。

【参考区间】血浆 LAC 阴性。

【临床意义】有 24% ～ 36% 的 LAC 阳性患者发生血栓形成，可见于自身免疫性疾病（如 SLE）、病毒感染、骨髓增生性疾病、自发性流产等。

【应用评价】若临床上有 APTT 延长并能排除凝血因子缺陷的患者，可能是异常抗凝物所致，选用 LAC 的筛查和确认试验检测 LAC。

（五）血浆凝血因子抑制物

由于多种原因，机体可产生抗凝血因子的抗体，后者又称为因子抑制物（factor inhibitor，FI），通常以灭活 50% 某种凝血因子的活性（例如 FⅧ：C 降低 50%）作为 1 个 Bethesda 抑制单位来表示血浆中 FI 的含量。

【参考区间】FI：阴性。

【临床意义】临床较常见的是 FⅧ抑制物，常见于反复输血、FⅧ浓缩制剂应用的血友病患者，也可见于一些自身免疫病和妊娠期间。

（六）血浆凝血酶抗凝血酶复合物

凝血酶生成后，血浆中的抗凝血酶（AT）能迅速与其 1：1 结合，生成无活性的凝血酶抗凝血酶复合物（thrombin antithrombin complex，TAT），从而调节凝血反应的强度。血浆 TAT 浓度升高，表明凝血酶浓度升高，AT 被大量消耗，血液呈现高凝状态，血栓形成危险性增高。

【标本采集】109 mmol/L（3.2%）的枸橼酸钠抗凝血 2 ml，抗凝剂与血液的体积比为 1∶9。采血后 1 h 内送检，若不能及时测定，可将血浆置于 –70℃ 低温冰箱冻存，3 个月内测定。

【参考区间】血浆 TAT：1.0 ~ 4.1 μg/L。

【临床意义】血浆 TAT 增高见于 90% 以上的 DIC 患者，并可用于早期诊断 DIC。血栓前状态时，TAT 可呈轻度升高，提示血液有潜在的高抗凝性和血栓形成倾向。血栓性疾病，如深静脉血栓形成、肺栓塞、急性白血病及一些恶性肿瘤（如肺癌、卵巢癌）时，血浆 TAT 可显著升高。急性心肌梗死（AMI）时，血浆 TAT 含量仅轻度增高。溶栓治疗后，由于溶栓介导的凝血酶形成增加，TAT 进一步升高。若溶栓治疗有效，缺血的心肌成功实现再灌注，TAT 可迅速下降。溶栓治疗后 2 h，若 TAT < 6 μg/L，表明溶栓治疗成功。若溶栓治疗后 36 h，TAT > 6 μg/L，提示冠状动脉可能出现再梗死。TAT 是反映凝血酶活化与抗凝血酶消耗的标志物之一，对血栓前状态与血栓性疾病的早期诊断有较高的敏感性。

（钟　宁）

第四节　纤维蛋白溶解

正常情况下，组织损伤后所形成的止血栓在完成止血使命后将逐步溶解，从而保证血管内血流畅通，也有利于受损组织的再生和修复。但若纤维蛋白溶解系统（简称纤溶系统）活动亢进，可因止血栓的提前溶解而有重新出血的倾向；若纤溶系统活动低下，则不利于血管的再通，并可加重血栓栓塞。因此，生理情况下止血栓的溶解过程在空间与时间上同样受到严格的控制。

止血栓的溶解主要依赖于纤溶系统。纤维蛋白被分解、液化的过程称为纤维蛋白溶解（fibrinolysis），简称纤溶。纤溶系统主要包括纤维蛋白溶解酶原（plasminogen，简称纤溶酶原）、纤溶酶（plasmin，PLn）、纤溶酶原激活物（plasminogen activators，PAs）与纤溶抑制物。纤溶可分为纤溶酶原的激活与纤维蛋白（或纤维蛋白原）的降解两个基本阶段（图 2-4-1）。

一、纤维蛋白溶解酶原的激活是纤维蛋白溶解的关键步骤

纤溶酶原主要由肝产生。正常情况下，纤溶酶原是纤溶酶的无活性前体，只有在被纤溶酶原激活物等转化为纤溶酶后才具有降解纤维蛋白的作用。

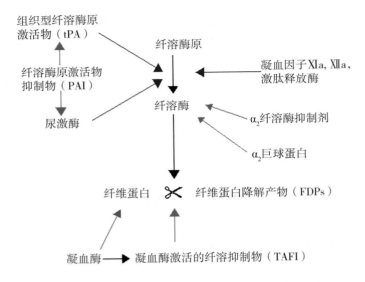

图 2-4-1　纤维蛋白溶解系统激活与抑制示意图

　　体内主要存在组织型纤溶酶原激活物（tissue plasminogen activator，t-PA）和尿激酶型纤溶酶原激活物（urinary-lype plasminogen activator，u-PA）两种生理性纤溶酶原激活物。

　　t-PA 是血液中主要的内源性纤溶酶原活化物，属于丝氨酸蛋白酶。t-PA 主要由血管内皮细胞合成。凝血酶可使内皮细胞大量释放 t-PA。此外，缓激肽、内皮素、血小板活化因子、血管升压素、肾上腺素等都可以使内皮细胞释放 t-PA。刚刚分泌出来的 t-PA 为单链 t-PA，只具有较低的纤溶酶原激活作用，但在纤溶酶的作用下单链 t-PA 可迅速转变为活性较高的双链 t-PA。在纤维蛋白的存在下，t-PA 可与吸附于纤维蛋白上的纤溶酶原形成三联体，使其促进纤溶酶原激活的活性增加 1000 倍。t-PA 这种以非酶原的低活性形式分泌以及与纤维蛋白结合后活性增加的特性有利于确保纤维蛋白生成时纤溶的即刻启动和将纤溶限制于凝血块局部，并增强局部的纤溶强度。t-PA 主要被肝脏清除，其血浆半衰期为 4 ~ 6 min。

　　内皮细胞、巨噬细胞、肾上皮细胞及某些肿瘤细胞可表达 u-PA。和 t-PA 类似，新生成的 u-PA 也是单链 u-PA，可被纤溶酶、激肽释放酶裂解为活性较高的双链 u-PA。u-PA 对纤维蛋白的亲和性低于 t-PA，通过与细胞膜上的尿激酶型纤溶酶原激活物受体（urokinase-plasminogen activator receptor，u-PAR）结合（在单核细胞、巨噬细胞、成纤维细胞、内皮细胞及多种肿瘤细胞膜上存在 u-PAR），促进结合于细胞表面的纤溶酶原的激活。因此，u-PA 的主要功能是溶解血管外蛋白，如促进细胞迁移（排卵及着床、肿瘤转移等）和溶解尿液中的凝块，其次才是清除血浆中的纤维蛋白。

　　此外，在内源性凝血途径中表面激活所生成的 FXIIa、激肽释放酶也可激活纤溶酶原。因此，当血液与异物表面接触而激活 FXII 时，一方面启动内源性凝血系统，另一方面也通过 FXIIa、激活激肽释放酶而启动纤溶系统，使凝血与纤溶相互配合，保持平衡。FXII 缺乏引起血栓，可能与该途径的纤溶酶激活障碍有关。在体外循环的情况下，由于循环血液大量接触带负电荷的异物表面，此时 FXIIa、激肽释放酶可以成为纤溶

Note

原的主要激活物。

纤溶酶原激活物可用于纤溶治疗，通过注射高剂量纤溶酶原激活物加速纤溶酶原的激活，从而降解纤维蛋白，达到溶栓的目的。

二、激活的纤维蛋白溶解酶可降解纤维蛋白与纤维蛋白原

纤溶酶属于丝氨酸蛋白酶，它最敏感的底物是纤维蛋白和纤维蛋白原。在生理情况下，纤溶酶主要激活于纤维蛋白沉积的部位，并可将纤维蛋白和纤维蛋白原分解为许多可溶性小肽，为纤维蛋白降解产物（fibrin degradation product，FDP）。纤维蛋白降解产物通常不再发生凝固，其中部分小肽还具有抗凝血作用。纤溶酶是血浆中活性最强的蛋白酶，特异性较低，除主要降解纤维蛋白及纤维蛋白原外，对FⅡ、FⅤ、FⅧ、FⅩ、Ⅻ等凝血因子、补体等也有一定的降解作用。

血液凝固过程中纤维蛋白的形成是触发纤溶的启动因素，通过纤溶酶选择性地产生并作用于纤维蛋白形成部位，即凝血块形成的部位，可以溶解纤维蛋白，以清除凝血块，恢复正常的血管结构和血流。但当纤溶亢进时，可因凝血因子的大量分解及纤维蛋白降解产物的抗凝作用而有出血倾向。

三、体内存在的纤维蛋白溶解抑制物可防止纤维蛋白溶解溶过快和过强

体内有多种物质可抑制纤溶系统的活性，主要有纤溶酶原激活剂抑制物-1（plasminogen activator inhibitor type-1，PAI-1）和α_2-抗纤溶酶（α_2-antiplasmin，α_2-AP），两者分别在纤溶酶原的激活水平和纤溶酶水平抑制纤溶系统的活性，防止血块过早溶解和避免出现全身性纤溶。此外，在血浆中还存在凝血酶激活的纤溶抑制物（thrombin-activatable fibrinolysis inhibitor，TAFI）。凝血酶与凝血酶调节蛋白结合后可激活TAFI为TAFIa。后者可在羧基末端水解纤维蛋白，使之失去与t-PA和纤溶酶原结合的能力而抑制纤溶酶原的激活。

在正常安静情况下，由于血管内皮细胞分泌的PAI-1量为t-PA的10倍，加之α_2-AP对纤溶酶的灭活作用，血液中的纤溶活性很低。当血管壁上有纤维蛋白形成时，血管内皮分泌t-PA增多。同时，由于纤维蛋白对t-PA和纤溶酶原具有较高的亲和力，t-PA、纤溶酶原与纤维蛋白的结合，既可避免PAI-1对t-PA的灭活，又有利于t-PA对纤溶酶原的激活。结合于纤维蛋白上的纤溶酶还可避免被血液中α_2-AP的灭活。这样就能保证血栓形成部位既有适度的纤溶过程，又不至于引起全身性纤溶亢进，维持凝血和纤溶之间的动态平衡。

四、纤维蛋白溶解系统的临床检测

（一）血浆纤维蛋白（原）降解产物

纤维蛋白原、可溶性纤维蛋白（soluble fibrin，SF）和纤维蛋白多聚体（fibrin polymer，FP）、交联纤维蛋白（cross-linked fibrin，CLF）均可被纤溶酶降解，生成纤维蛋白降解产物（FDP）或纤维蛋白原降解产物（fibrinogen degradation product，

Note

FgDP）。FDP 是纤维蛋白（原）降解碎片的总称，包括多种不同分子量的肽段（图 2-4-2）。血浆 FDP 增加是体内纤溶亢进的标志之一。

【标本采集】109 mmoL（3.2%）的枸橼酸钠抗凝血，抗凝剂与血液的体积比为 1：9。空腹采血后尽可能在 30 min 内送检，2 h 内完成检测。若不能及时测定，可置 -70℃ 低温冰箱冻存，3 个月内测定。尿液也可用于 FDP 检测。

【参考区间】血浆 FDP < 5 mg/L（乳胶凝集半定量试验），0 ~ 3.2 mg/L（胶乳颗粒浊度免疫定量分析）。FDP > 10 mg/L（临界值）有临床意义。

【临床意义】弥散性血管内凝血（DIC）时，血浆 FDP 显著升高，常大于 20 mg/L 或更高，其诊断的敏感性和特异性可达 95% 以上，是 DIC 的诊断试验之一。深静脉血栓形成、肺梗死、急性早幼粒细胞白血病、原发性纤溶亢进症（primary fibrinolysis）和溶栓治疗时，可见 FDP 显著升高，可大于 40 mg/L 或更高。一些恶性肿瘤、肾病、肝病、某些急性感染、外伤及外科手术后，FDP 可轻度升高，一般在 20 ~ 40 mg/L 之间。尿液 FDP 升高，可见于肾小球肾炎或膀胱肿瘤；若肾移植后尿 FDP 升高超过 2 周，提示存在并发症。

【应用评价】血浆 FDP 增高，间接反映纤溶活性亢进，可作为纤溶活性的筛查指标之一，具有较高的敏感性。无纤维蛋白形成的 FDP 增高，提示出血危险性增加。FDP 与 D- 二聚体（D-dimer，DD）同时测定有助于鉴别原发性与继发性纤溶亢进。标本采集后及时送检，否则易出现假阳性。检验方法不同，参考区间有差异，各临床实验室应建立方法特异的参考区间。

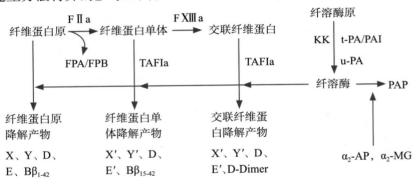

图 2-4-2　纤溶系统功能及其调节机制

注：F Ⅱ a：凝血酶；F ⅩⅢ a：活化因子 ⅩⅢ；FPA/FPB：纤维蛋白肽 A/B；TAFIa：活化的凝血酶激活纤溶抑制物；KK：激肽释放酶，B β $_{1-42}$：纤维蛋白原 B β 链 1-42 肽段；B β $_{15-42}$：纤维蛋白 B β 链 15-42 肽段；PAP：纤溶酶抗纤溶酶复合物；D-Dimer：D- 二聚体；t-PA：组织纤溶酶原激活剂；PAI：纤溶酶原激活物抑制剂；u-PA：尿激酶型纤溶酶原激活剂；α$_2$-AP：α$_2$ 抗纤溶酶；α$_2$-MG：α$_2$ 巨球蛋白。

（二）血浆 D- 二聚体

D- 二聚体（D-dimer，DD）是纤溶酶降解交联纤维蛋白后生成的特异性降解产物（图 2-6-2），是血栓形成和继发性纤溶亢进的分子标志物，分子量约 180 kD，血浆中的 $t_{1/2}$ 半衰期约 8 h，主要通过肾和单核 - 巨噬细胞系统清除。

【标本采集】同血浆 FDP 测定。

【参考区间】乳胶凝集试验（latex agglutination test，LAT）：阴性；半定量：<

0.5 mg/L：酶联免疫荧光法（ELISA and fluorescence assay，ELFA）0.05 ~ 1 mg/L；胶体金免疫渗透法（colloid gold immunofiltration assay）定量：0.2 ~ 0.47 mg/L：免疫比浊法（Immuno-turbidimetricassy）定量：0.05 ~ 0.37 mg/L（散射免疫比浊法）；< 0.5 mg/L（透射免疫比浊法）。

【临床意义】

1. 排除、诊断和监测血栓性疾病

（1）静脉血栓栓塞（venous thromboembolism，VTE）性疾病包括：深静脉血栓形成（deep vein thrombosis，DVT）和肺栓塞（pulmonary embolism，PE），DD 检测敏感性高（82% ~ 100%），但特异性不高（32% ~ 52%），故不能单独凭 DD 水平升高来诊断 VTE。血浆 DD 水平正常或者低于临界值（ELISA 法 0.5 mg/L），患 VTE 的可能性较小，当临床怀疑 VTE 时，若血浆 DD（ELISA）< 05 mg/L，则出现急性或活动性血栓形成的可能性较小。若患者已有明显的血栓形成症状与体征时，DD（ELISA）仍 < 0.5 mg/L，应考虑有无纤溶活性低下的可能，如纤溶酶原激活物抑制剂（PAI）增多。当静脉血栓机化后，血浆 DD 可不增高。血浆 DD 也有可能作为 VTE 患者的一项预后标志物。DD 检测的价值就在于其有高度的阴性预测值［（NPV）> 99%］，可安全排除 VTE 的存在。诊断 DVT 的金标准是静脉造影。当 DVT 的诊断可疑时，应行静脉造影加以确诊。

（2）DIC：患者血浆 DD 可显著升高，而且增高的幅度较大，常 > 2 ~ 3 mg/L。血浆 DD 测定常用于 DIC 的诊断与治疗监测。

（3）其他伴随血液高凝状态的临床情况：感染、炎症、一些肿瘤、外科手术、外伤、大面积烧伤、外周血管病、缺血性脑梗死、缺血性心脏病（如冠心病、动脉粥样硬化，甚至急性心肌梗死）等血浆 DD 可增高，但增高的幅度一般较小。

2. 原发性与继发性纤溶亢进（hyperfibrinolysis）的鉴别诊断

原发性纤溶亢进时，由于无血栓形成，仅有血浆 FDP 增高，DD 一般不增高。继发性纤溶亢进（如 DIC）时，血浆 FDP 和 DD 均显著升高，而且两者联合测定更有利于提高 DIC 实验诊断的敏感性和特异性（> 95%），尤其是对早期 DIC 的诊断有意义。

3. 溶栓治疗监测

深静脉血栓的溶栓治疗有效后，DD 在溶栓后的 2 天内增高，其增高幅度可达溶栓前的 2 ~ 3 倍。急性脑梗死溶栓治疗有效后，血浆 DD 在 4 ~ 6 h 升高至溶栓前的 2 ~ 3 倍。溶栓完全后，血浆 DD 可低于溶栓前水平或降至参考区间内。

【应用评价】

一些生理因素的变化和药物可使 DD 检测结果出现假阳性，如年龄、妊娠、活动、月经及溶栓药（如链激酶、尿激酶、重组组织型纤溶酶原激活物）等；有些因素可使 DD 检测结果出现假阴性，如末梢陈旧血栓、上肢或锁骨下血栓、低纤溶活性及抗凝药（肝素、低分子量肝素、口服抗凝剂）和抗高血压药等。

不同测定方法测定血浆 DD 含量有差别，应建立本实验室方法特异的参考区间和临界值水平。血浆 DD 临界值水平并非参考区间的上限，只有所用测定方法的 DD 敏感性 ≥ 97%、阴性预测值（NPV）≥ 98%、95% 可信区间（CI）低值 ≥ 97%，才可

Note

用于 VTE 的排除诊断，迄今，WHO 仍然推荐 0.5 mg/L 为 DD 的临界值（ELISA 法）。

DD 检测易受类风湿因子（rheumatoid factor，RF）、胆红素、肝素、血脂和血红蛋白等因素影响。一般认为：游离胆红素＜ 17 mg/dL，结合胆红素＜ 21 mg/dL，血红蛋白＜ 5 g/L，乳糜＜ 1960 浊度单位，类风湿因子＜ 500 IU/mL，对测定值无影响。

（三）血浆鱼精蛋白副凝固试验

在待测血浆中加入硫酸鱼精蛋白（protamine），使可溶性纤维蛋白单体（soluble fibrin monomer，FM）与 FDP（主要为 X 片段）形成的可溶性复合物解离，游离的 FM 之间自行聚合呈肉眼可见的纤维状、絮状或胶冻状沉淀，这种不需加凝血酶使血浆发生的凝固，称为副凝固。因此，本试验被称为血浆鱼精蛋白副凝固试验（plasma protamine paracoagulation test，3P test），又称 3P 试验。

【标本采集】同血浆 FDP 测定。

【参考区间】阴性。

【临床意义】

DIC 早期和中期，3P 试验可呈阳性；急性 DIC 时，3P 试验阳性率为 68.1% ～ 78.9%。在 DIC 晚期时，血浆中缺乏 FM 或仅存在较小的 FDP 片段（D、E 片段）时，FM 不能与其形成可溶性复合物，故 3P 试验可呈阴性。

原发性与继发性纤溶亢进鉴别：原发性纤溶亢进时，血浆中 FM 不增高，3P 试验阴性；继发性纤溶亢进时，血浆中 FM 明显增高，3P 试验可呈阳性。

3P 试验阳性也可见于静脉血栓形成、肺梗死。此外，脓毒血症、严重感染、休克、多发性外伤、烧伤、急性溶血等。

【应用评价】

3P 试验测定血浆中 FDP 的敏感性＞ 50 mg/L，主要反映血浆中可溶性 FM 和 FDP 中的较大的片段（X 片段）增多。与血浆 FDP 和 DD 测定相比，3P 试验的敏感性较低，但试验的成本较低，不需要特殊设备，有一些基层医院仍在应用。

采血后及时送检，可以避免假阳性结果。

（四）血浆优球蛋白溶解时间

血浆中的优球蛋白（euglobulin），包括纤维蛋白原（FIB）、纤溶酶原（PLG）、纤溶酶和组织纤溶酶原激活剂（t-PA）等在去除纤溶酶抑制物后，在钙离子或凝血酶作用下，使纤维蛋白原转变为纤维蛋白凝块，PLG 在 t-PA 作用下激活并转化为纤溶酶，使纤维蛋白凝块溶解，凝块完全被溶解所需的时间称为优球蛋白溶解时间（euglobulin lysis time，ELT）。

【标本采集】同血浆 FDP 测定。

【参考区间】加钙法：89 ～ 171 min；加凝血酶法：98 ～ 216 min。

【临床意义】

1. 纤溶活性增强

见于原发性和继发性纤溶亢进，后者多见于大面积创伤、外科手术后、休克、恶性肿瘤广泛转移、急性白血病、肝硬化晚期、胎盘早剥、羊水栓塞等，ELT 可显著缩短，常＜ 70 min。

2. 纤溶活性降低

见于血栓前状态、血栓性疾病和应用抗纤溶药物等，ELT 可延长。

【应用评价】ELT 是综合反映纤溶活性的一项试验，但敏感性较低，测定时间较长，受血浆纤维蛋白原和纤溶酶原浓度等多种因素影响。当血浆中优球蛋白浓度较低时，可出现 ELT 假性延长。近年来，ELT 已较少在临床实验室应用，但由于成本低，不需要特殊设备，有一些基层医院仍在应用。肝素抗凝治疗一般不影响 ELT。

（五）血浆纤维蛋白溶解酶原

纤溶酶原（plasminogen，PLG）主要在肝合成，通过一些丝氨酸蛋白酶激活（图 2-4-2），形成纤溶酶发挥作用。了解血浆 PLG 含量变化对纤溶亢进、原因不明的血栓形成和溶栓治疗监测有一定临床意义。

【标本采集】同血浆 FDP 测定。

【参考区间】PLG 活性 75% ~ 140%，PLG 含量 0.16 ~ 0.28 g/L。

【临床意义】①肝实质损伤，如肝硬化等，肝合成 PLG 减少，其活性和含量均降低。② DIC、脓毒血症、溶栓治疗、原发性纤溶亢进时，由于纤溶活性增高，PLG 因消耗增多而降低。③某些恶性肿瘤、糖尿病时可见 PLG 增高。④异常纤溶酶原血症（dysplasminogenemia）：PLG 含量一般正常，但活性降低，杂合子型为 40% ~ 60%，纯合子型可＜ 5%。⑤遗传性 PLG 缺乏极少见，其含量和活性均显著降低。

【应用评价】由于血浆 PLG 水平受多种因素的影响，不能敏感性反映纤溶亢进。PLG 降低，可能是因消耗而减少，也可能由于合成减少所致，测定血浆 α2- 抗纤溶酶（α_2-AP）比其更敏感。

（六）血浆组织型纤维蛋白溶解酶原激活物及其抑制物

血浆组织型纤溶酶原激活物（tissue type plasminogen activator，t-PA）及其抑制物（plasminogen activator inhibitor，PAI）包括 PAI-1 和 PAI-2，主要由血管内皮细胞合成，两者多以复合物形式存在，少量处于游离状态。当纤维蛋白形成后，t-PA 使纤溶酶原活化，但其很快又被 PAI 灭活，使纤溶活性不致于过强。检测血浆中 t-PA 与 PAI 的活性或含量对了解机体的纤溶调节有一定意义。

【标本采集】同血浆 FDP 测定。

【参考区间】t-PA 活性: 0.3 ~ 0.6 U/ml, t-PA 含量: 1 ~ 12 μg/L。PAI-1 活性: 0.1 ~ 10 IU/ml，PAI-1 含量＜ 1 Uml。

【临床意义】t-PA 和 PAI 是体内最重要的纤溶活性调节剂，t-PA 释放增多或 PAI 减少，出血风险可增高；相反，t-PA 释放减少或 PAI 增多可导致血栓形成风险增加，30% ~ 40% 的深静脉血栓患者有 PAI-1 释放增高或 t-PA 减少。已有家族性 PAI 过多伴复发性静脉血栓的病例报道。一些研究发现，术前血浆 PAI-1 水平与术后深静脉血栓形成有显著的相关性；PAI-1 水平升高增加急性心肌梗死或再梗死的风险；在不稳定

Note

心绞痛患者中也观察到有 PAI-1 升高。

　　血浆 PAI-1 属于一种急性相蛋白，急性感染、炎症、脓毒血症、恶性肿瘤及手术后可见其暂时性升高。肝功能异常时，因 PAI-1 清除减少，血浆浓度可增高。此外，还发现吸烟、肥胖、高脂血症、高血压病、体力活动较少，血浆 PAI-1 水平也相对增高；戒烟、减轻体重、加强体育锻炼可降低血浆 PAI-1 水平。

　　【应用评价】PAI 释放有明显的昼夜节律性，早晨最高，下午最低。t-PA 和 PAI 测定均应于上午 8 ~ 10 时采血较为适宜，而且采血前患者应休息 20 min 以上，尽量减少 t-PA 释放。t-PA 和 PAI 的测定方法较多，而且缺乏标准化，不同实验室的报告方式和参考区间有显著不同，每个临床实验室应建立方法特异的参考区间。

（七）血浆纤维蛋白溶解抑制物

　　纤溶酶原被激活后生成纤溶酶发挥作用，血循环中的纤溶酶迅速与 α$_2$- 抗纤溶酶（α$_2$-AP）结合，生成无活性的纤溶酶 α$_2$ 抗纤溶酶复合物（plasmin α$_2$-antipasmin complex，PAP）而被灭活。凝血酶激活纤溶抑制物（thrombin activable fibrinolysis inhibiter，TAFI）通过抑制纤溶酶原与纤维蛋白结合，减少纤溶酶的形成而抑制纤溶活性。测定血浆 α$_2$-AP、PAP 和 TAFI 可以间接反映血浆纤溶酶的活性。

　　【标本采集】同血浆 FDP 测定。

　　【参考区间】α$_2$-AP 活性 80% ~ 120%，α$_2$-AP 含量 0.06 ~ 0.1 g/L。PAP 含量 120 ~ 700 μg/L。TAFI 含量 120 ~ 700 μg/L。

　　【临床意义】

1. α$_2$-AP

　　①肝病时，因合成减少而导致血浆 α$_2$-AP 降低。②DIC 和外科大手术时，由于 α$_2$-AP 与纤溶酶形成 PAP 复合物，因消耗而引起血浆 α$_2$-AP 减少。③感染性疾病时，白细胞酶类可水解 α$_2$-AP，使其降低。④全身淀粉样变患者，可因尿激酶活性增高，使 α$_2$-AP 消耗消耗增多。⑤溶栓治疗：用尿激酶、链激酶或 t-PA 溶栓时，大量纤溶酶原被转变为纤溶酶，血浆 α$_2$-AP 因消耗增多减少。⑥α$_2$-AP 增高，导致纤溶活性降低，可见于静脉或动脉血栓形成、恶性肿瘤等。⑦遗传性 α$_2$-AP 缺陷症：较少见，为常染色体隐性遗传，纯合子患者出血风险增加，伤口愈合差，而杂合子携带者出血并发症不明显，α$_2$-AP 活性为 35% ~ 70%。

2. PAP 复合物

　　①DIC 时，由于 α$_2$-AP 与纤溶酶形成 PAP 复合物，血浆 PAP 明显增高。PAP 可以更为敏感地反映纤溶活性变化，在 DIC 早期即可增高。②溶栓治疗时，α$_2$-AP 降低，PAP 升高。③血栓性疾病、系统性红斑狼疮、肾病综合征等血浆 PAP 可增高。

3. TAFI

　　血浆水平升高，导致纤溶活性降低，可见于冠心病、心绞痛、深静脉血栓等。早幼粒细胞白血病、DIC 伴感染及脏器衰竭时，血浆 TAFI 可显著降低。

　　【应用评价】血浆 α$_2$-AP 的含量通常较为恒定，若 α$_2$-AP 降低，可较为敏感地反映纤溶亢进，PAP 升高则更为敏感和特异。对于一些伤口愈合慢，出血时间延长，

PT、APTT 正常的患者，有可能是 α$_2$-AP 缺乏所致。

ELISA 法测定血浆 PAP，可准确定量，但耗时较长且操作较复杂，不宜用于急性 DIC 的诊断。由于检测方法的差异，各实验室应建立方法特异的 α$_2$-AP、PAP 和 TAFI 的参考区间。

五、纤维蛋白溶解药和纤维蛋白溶解抑制药

（一）纤维蛋白溶解药

纤维蛋白溶解药（fibrinolytics）可使纤维蛋白溶酶原（plasminogen，又称纤溶酶原）转变为纤维蛋白溶酶（plasmin，又称纤溶酶），纤溶酶通过降解纤维蛋白和纤维蛋白原而限制血栓增大和溶解血栓（图 2-4-3），故又称血栓溶解药（thromholytics）。

1. 链激酶

链激酶（streptokinase，SK）为第一代天然溶栓药，是由 C 族 β- 溶血性链球菌培养液中提取的蛋白质，分子量约 47 kDa，现以基因工程技术制成重组链激酶（recombinant streptokinase，rSK）。其对纤溶酶原的激活作用是间接的，即先与内源性纤溶酶原结合成 SK- 纤溶酶原复合物，并促使纤溶酶原转变为纤溶酶，迅速水解血栓中的纤维蛋白而溶解血栓。主要用于治疗血栓栓塞性疾病。静脉注射治疗动静脉内新鲜血栓形成和栓塞，如急性肺栓塞和深部静脉血栓。冠脉注射可使阻塞冠脉再通，恢复血流灌注，用于心肌梗死的早期治疗。不良反应为引起出血，注射局部可出现血肿。严重出血可注射抗纤溶药对抗。禁用于出血性疾病、新近创伤、消化道溃疡、伤口愈合中及严重高血压患者。因具有抗原性，链激酶可致皮疹、药热等过敏反应。

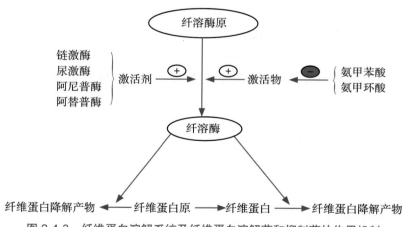

图 2-4-3　纤维蛋白溶解系统及纤维蛋白溶解药和抑制药的作用机制

2. 尿激酶

尿激酶（urokinase，UK）是从人尿液中分离或肾细胞培养液中提取的类似胰蛋白酶的丝氨酸蛋白水解酶，由两条多肽链组成，分子量分别为 20 kDa 及 34 kDa，肽链间以一条双硫键连接。尿激酶可直接激活纤溶酶原，将其分子中的精氨酸 560- 缬氨酸 561 间的肽键断裂而转变为纤溶酶，发挥溶解血栓作用。纤溶酶裂解血块表面上的纤维蛋白，也可裂解血液中游离的纤维蛋白原。进入血液中的尿激酶可被循环中的纤溶

酶原激活剂抑制物（plasminogen activator inhibitor，PAI）所中和，但连续用药后 PAI 很快耗竭。产生的纤溶酶可被血液中 α_2-AP 灭活，故治疗效果不佳，需大量尿激酶使 PAI 和 α_2-AP 耗竭，才能发挥溶栓作用。尿激酶血浆 $t_{1/2}$ 约 16 min，作用短暂。适应证和禁忌证同链激酶。尿激酶无抗原性，不引起变态反应，可用于对链激酶过敏者。

3. 阿尼普酶

阿尼普酶（anistreplase）又称茴香酰化纤溶酶原 – 链激酶激活剂复合物（anisolated plasminogen-streptokinase activator complex，ASPAC），为第二代溶栓药，分子量约 131 kDa，是链激酶以 1∶1 分子比例与人赖氨酸 – 纤溶酶原形成的复合物，纤溶酶原的活性中心与 1 个酰基（对位茴香酰）可逆性结合而被封闭。

阿尼普酶进入血液后弥散到血栓纤维蛋白表面，通过复合物的赖氨酸纤溶酶原活性中心与纤维蛋白结合，缓慢脱掉乙酰基后，促进纤维蛋白表面的纤溶酶原变为纤溶酶，溶解血栓。该药有一定潜伏期，但不影响与纤维蛋白的结合力。与链激酶比较，阿尼普酶的优点有：①在体内被缓慢活化，可静脉注射。因茴香酰化基团的存在，在血中不受 α_2-AP 的抑制。②与赖 – 纤溶酶原形成的复合物较易进入凝血块与纤维蛋白结合，而谷 – 纤溶酶原要降解为赖 – 纤溶酶原才能结合到纤维蛋白上，因此有溶栓选择性，很少引起全身性纤溶活性增强，故出血少。

阿尼普酶用于急性心肌梗死，可改善症状，降低病死率，亦可用于其他血栓性疾病。主要不良反应为长时间血液低凝状态。出血常发生在注射部位或胃肠道，亦有抗原性，可发生与链激酶类似的变态反应。

4. 阿替普酶

t-PA 为人体内生理性纤溶酶原激活剂，主要由血管内皮细胞合成并释放入血液循环，含有 527 个氨基酸。t-PA 最初从人子宫和黑色瘤细胞培养液中分离提取，现已用基因工程方法生产人重组组织性纤溶酶原激活物（recombinant tissue-type plasminogen activator，rtPA），即阿替普酶（alteplase）。

其溶栓机制是激活内源性纤溶酶原转变为纤溶酶。t-PA 在靠近纤维蛋白 - 纤溶酶原相结合的部位，通过其赖氨酸残基与纤维蛋白结合，并激活与纤维蛋白结合的纤溶酶原转变为纤溶酶。这种作用比激活循环中游离型纤溶酶快数百倍，因而不产生应用链激酶时常见的出血并发症。t-PA 主要在肝中代谢，$t_{1/2}$ 约 5 min。

阿替普酶主要用于治疗急性心肌梗死、肺栓塞和脑栓塞，使阻塞血管再通率比链激酶高，且不良反应轻，是较好的第二代溶栓药。同类溶栓药还有西替普酶（silteplase）和那替普酶（nateplase）等。

5. 瑞替普酶

瑞替普酶（reteplase，rPA）为第三代溶栓药，是通过基因重组技术改良天然溶栓药的结构，提高选择性溶栓效果，半衰期延长，减少用药剂量和不良反应。瑞替普酶有以下优点：①溶栓疗效高，生效快，耐受性好；②生产成本低，给药方法简便，不需要按体重调整给药剂量。临床主要用于急性心肌梗死患者，常见不良反应有出血、血小板减少症，有出血倾向患者慎用。

（二）纤维蛋白溶解抑制药

见促凝血药章节。

（王婧婧　陈　琳　钟　宁）

第三章　栓塞与梗死

- **■ 血栓形成**
  - ◎ 血栓形成的条件和机制
  - ◎ 血栓形成的过程及血栓的形态
  - ◎ 血栓的结局
  - ◎ 血栓形成对机体的影响
- **■ 栓塞与栓子**
  - ◎ 栓子的运行途径
  - ◎ 栓塞的类型及其对机体的影响
- **■ 梗死**

- ◎ 梗死形成的原因和条件
- ◎ 梗死的病变及类型
- ◎ 梗死对机体的影响和结局
- **■ 抗凝血与促凝血药**
  - ◎ 凝血酶间接抑制药
  - ◎ 凝血酶抑制药
  - ◎ 维生素 K 拮抗药
  - ◎ 新型口服抗凝药
  - ◎ 促凝血药

第一节　血栓形成

正常的血液和体液循环是保证机体物质正常代谢的基本条件。如果循环发生障碍，将会造成组织器官的损伤，甚至危及生命。在活体的心脏和血管内血液发生凝固或血液中某些有形成分凝集形成固体质块的过程，称为血栓形成（thrombosis）。所形成的固体质块称为血栓（thrombus）。

机体血液中存在凝血系统和抗凝血系统。生理状态下，血液中的凝血因子不断有限地被激活，产生凝血酶，而后形成微量的纤维蛋白沉积于血管内膜上，同时又不断地被活化的纤维蛋白溶解系统所溶解，被激活的凝血因子也可不断地被单核 - 巨噬细胞系统吞噬。上述凝血和纤维蛋白溶解过程的动态平衡既保证了血液潜在的可凝固性，又保证了血液的流体状态。若在某些诱发凝血的因素作用下，上述动态平衡被破坏，便可触发凝血形成血栓。

一、血栓形成的条件和机制

血栓形成是指血液在流动状态下由于血小板的活化和凝血因子被激活致血液发生凝固的现象。血栓形成的条件包括血管内皮细胞的损伤、血流状态的异常以及血液凝固性增加。

（一）血管内皮细胞的损伤

血管内膜的内皮细胞具有抗凝和促凝两种功能特性。生理情况下以抗凝作用为主，以保持血管内血液呈液体状态，然而，内皮细胞也可通过以下机制促进血液凝固：

1. 激活外源性凝血过程

内皮细胞损伤时可释放组织因子，激活外源性凝血途径。

2. 辅助血小板黏附

内皮损伤时释放出血管性假血友病因子（vWF），介导血小板与内皮下胶原的黏附。

3. 抑制纤维蛋白溶解

内皮细胞分泌纤维蛋白溶酶原活化因子的抑制因子（inhibitors of plasminogen activators，PAIs），抑制纤维蛋白溶解。

在正常情况下，完整的内皮细胞主要起抑制血小板黏附和抗凝血作用，但在内皮损伤或被激活时，则诱发局部凝血。

心血管内膜的损伤，是血栓形成的最重要和最常见的原因。内皮细胞损伤后，暴露出内皮下的胶原，激活血小板和凝血因子Ⅻ，启动了内源性凝血过程。与此同时，损伤的内皮细胞释放组织因子，激活凝血因子Ⅶ，启动外源性凝血过程。在启动凝血过程中，血小板的活化极为重要，主要表现为黏附、释放和聚集等三个连续的反应。

临床上心血管内膜损伤的情况多见于风湿性和感染性心内膜炎、心肌梗死区的心内膜、严重动脉粥样硬化斑块溃疡、创伤或炎症性的动、静脉损伤部位等。缺氧、休克、败血症和细菌内毒素等可引起全身广泛的内皮损伤，激活凝血过程，造成弥散性血管内凝血（DIC），在全身微循环内形成血栓。

（二）血流状态异常

血流状态异常主要指血液流速变慢或涡流等改变，该情况利于血栓的形成。正常血流中，红细胞和白细胞位于血流的中间（轴流），其外侧是血小板，最外侧是血浆（边流）。血浆将血液的有形成分与血管壁隔开，阻止血小板与内膜接触和激活。当血流减慢或产生漩涡时，血小板可进入边流，增加与内膜的接触机会和黏附至内膜的可能性。在血流减慢和产生漩涡时，被激活的凝血因子和凝血酶在局部易达到凝血所需的浓度。用光学显微镜观察时，难以察觉到血流缓慢时内膜的变化，但在电子显微镜下，可发现内皮细胞胞质出现空泡甚至溶解，内皮下的胶原被暴露。

静脉血栓发生率约为动脉血栓的4倍，下肢深静脉和盆腔静脉血栓常见于心力衰竭、大隐静脉曲张、久病和术后卧床的患者。静脉血栓形成的原因多由于：①静脉瓣膜处的血液血流缓慢且有涡流，因而静脉血栓的形成常以瓣膜处为起始点；②静脉血流有时出现短暂的停滞；③静脉壁较薄，容易受压，导致管腔变窄；④血流通过毛细血管到达静脉后，血液的黏性有所增加。虽然心脏和动脉内的血流快，不易形成血栓，但当二尖瓣狭窄时的左心房、动脉瘤内或血管分支处血流缓慢及出现涡流，易并发血栓形成。

（三）血液凝固性增加

血液凝固性增加是指血液中血小板和凝血因子增多，或纤维蛋白溶解系统活性降低，导致血液的高凝状态。此状态可见于原发性（遗传性）和继发性（获得性）疾病。

1. 原发性（遗传性）高凝状态

最常见为第 V 因子基因突变。复发性深静脉血栓形成的患者中出现第 V 因子基因突变率高达 60%。突变的第 V 因子基因编码蛋白能抵抗活化蛋白 C（APC）对它的降解，PC 抗凝作用减弱，第 V 因子容易处于激活状态造成血液高凝。遗传性高凝血状态还与抗凝血酶Ⅲ、PC 或蛋白 S（PS）的先天性缺乏有关。

2. 继发性（获得性）高凝状态

广泛转移的晚期恶性肿瘤，如胰腺癌、肺癌、乳腺癌、前列腺癌和胃癌等，由于癌细胞释放出促凝因子，如组织因子等，可导致多发性、反复发作的血栓性游走性脉管炎或非细菌性血栓性内膜炎。黏液癌细胞释出的黏液含半胱氨酸蛋白酶，它能直接激活 X 因子，患者血浆凝血因子如 V、Ⅶ、Ⅷ因子和纤维蛋白原也常升高，使血液处于高凝状态。DIC 患者的高凝状态是由于一系列因素所诱发的凝血因子激活和组织因子的释放所致。在严重创伤、大面积烧伤、大手术后或产后大失血时，血液浓缩，血中纤维蛋白原、凝血酶原及其他凝血因子含量增多，以及血中补充大量幼稚的血小板，其黏性增加，易于发生黏集而形成血栓。此外，血小板增多及黏性增加也可见于妊娠期高血压、高脂血症、冠状动脉粥样硬化、吸烟和肥胖患者中。

上述血栓形成的条件往往同时存在，虽然血管内皮细胞损伤起着最重要的作用，但在不同的状态下，血流状态及凝血、纤溶状态也不可忽视。

二、血栓形成的过程及血栓的形态

（一）血栓形成的过程

在血栓形成的过程中，首先是血小板黏附于内膜损伤后裸露的胶原表面，被胶原激活后发生肿胀变形，随后释出血小板颗粒，再从颗粒中释放出 ADP、TXA_2、5-HT 及 PF_4 等物质，使血流中的血小板不断地在局部黏附，形成可逆的血小板小堆。随着内源及外源性凝血途径启动，变为不可逆的血小板血栓，成为血栓的起始点（图 3-1-1）。

血小板血栓在显微镜下呈无结构的淡红色，其间可见少量纤维蛋白。电镜下可见血小板轮廓，但颗粒消失。不断生成的凝血酶、ADP 和 TXA_2 的协同作用，使血流中的血小板不断激活和黏附于血小板血栓上，致其不断增大。由于血小板血栓的阻碍，血流在其下游形成漩涡，形成新的血小板小堆。如此反复进行，血小板黏附形成不规则梁索状或珊瑚状突起，称为血小板小梁。在血小板小梁间则由纤维蛋白网填充，内含大量红细胞，形成血栓（图 3-1-2）。

血栓形成后的发展、形态和组成以及血栓的大小，取决于血栓发生的部位和局部血流状态。

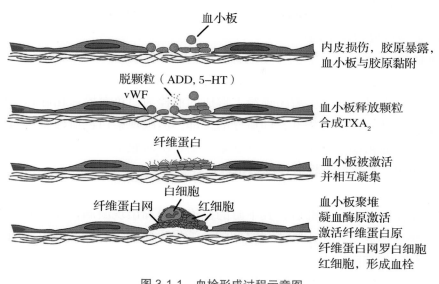

内皮损伤，胶原暴露，
血小板与胶原黏附

血小板释放颗粒
合成TXA$_2$

血小板被激活
并相互凝集

血小板聚堆
凝血酶原激活
激活纤维蛋白原
纤维蛋白网罗白细胞
红细胞，形成血栓

图 3-1-1　血栓形成过程示意图

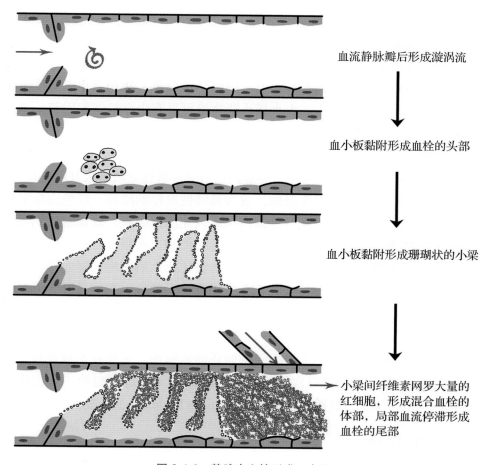

血流静脉瓣后形成漩涡流

血小板黏附形成血栓的头部

血小板黏附形成珊瑚状的小梁

小梁间纤维素网罗大量的
红细胞，形成混合血栓的
体部，局部血流停滞形成
血栓的尾部

图 2-1-2　静脉内血栓形成示意图

（二）血栓的类型和形态

血栓的类型可分为以下四种：

1. 白色血栓

白色血栓（pale thrombus）常位于血流较快的心瓣膜、心腔内和动脉内，例如急性风湿性心内膜炎时，在二尖瓣闭锁缘上形成的血栓为白色血栓。在静脉血栓中，白色血栓位于延续性血栓的起始部，即血栓的头部。肉眼观察白色血栓呈灰白色小结节或赘生物状，表面粗糙、质实，与血管壁紧密黏着不易脱落。镜下主要由血小板及少量纤维蛋白构成，又称血小板血栓或析出性血栓。

2. 混合血栓

静脉血栓在形成血栓头部后，其下游的血流变慢和出现漩涡，导致另一个血小板小梁状的凝集堆形成。在血小板小梁之间的血液发生凝固，纤维蛋白形成网状结构，网内充满大量的红细胞。由于这一过程反复交替进行，致使所形成的血栓在肉眼观察时呈灰白色和红褐色层状交替结构，称为层状血栓，即混合血栓（mixed thrombus）。静脉内的延续性血栓的体部为混合血栓，呈粗糙、干燥、圆柱状，与血管壁粘连。有时可辨认出灰白与褐色相间的条纹状结构（图 3-1-2）。发生于心腔内、动脉粥样硬化溃疡部位或动脉瘤内的混合血栓可称为附壁血栓（mural thrombus）。由于心房的收缩和舒张，发生于左心房内的混合血栓多呈球状。镜下混合血栓主要由淡红色无结构的呈分支状或不规则珊瑚状的血小板小梁（肉眼呈灰白色）和充满小梁间纤维蛋白网的红细胞（肉眼呈红色）所构成，血小板小梁边缘可见有中性粒细胞附着，这是由于纤维蛋白崩解对白细胞有趋化作用所致。

3. 红色血栓

红色血栓（red thrombus）主要见于静脉内。当混合血栓逐渐增大并阻塞血管腔时，血栓下游局部血流停止，血液发生凝固，成为延续性血栓的尾部。红色血栓形成过程与血管外凝血过程相同。镜下见在纤维蛋白网眼内充满血细胞，其细胞比例与正常血液相似，绝大多数为红细胞和呈均匀分布的少量白细胞。肉眼上红色血栓呈暗红色，新鲜时湿润，有一定弹性，与血管壁无粘连，与机体死亡后形成的凝血块相似。经过一定时间后，由于血栓内的水分被吸收而变得干燥、无弹性，质脆易碎，可脱落形成栓塞。

4. 透明血栓

透明血栓（hyaline thrombus）发生于微循环的血管内，主要在毛细血管，因此只能在显微镜下观察到，又称为微血栓（micro-thrombus）。透明血栓主要由嗜酸性均质的纤维蛋白构成，又称为纤维素性血栓（fibrinous thrombus），最常见于 DIC。

三、血栓的结局

（一）软化、溶解和吸收

新形成血栓内的纤溶酶激活和白细胞崩解释放的溶蛋白酶可使血栓软化并逐渐被

溶解。血栓溶解的快慢取决于血栓的大小和新旧程度。小的新鲜血栓可被快速完全溶解；大的血栓多为部分软化，若被血液冲击可形成碎片状或整个脱落，随血流运行到组织器官中，在与血栓大小相应的血管中停留造成血栓栓塞。

（二）机化和再通

如果纤溶酶系统活性不足，血栓存在时间较长时则发生机化。在血栓形成后的 1～2 天，开始有内皮细胞、成纤维细胞和肌纤维细胞从血管壁长入血栓并逐渐取代血栓。由肉芽组织逐渐取代血栓的过程，称为血栓机化。较大的血栓约 2 周便可完全机化，此时血栓与血管壁紧密黏着不再脱落。在血栓机化过程中，由于水分被吸收，血栓干燥收缩或部分溶解而出现裂隙，周围新生的血管内皮细胞长入并被覆于裂隙表面形成新的血管，这些血管相互吻合、交通，使被阻塞的血管部分重建血流，这一过程称为再通（recanalization）。

（三）钙化

长时间存在的血栓可发生钙盐沉着，称为钙化（calcification）。血栓钙化后成为静脉石（phlebolith）或动脉石（arteriolith）。机化的血栓在纤维组织玻璃样变的基础上也可发生钙化。

四、血栓形成对机体的影响

血栓形成对破裂的血管起止血作用，这是对机体的保护，如慢性消化性溃疡的底部和肺结核空洞壁的血管在病变侵蚀前已形成血栓，可避免大出血的可能。但多数情况下，血栓形成对机体可产生不同程度的不利影响，这取决于血栓的部位、大小、类型和血管腔阻塞的程度，以及有无侧支循环的建立等情况。

（一）阻塞血管

动脉血管管腔未完全阻塞时，可引起局部器官或组织缺血，实质细胞萎缩。若完全阻塞而又无有效的侧支循环，则引起梗死。如脑动脉血栓引起脑梗死；心脏冠状动脉血栓引起心肌梗死；血栓闭塞性脉管炎引起患肢的梗死、坏疽等。静脉血栓形成发生于浅表静脉时，由于有丰富的侧支循环，通常不引起明显的症状；发生于深部静脉时，若未能建立有效的侧支循环，则引起淤血、水肿、出血，甚至坏死（如肠出血性梗死）。

（二）栓塞

当血栓与血管壁黏着不牢固时，或在血栓软化、碎裂过程中，血栓的整体或部分脱落成为栓子，随血流运行引起栓塞。深部静脉形成的血栓或在心室、心瓣膜上形成的血栓最容易脱落成为栓子。若栓子内含有细菌，常导致组织的感染性梗死或脓肿。

（三）心瓣膜变形

风湿性心内膜炎和感染性心内膜炎时，心瓣膜上可反复形成血栓，发生机化后可使瓣膜增厚变硬，瓣叶之间粘连，造成瓣膜口狭窄；瓣膜增厚、卷缩，腱索增粗缩短，则引起瓣膜关闭不全。

（四）广泛性出血

DIC 时微循环内广泛性纤维素性血栓形成可导致广泛性出血。由于严重创伤、大面积烧伤、羊水栓塞、恶性肿瘤等原因致使促凝物质释放入血液，启动外源性凝血途径；或由于感染、缺氧、酸中毒等引起广泛性内皮细胞损伤，启动内源性凝血途径，引起微血管内广泛的纤维素性血栓形成，主要发生在肺、肾、脑、肝、胃肠、肾上腺和胰腺等器官，导致组织广泛坏死及出血。在纤维蛋白凝固过程中，凝血因子大量消耗，加上纤维素形成后促使纤溶系统激活，血液凝固障碍，从而导致患者全身广泛性出血和休克，称耗竭性凝血障碍病（consumption coagulopathy）。

（李芳邻）

第二节　栓塞与栓子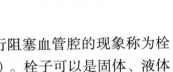

在循环血液中出现不溶于血液的异常物质，随血流运行阻塞血管管腔的现象称为栓塞（embolism）。阻塞血管的异常物质称为栓子（embolus）。栓子可以是固体、液体或气体。最常见的栓子是脱落的血栓或其碎片，其他的栓子包括脂肪滴、空气、羊水和肿瘤细胞团等。

一、栓子的运行途径

栓子一般随血流方向运行，最终停留在口径与其相当的血管并阻断血流。来自不同血管系统的栓子，其运行途径不同（图 3-2-1）。

1. 静脉系统和右心腔栓子

来自体静脉系统或右心腔的栓子随血流进入肺动脉主干及其分支，引起肺栓塞。某些体积小而又富于弹性的栓子（如脂肪栓子）可通过肺泡壁毛细血管回流入左心，再进入体循环系统，阻塞动脉小分支。

2. 主动脉系统和左心腔栓子

来自主动脉系统或左心腔的栓子，随动脉血流运行，阻塞于各器官的小动脉内，常见于脑、脾、肾及四肢的指、趾部等。

3. 门静脉系统栓子

来自肠系膜静脉等门静脉系统的栓子，可引起肝内门静脉分支的栓塞。

4. 交叉性栓塞

交叉性栓塞（crossed embolism）又称反常性栓塞（paradoxical embolism），偶见

来自右心腔或腔静脉系统的栓子，在右心腔压力升高的情况下通过先天性房（室）间隔缺损到达左心，再进入体循环系统引起栓塞。罕见有静脉脱落的小血栓经肺动脉未闭的动脉导管进入体循环而引起栓塞。

5. 逆行性栓塞

逆行性栓塞（retrograde embolism）极罕见于下腔静脉内血栓，在胸、腹压突然升高（如咳嗽或深呼吸）时，使血栓一时性逆流至肝肾、髂静脉分支并引起栓塞。

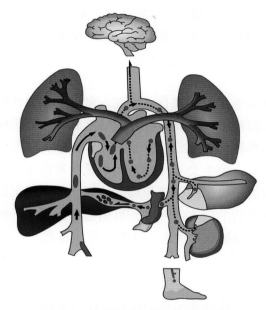

图 3-2-1　栓子运行途径与栓塞模式图

二、栓塞的类型及其对机体的影响

栓塞主要分为血栓栓塞、脂肪栓塞、气体栓塞和羊水栓塞四种类型。

（一）血栓栓塞

由血栓或血栓的一部分脱落引起的栓塞称为血栓栓塞（thromboembolism）。血栓栓塞是栓塞最常见的原因，占所有栓塞的 99% 以上。由于血栓栓子的来源、大小和栓塞部位的不同，对机体的影响也有所不同。

1. 肺动脉栓塞

造成肺动脉栓塞（pulmonary embolism）的栓子 95% 以上来自下肢膝部以上的深静脉，特别是腘静脉、股静脉和髂静脉，偶尔可来自盆腔静脉或右心附壁血栓。不同栓子的大小和数量可引起不同栓塞的后果：①中、小栓子多栓塞肺动脉的小分支，常见于肺下叶，除多发性或短期内多次发生栓塞外，一般不引起严重后果，这是因为肺有双重血液循环，肺动脉和支气管动脉间有丰富的吻合支，侧支循环可起到代偿作用。这些栓子可被溶解而消失或机化。若在栓塞前肺已有严重的淤血，微循环内压升高，使支气管动脉供血受阻，可引起肺组织的出血性梗死。②大的栓子栓塞肺动脉主干或大分支：较长的栓子可同时阻塞肺动脉主干分叉处，称为骑跨性栓塞（saddle embolism）。患者可突然出现呼吸困难、发绀、休克等症状。严重者可因急性呼吸和循环衰竭死亡（猝死）。③若栓子小且数目多，可广泛地栓塞肺动脉多数小分支，亦可引起右心衰竭猝死。

肺动脉栓塞引起猝死的机制尚未完全清楚。一般认为：①肺动脉主干或大分支栓塞时，肺动脉内阻力急剧增加，造成急性右心衰竭；同时肺缺血缺氧，左心回心血量减少，冠状动脉灌流量不足导致心肌缺血；②动物实验及临床资料表明，肺栓塞刺激迷走神经，通过神经反射引起肺动脉、冠状动脉、支气管动脉和支气管平滑肌的痉挛，致急性右心衰竭和窒息；栓子内血小板释出 5-HT 及 TXA_2 可引起肺血管的痉挛，故新鲜血栓栓子比陈旧性血栓栓子危害性更大。

2. 体循环动脉栓塞

约 80% 体循环动脉栓塞的栓子来自左心腔，常见有亚急性感染性心内膜炎时心脏瓣膜上的赘生物、二尖瓣狭窄、房颤时左心房附壁血栓、心肌梗死区心内膜上的附壁血栓，其他见于动脉粥样硬化溃疡或动脉瘤的附壁血栓，罕见有来自腔静脉的栓子，通过房间隔缺损进入左心，发生交叉性栓塞。动脉栓塞的主要部位为下肢、脑、肠、肾和脾。栓塞的后果取决于栓塞的部位和局部的侧支循环情况以及组织对缺血的耐受性。当栓塞的动脉缺乏有效的侧支循环时，可引起局部组织的梗死。上肢动脉吻合支丰富，肝脏有肝动脉和门静脉双重供血，故很少发生梗死。

（二）脂肪栓塞

循环血流中出现较大脂肪滴并阻塞小血管，称为脂肪栓塞（fat embolism）。脂肪栓塞的栓子常来源于长骨骨折、脂肪组织严重挫伤和烧伤，这些损伤可导致脂肪细胞破裂和释出脂滴，由破裂的骨髓血管窦状隙或静脉进入血液循环引起脂肪栓塞。脂肪肝时，由于上腹部猛烈挤压、撞击，使肝细胞破裂释放出脂滴进入血流。在非创伤性疾病，如糖尿病、酗酒和慢性胰腺炎导致血脂过高，或强烈精神刺激、过度紧张可使悬乳状态的血脂不能保持稳定而游离，相互融合后形成脂肪滴。

创伤性脂肪栓塞时，脂肪栓子从静脉入右心腔再到达肺，直径 > 20 mm 的脂滴栓子可引起肺动脉分支、小动脉或毛细血管的栓塞；直径 < 20 mm 的脂滴栓子可通过肺泡壁毛细血管经肺静脉至左心达体循环的分支，引起全身多器官的栓塞。最常阻塞脑部的血管，引起脑水肿和血管周围点状出血。有少量脂肪栓塞时，组织和器官可无肉眼变化，仅在组织的冷冻切片脂肪染色中可见小血管腔内有脂滴。

发生脂肪栓塞的患者在损伤后 1 ~ 3 天内可出现突发性的呼吸急促、呼吸困难和心动过速。从脂滴释出的游离脂肪酸还能引起局部中毒，损伤内皮细胞，出现特征性的瘀斑，这也可能与血小板黏附在脂滴上导致循环血中数量迅速减少有关。脑的脂肪栓塞引起的神经症状包括兴奋、烦躁不安、谵妄和昏迷等。

脂肪栓塞的后果取决于栓塞部位及脂滴数量的多少。少量脂滴入血，可被巨噬细胞吞噬吸收，或由血中脂酶分解清除，一般无不良后果。若大量脂滴（9 ~ 20 g）短期内进入肺循环，使 75% 的肺循环面积受阻时，可引起窒息和因急性右心衰竭而死亡。

（三）气体栓塞

大量空气迅速进入血液循环或原溶于血液内的气体迅速游离，形成气泡而阻塞血管，称为气体栓塞（gas embolism）。前者为空气栓塞（air embolism），后者是在高气压环境急速转到低气压环境的减压过程中发生的气体栓塞，称减压病（decompression sickness）。

1. 空气栓塞

多由于静脉损伤破裂，外界空气由缺损处进入血流所致。如头颈、胸壁和肺手术或创伤时损伤静脉、使用正压静脉输液以及人工气胸或气腹误伤静脉时，空气可因吸气时胸腔内负压而被吸引，由损伤口进入静脉。分娩或流产时，由于子宫强烈收缩，可将空气挤入子宫壁破裂的静脉窦内造成栓塞。空气进入血液循环的后果取决于进入的速度和气体量。少量气体入血，可溶解于血液内，不会发生气体栓塞。若大量气体（＞100 ml）迅速进入静脉，随血流到右心后，因心脏搏动将空气与血液搅拌形成大量血气泡，使血液变成泡沫状充满心腔，阻碍了静脉血的回流和向肺动脉的输出，造成了严重的循环障碍。患者可出现呼吸困难、发绀，甚至猝死。进入右心的部分气泡可直接进入肺动脉，阻塞小的肺动脉分支，引起肺小动脉气体栓塞。小气泡亦可经过肺动脉小分支和毛细血管到左心，致使体循环的某些器官栓塞。

空气栓塞的动物模型中发现，在肺动脉终末分支内有纤维素凝块，这可能是气泡激活血小板，随后活化凝血系统导致纤维素析出，并引起 DIC，从而加重栓塞症状和导致死亡。

2. 减压病

该病又称沉箱病（caisson disease）和潜水员病（diver disease），是气体栓塞的一种表现。人体从高气压环境迅速进入常压或低气压环境，原来溶于血液、组织液和脂肪组织的气体（包括氧气、二氧化碳和氮气）迅速游离形成气泡。氧和二氧化碳可再溶于体液内被吸收，但氮气在体液内溶解迟缓，导致在血液和组织内形成很多微气泡或融合成大气泡，引起气体栓塞，故又称为氮气栓塞。氮气析出时，因气体所在部位不同，患者临床表现也不同。它位于皮下时引起皮下气肿（特别是富于脂肪的皮下组织）；位于肌肉、肌腱、韧带内引起关节和肌肉疼痛；位于局部血管内引起局部缺血和梗死，常见于股骨头、胫骨和髂骨的无菌性坏死；全身性的特别是四肢、肠道等末梢血管的阻塞可引起痉挛性疼痛；若短期内大量气泡形成，阻塞了多数血管，特别是阻塞冠状动脉时，可引起严重血液循环障碍甚至迅速死亡。

（四）羊水栓塞

羊水栓塞（amniotic fluid embolism）是分娩过程中一种罕见的严重并发症（发生率 1/50 000），死亡率＞80%。在分娩过程中，胎膜破裂、早破或胎盘早期剥离，又逢胎儿阻塞产道时，由于子宫强烈收缩，宫内压增高，可将羊水压入子宫壁破裂的静脉窦内，经血液循环进入肺动脉分支、小动脉及毛细血管内引起羊水栓塞。少量羊水可通过肺的毛细血管经肺静脉到达左心，引起体循环器官的小血管栓塞。羊水栓塞的证据是在显微镜下观察到肺小动脉和毛细血管内有羊水的成分，包括角化鳞状上皮、胎毛、胎脂、胎粪和黏液。亦可在母体血液中找到羊水的成分。本病发病急，后果严重，患者常在分娩过程中或分娩后突然出现呼吸困难、发绀、抽搐、休克、昏迷，甚至死亡。

羊水栓塞引起猝死主要与以下机制有关：①羊水中胎儿代谢产物入血引起过敏性休克；②羊水栓子阻塞肺动脉及羊水内含有血管活性物质引起反射性血管痉挛；③羊水具有凝血致活酶的作用引起 DIC。

（五）其他栓塞

肿瘤细胞和胎盘滋养叶细胞均可侵蚀血管，骨折时骨髓细胞可进入血流，这些情况都可引起细胞栓塞；动脉粥样硬化灶中的胆固醇结晶脱落引起动脉系统的栓塞；寄生在门静脉的血吸虫及其虫卵栓塞肝内门静脉小分支；细菌、真菌团和其他异物如子弹（弹片）偶尔可进入血液循环引起栓塞。

（李芳邻）

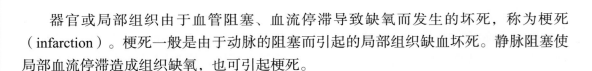

第三节　梗死

器官或局部组织由于血管阻塞、血流停滞导致缺氧而发生的坏死，称为梗死（infarction）。梗死一般是由于动脉的阻塞而引起的局部组织缺血坏死。静脉阻塞使局部血流停滞造成组织缺氧，也可引起梗死。

一、梗死形成的原因和条件

任何引起血管管腔阻塞，导致局部组织血液循环中断和缺血的原因均可引起梗死。

（一）梗死形成的原因

1. 血栓形成
血管血栓形成导致动脉血流中断或灌流不足是梗死形成的最常见原因。主要见于冠状动脉、脑动脉粥样硬化合并血栓形成时引起的心肌梗死和脑梗死。伴有血栓形成的足背动脉闭塞性脉管炎可引起足部梗死。静脉内血栓形成一般只引起淤血和水肿，但肠系膜静脉血栓形成可引起所属静脉引流肠段的梗死。

2. 动脉栓塞
多为动脉血栓栓塞，亦可为气体、羊水、脂肪栓塞，常引起脾、肾、肺和脑的梗死。

3. 动脉痉挛
在严重的冠状动脉粥样硬化或合并硬化灶内出血的基础上，冠状动脉可发生强烈和持续的痉挛，引起心肌梗死。

4.血管受压闭塞

如位于血管外的肿瘤压迫血管；肠扭转、肠套叠和嵌顿疝时，肠系膜静脉和动脉受压或血流中断；卵巢囊肿蒂扭转及睾丸扭转致血流供应中断等引起的坏死。

（二）影响梗死形成的因素

血管阻塞后是否造成梗死，与下列因素有关：

1.器官血供特性

有双重血液循环的器官，其中一条动脉阻塞，因有另一条动脉可以维持供血，通常不易引起梗死。例如，肺由肺动脉和支气管动脉供血，肺动脉小分支的血栓栓塞不会引起梗死。肝梗死很少见，是因为肝动脉和门静脉的双重供血，肝内门静脉阻塞一般不会发生肝梗死，但肝动脉血栓栓塞，偶尔会造成梗死。前臂和手有平行走向的桡动脉和尺动脉供血，血管之间有丰富的吻合支，因此前臂和手绝少发生梗死。一些器官动脉的吻合支少，如肾、脾及脑，当动脉发生急速阻塞时，由于不易建立有效的侧支循环，常发生梗死。

2.局部组织对缺血的敏感程度

大脑的少突胶质细胞和神经细胞对缺血缺氧最为敏感，3～4 min 的缺血即引起梗死。心肌细胞对缺血也很敏感，缺血 20～30 min 就会死亡。骨骼肌、纤维结缔组织对缺血耐受性最强。严重的贫血或心功能不全时，组织血氧含量降低，可促进梗死的发生。

二、梗死的病变及类型

（一）梗死的形态特征

梗死是局部组织的坏死，其形态因不同组织器官而有所差异。

1.梗死灶的形状

取决于发生梗死的器官血管分布方式。多数器官的血管呈锥形分支，如脾、肾、肺等，故梗死灶也呈锥形，切面呈扇形或三角形，其尖端位于血管阻塞处，常指向脾门、肾门、肺门，底部为器官的表面；肠系膜血管呈扇形分布，分支支配某一肠段，故肠梗死灶呈节段形；心脏冠状动脉分支不规则，故心肌梗死灶的形状也不规则，呈地图状（图 3-3-1）。

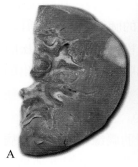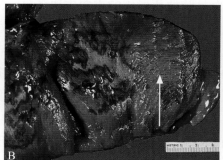

图 3-3-1　不同器官梗死灶的形状

A.肾梗死；B.心肌梗死；C.肠梗死

2. 梗死灶的质地

取决于坏死的类型。实质器官如心、脾、肾的梗死为凝固性坏死。新鲜时，由于组织崩解，局部胶体渗透压升高而吸收水分，使局部肿胀，表面和切面均有微隆起。梗死若靠近浆膜面，则浆膜表面常有一层纤维素性渗出物被覆。陈旧性梗死因含水分较少而略呈干燥，质地变硬，表面下陷。脑梗死为液化性坏死，新鲜时质软疏松，日久后逐渐液化成糊状。

3. 梗死灶的颜色

取决于病灶内的含血量。含血量少时颜色灰白，称为贫血性梗死（anemic infarct）或白色梗死（white infarct）。含血量多时，颜色暗红，称为出血性梗死（hemorrhagic infarct）或红色梗死（red infarct）。

（二）梗死的类型

根据梗死灶内含血量的多少和有无合并细菌感染，可将梗死分为以下 3 种类型。

1. 贫血性梗死

发生于组织结构较致密、侧支循环不充分的实质器官，如脾、肾、心和脑组织。当动脉分支阻塞时，局部组织缺血缺氧，使其所属微血管通透性增高，病灶边缘侧支血管内的血液通过通透性增高的血管漏出于病灶周围，在肉眼或在显微镜下呈现为梗死灶周围的出血带。梗死灶组织致密，故出血量反而不多，以后由于红细胞崩解，血红蛋白溶于组织液中并被吸收，梗死灶呈灰白色。发生于脾、肾的梗死灶呈锥形，尖端向血管阻塞的部位，底部靠脏器表面，浆膜面常有纤维素性渗出物被覆。心肌梗死灶呈不规则地图状。梗死的早期，梗死灶与正常组织交界处因炎症反应常见一充血出血带，数日后因红细胞被巨噬细胞吞噬后转变为含铁血黄素而变成黄褐色。晚期病灶表面下陷，质地变坚实，黄褐色出血带消失，梗死灶发生机化，初由肉芽组织取代，以后形成瘢痕组织。镜下贫血性梗死灶呈凝固性坏死，早期细胞尚可见核固缩、核碎裂和核溶解等改变，胞质嗜伊红染色，均匀一致，组织结构轮廓尚保存，随后肉芽组织长入，最终被瘢痕组织代替。脑梗死一般为贫血性梗死，梗死灶的脑组织坏死、变软、液化，或被增生的星形胶质细胞和胶质纤维所代替，最后形成胶质瘢痕。

2. 出血性梗死

（1）发生条件：①严重淤血：当器官原有严重淤血时，血管阻塞引起的梗死为出血性梗死，如肺淤血。严重淤血是肺梗死形成的重要先决条件，因为在肺淤血情况下，肺静脉和毛细血管内压增高，影响了肺动脉分支阻塞后建立有效的肺动脉和支气管动脉侧支循环，致肺出血性梗死。②组织疏松：肠和肺的组织较疏松，梗死初期疏松的组织间隙内可容纳多量漏出的血液，即使组织坏死吸收水分而膨胀，也不能把漏出的血液挤出梗死灶外，因而梗死灶为出血性。但是若肺因有炎症而实变，所发生的肺梗死一般为贫血性梗死。

（2）常见类型：①肺出血性梗死：常位于肺下叶，尤好发于肋膈缘，常多发，病灶大小不等，呈锥形（楔形），尖端朝向肺门，底部紧靠脏层胸膜，肺组织下部见一楔形梗死灶，灶内胸膜表面有纤维素性渗出物（图 3-3-2）。梗死灶质实，因有弥漫性出血，组织出血坏死呈暗红色，略向表面隆起，时间久后，由于红细胞崩解颜色变浅，肉芽组织长入逐渐机化，梗死灶变成灰白色，由于瘢痕组织收缩使病灶表面局部下陷。镜下，梗死灶呈凝固性坏死，可见肺泡轮廓，肺泡腔、小支气管腔及肺间质充满红细胞。早期（48 h 内）红细胞轮廓尚保存，以后崩解。梗死灶边缘与正常肺组织交界处的肺组织充血、水肿及出血。②肠出血性梗死：多见于肠系膜动脉栓塞和静脉血栓形成，或在肠套叠、肠扭转、嵌顿疝、肿瘤压迫等情况下引起出血性梗死。肠梗死灶呈节段性暗红色，肠壁因淤血、水肿和出血呈明显增厚，随之肠壁坏死，质脆易破裂，肠浆膜面可有纤维素性脓性渗出物被覆。

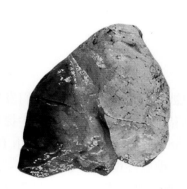 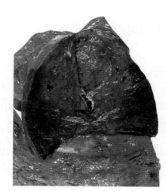

图 3-3-2　肺出血性梗死

3. 败血性梗死

败血性梗死（septic infarct）由含有细菌的栓子阻塞血管引起。常见于急性感染性心内膜炎，含细菌的栓子从心内膜脱落，顺血流运行而引起相应组织器官动脉栓塞所致。梗死灶内可见有细菌团及大量炎细胞浸润，当有化脓性细菌感染时，可形成脓肿。

三、梗死对机体的影响和结局

（一）梗死对机体的影响

梗死对机体的影响大小取决于发生梗死的器官、梗死灶的大小和部位，以及有无细菌感染等因素。重要器官的大面积梗死可引起器官严重功能障碍，甚至导致患者死亡。例如大面积心肌梗死可导致心功能不全或死亡，大面积脑梗死可导致瘫痪或死亡。梗死若发生在脾、肾，则对机体影响较小，常常仅引起局部症状，如肾梗死可出现腰痛和血尿，不影响肾功能。肺梗死有胸痛、咳嗽和咯血，肠梗死常出现剧烈腹痛、呕吐、血便、麻痹性肠梗阻和腹膜炎症状。肺、肠、四肢的梗死，若继发产气杆菌感染，可引起坏疽。

（二）梗死的结局

梗死灶是组织的不可逆性病变，梗死组织可被溶解、吸收，或发生机化、包裹和钙化。

（李芳邻）

第四节　抗凝血与促凝血药

抗凝血药（anticoagulants）是通过影响凝血因子，从而阻止血液凝固过程的药物，临床主要用于血栓栓塞性疾病的预防与治疗。

一、凝血酶间接抑制药

（一）肝素

肝素（heparin）因其最早从动物的肝脏中被发现而得名。之后人们发现肝素存在于哺乳动物的许多脏器中，目前药用肝素多从猪肠黏膜和猪、牛肺脏中提取。肝素为一种硫酸化的葡萄糖胺聚糖（glycosaminoglycan，GAGs）混合物，是由 D-葡糖胺、L-艾杜糖醛酸及 D-葡萄糖醛酸交替组成的黏多糖硫酸酯，分子量为 5 ~ 30 kDa，平均分子量约为 12 kDa。因其分子中含有大量硫酸根和羧基而带有大量负电荷和具有强酸性。

1. 体内过程

肝素是极性很高的大分子物质，不易通过生物膜，口服不吸收，肌内注射易引起局部出血和刺激症状，临床常静脉注射给药。注射后约 60% 集中于血管内皮，大部分经肝脏单核 – 巨噬细胞系统的肝素酶分解代谢，以肝素降解产物或原形经肾排出。肝素抗凝活性 $t_{1/2}$ 因给药剂量而异，静脉注射 100 U/kg、400 U/kg 和 800 U/kg，抗凝活性 $t_{1/2}$ 分别为 1 h、2.5 h 和 5 h。肺气肿、肺栓塞及肝、肾功能严重障碍患者，$t_{1/2}$ 明显延长。

2. 药理作用及机制

肝素在体内、外均有强大抗凝作用。静脉注射后，抗凝作用立即发生，可使多种凝血因子灭活。静脉注射后 10 min 内血液凝固时间及部分凝血酶时间（activated partial thrombo-plastin time，APTT）均明显延长，对凝血酶原时间（prothrombin，PT）影响弱。作用维持 3 ~ 4 h。

除抗凝作用外，肝素还具有以下作用：使血管内皮细胞释放脂蛋白酯酶，水解血中乳糜微粒和 VLDL，发挥调血脂作用；抑制炎症介质活性和炎症细胞活动，呈现抗炎作用；抑制血管平滑肌细胞增殖，抗血管内膜增生；抑制血小板聚集（可能通过抑制凝血酶产生的间接作用）等。

3. 临床应用

临床多用于血栓栓塞性疾病、DIC 和体外抗凝。

（1）血栓栓塞性疾病：主要用于防治血栓的形成和扩大，如深静脉血栓、肺栓塞和周围动脉血栓栓塞等，也可用于防治心肌梗死、脑梗死、心血管手术及外周静脉术后血栓形成。

（2）DIC：用于各种原因引起的 DIC，如脓毒血症、胎盘早期剥离、恶性肿瘤溶解等所致的 DIC。这是肝素的主要适应证。注意应早期应用，可防止因纤维蛋白和凝血因子的消耗而引起的继发性出血。

（3）体外抗凝：如心导管检查、体外循环及血液透析等。

4. 不良反应

主要包括出血、血小板减少以及过敏等。

（1）出血：是肝素的主要不良反应，表现为各种黏膜出血、关节腔积血和伤口出血等。应仔细观察患者，控制剂量及监测凝血时间或 APTT，使 APTT 维持在正常值（50 ~ 80 s）的 1.5 ~ 2.5 倍，可减少这种出血的危险。肝素常致老年妇女和肾衰竭患者出血。肝素轻度过量，停药即可，如严重出血，可缓慢静脉注射鱼精蛋白（protamine）解救，后者是强碱性蛋白质，带有正电荷，与肝素结合成稳定的复合物而使肝素失活。每 1.0 ~ 1.5 mg 的鱼精蛋白可使 100U 的肝素失活，但每次剂量不可超过 50 mg。

（2）血小板减少：发生率可达 5%。一般是肝素引起的一过性血小板聚集作用所致，多数发生在给药后 7 ~ 10 天，与免疫反应有关。可能因肝素促进血小板因子 4（PF$_4$）释放并与之结合，形成肝素和 PF$_4$ 复合物，后者再与特异性抗体形成 PF$_4$- 肝素 -IgG 复合物，引起病理反应所致。停药后约 4 天可恢复。

（3）其他：偶有过敏反应，如哮喘、荨麻疹、结膜炎和发热等。长期应用可致骨质疏松和骨折。孕妇应用可致早产及死胎。

5. 禁忌证

对肝素过敏、有出血倾向、血友病、血小板功能不全和血小板减少症、紫癜、严重高血压、细菌性心内膜炎、肝肾功能不全、溃疡病、颅内出血、活动性肺结核、孕妇、先兆流产、产后、内脏肿瘤、外伤及术后等禁用。

6. 药物相互作用

肝素为酸性药物，不能与碱性药物合用；与阿司匹林等非甾体抗炎药、右旋糖酐、双嘧达莫等合用，可增加出血危险；与糖皮质激素类、依他尼酸合用，可致胃肠道出血；与胰岛素或磺酰脲类药物合用能导致低血糖；静脉同时给予肝素和硝酸甘油，可降低肝素活性；与血管紧张素转化酶抑制剂合用可引起高血钾。

（二）低分子量肝素

与普通肝素相比，低分子肝素（low molecular weight heparin，LMWH）具有以下特点：抗凝血因子Ⅹa 活性 / 抗凝血因子Ⅱa 活性比值明显增加，是普通肝素的 1.5 ~ 4 倍（LMWH 比值为 1.5 ~ 4.0，而普通肝素为 1.0 左右），分子量越低，抗凝血因子Ⅹa 活性越强，这样就使抗血栓作用与致出血作用分离，保持了肝素的抗血栓作用而降低了出血的危险；抗凝血因子Ⅹa 活性的 $t_{1/2}$ 长。

在临床应用中 LMWH 具有以下优点：抗凝剂量易掌握，个体差异小；一般不需要实验室监测抗凝活性；毒性小，安全；作用时间长，皮下注射每日只需 1 ~ 2 次；可用于门诊患者。

LMWH 可引起出血、血小板减少症、低醛固酮血症伴高钾血症、皮肤坏死、过敏反应和暂时性丙氨酸转氨酶（alanine transaminase，ALT）、天冬氨酸转氨酶［AST；又称谷草转氨酶（glutamic-oxaloacetic transaminase）］升高等不良反应。治疗时需通过测定血浆凝血因子 X a 活性进行监护。LMWH 引起的出血，也可用硫酸鱼精蛋白来解救。禁忌证和注意事项与肝素相似，但肝素引起血小板减少症有Ⅰ型与Ⅱ型之分，Ⅰ型轻，为一过性；Ⅱ型严重，可引起动、静脉血栓。LMWH 不易引起血小板释放 PF_4，故较少发生Ⅱ型血小板减少症。

由于来源和制作方法不同，LMWH 有许多种类，其分子量和硫酸化程度各异，药动学参数及剂量范围也不同。临床常用制剂有依诺肝素（enoxaparin）、替地肝素（tedelparin）、弗希肝素（fraxiparin）、洛吉肝素（logiparin）及洛莫肝素（lomoparin）等，主要用于深静脉血栓和肺栓塞的预防与治疗、外科手术后预防血栓形成、急性心肌梗死、不稳定型心绞痛和血液透析、体外循环等。

依诺肝素为第一个上市的 LMWH，分子量为 3.5 ～ 5.0 kDa，系从猪小肠黏膜制得的肝素苯甲基酯再经碱性解聚制备而成。

1. 体内过程

皮下注射后吸收迅速、完全。给药后 3 h 出现血浆最高活性，而血浆中抗凝血因子 X a 活性可持续 24 h。不易通过胎盘屏障，部分经肾排泄。$t_{1/2}$ 为 4.4 h。

2. 药理作用与临床应用

抗因子 X a 与因子 Ⅱ a 活性比值超过 4，具有强大而持久的抗血栓形成作用。临床主要用于深部静脉血栓、外科手术和整形外科（如膝、髋人工关节置换手术）后静脉血栓形成的防治，血液透析时防止体外循环发生凝血。与普通肝素相比，抗凝剂量较易掌握，不良反应轻，作用持续时间长。

3. 不良反应

较少出现出血，如发生意外静脉注射或大剂量皮下注射引起出血加重，可用鱼精蛋白 1 mg 对抗依诺肝素 1 mg 的抗因子 Ⅱ a 及部分（最多 60%）抗因子 X a 的活性。偶见血小板减少，严重出血。禁用于对本品过敏和严重肝、肾功能障碍患者。

二、凝血酶抑制药

根据药物对凝血酶的作用位点可分为：双功能凝血酶抑制药，如水蛭素可与凝血酶的催化位点和阴离子外位点结合；阴离子外位点凝血酶抑制药，仅能通过催化位点或阴离子外位点与凝血酶结合，发挥抗凝血酶作用。

（一）水蛭素

水蛭素（hirudin）是水蛭唾液中的抗凝成分，含 65 个氨基酸残基，分子量约为 7 kDa，其基因重组技术产品为重组水蛭素（lepirudin）。

1. 体内过程

口服不吸收，静脉注射后进入细胞间隙，不易透过血脑屏障。主要以原形经肾脏迅速排出，$t_{1/2}$ 约 1 h。

Note

2. 药理作用与机制

水蛭素是强效、特异的凝血酶抑制剂，以 1 : 1 分子比直接与凝血酶的催化位点和阴离子外位点结合，抑制凝血酶活性，减少纤维蛋白的生成；由于凝血酶是最强的血小板激活物，水蛭素也抑制凝血酶引起的血小板聚集和分泌，从而产生抗血栓作用。

3. 临床应用

用于预防术后血栓形成、经皮冠状动脉成形术后再狭窄、不稳定型心绞痛、急性心肌梗死后溶栓的辅助治疗、DIC、血液透析及体外循环等。

4. 用药注意事项

肾衰竭患者慎用。由于患者用药期间体内通常可形成抗水蛭素的抗体，从而延长APTT，建议每日监测APTT。目前尚无有效的水蛭素解毒剂。

（二）阿加曲班

阿加曲班（argatroban）为合成的精氨酸衍生物，与凝血酶的催化部位结合，抑制凝血酶所催化和诱导的反应，阻碍纤维蛋白凝块的形成，并抑制凝血酶诱导的血小板聚集及分泌作用，最终抑制纤维蛋白的交联并促使纤维蛋白溶解。本品 $t_{1/2}$ 短，治疗安全范围窄，且过量无对抗剂，需监测APTT使之保持在 55 ～ 85 s。本品与阿司匹林合用于临床，采用使APTT平均延长 1.6 倍的剂量并不延长出血时间，此剂量易耐受，无不良反应，但还需继续观察。本品还可局部用于移植物上，以防血栓形成。

三、维生素 K 拮抗药

维生素 K 是凝血因子Ⅱ、Ⅶ、Ⅸ、Ⅹ活化必需的辅助因子，具有拮抗维生素 K 作用的药物为香豆素类抗凝药（coumarins），是一类含有 4- 羟基香豆素基本结构的物质，口服吸收后参与体内代谢发挥抗凝作用，又称为口服抗凝药，包括双香豆素（dicoumarol）、华法林（warfarin，苄丙酮香豆素）和醋硝香豆素（acenocoumarol，新抗凝）等，其中以华法林最为常用。

（一）体内过程

华法林口服后吸收快而完全，其钠盐的生物利用度几乎为 100%，吸收后 99% 以上与血浆蛋白结合，表观分布容积小，可通过胎盘。主要在肝中代谢，最后以代谢物形式由肾排出，$t_{1/2}$ 约 40 h。作用维持 2 ～ 5 天。双香豆素口服吸收慢且不规则，吸收后几乎全部与血浆蛋白结合，主要分布于肺、肝、脾及肾，经肝药酶羟基化失活后自尿中排出。醋硝香豆素大部分以原形经肾排出。

（二）药理作用及机制

香豆素类是维生素 K 拮抗药，抑制维生素 K 在肝由环氧化型向氢醌型转化，从而阻止维生素 K 的反复利用。维生素 K 是 γ- 羧化酶的辅酶，其循环受阻则影响含有谷氨酸残基的凝血因子Ⅱ、Ⅶ、Ⅸ、Ⅹ的前体、抗凝血蛋白 C 和抗凝血蛋白 S 的 γ- 羧化作用，使这些因子停留于无凝血活性的前体阶段，从而影响凝血过程。对已经 γ- 羧化的上述因子无抑制作用。因此，香豆素类体外无效，在体内也须在原有的凝血因子Ⅱ、Ⅷ、Ⅸ、Ⅹ、抗凝血蛋白 C 和 S 耗竭后才发挥抗凝作用。凝血因子Ⅱ、Ⅶ、Ⅸ、Ⅹ、抗凝血蛋白 C 及 S 的 $t_{1/2}$ 为 6 ~ 50 h，故香豆素类口服后至少需要 12 ~ 24 h 才出现作用，1 ~ 3 天达高峰，维持 3 ~ 4 天。

（三）临床应用

口服用于防治血栓栓塞性疾病（如心房纤颤和心脏瓣膜病所致血栓栓塞），这是华法林的常规应用，接受心脏瓣膜修复手术的患者需长期服用华法林；髋关节手术患者应用可降低静脉血栓形成的发病率。应注意本类药物显效慢，作用时间长，不易控制。防治静脉血栓和肺栓塞一般采用先用肝素或者先与肝素合用，后用香豆素类维持治疗的序贯疗法。与抗血小板药合用，可减少外科大手术、风湿性心脏病、人工瓣膜置换术后的静脉血栓发生率。

（四）不良反应

应用过量易致自发性出血，最严重者为颅内出血，应密切观察，使用药物期间必须测定凝血酶原时间（prothrombin time，PT），一般控制在 18 ~ 24 s（正常为 12 s）较好，并据此调整剂量。如用量过大引起出血时，应立即停药并缓慢静脉注射大量维生素 K 或输新鲜血液。华法林能通过胎盘屏障，引起胎儿出血性疾病，还可影响胎儿骨骼和血液蛋白质的 γ- 羧化作用，影响胎儿骨骼正常发育，孕妇禁用。"华法林诱导的皮肤坏死"为罕见不良反应，通常发生在用药后 3 ~ 7 天内，为避免该不良反应，华法林的起始剂量不宜过大。

（五）药物相互作用

阿司匹林、保泰松等使血浆中游离香豆素类浓度升高，抗凝作用增强。降低维生素 K 生物利用度的药物或各种病理状态导致胆汁减少均可增强香豆素类的作用。广谱抗生素抑制肠道产生维生素 K 的菌群，减少维生素 K 的生成，增强香豆素类的作用。肝病时凝血因子合成减少也可增强其作用。肝药酶诱导药苯巴比妥、苯妥英钠、利福平等能加速香豆素类的代谢，降低其抗凝作用，西咪替丁等肝药酶抑制药可增强其凝血作用。

四、新型口服抗凝药

新型口服抗凝药（new oral anticoagulants，NOACs）是血栓栓塞性疾病治疗的新兴替代选择，主要包括Ⅱa 因子抑制剂达比加群酯与Ⅹa 因子抑制药利伐沙班等。与华法林相比，NOACs 具有药动学和药效学可预测、可以采用无须常规抗凝监测的固定剂量疗法、与食物和其他药物的相互作用少等优点，主要临床应用为替代华法林，用于非瓣膜病性房颤患者。达比加群酯（dabigatran etexilate）为前体药，在体内转化为达比加群后竞争性抑制凝血酶，生物利用度低，一般包裹在酒石酸中以增加吸收。用药后一旦发生出血，可使用特异性拮抗剂依达赛珠单抗（idarucizumab）抑制其抗凝作用，该拮抗剂与达比加群酯的亲和力是凝血酶的 350 倍。

利伐沙班（rivaroxaban）、阿哌沙班（apixaban）、依度沙班（edoxaban）均为活性药，生物利用度高。通过竞争性结合凝血因子 Xa 位点发挥抗凝作用。用药后发生出血可使用重组型 Xa 因子制剂 Andexanet Alfa 拮抗其抗凝作用。

五、促凝血药

（一）维生素 K

维生素 K 广泛存在于自然界，基本结构为甲萘醌。植物性食物如苜蓿中所含的为维生素 K_1（phytomenadione），由腐败鱼粉所得及肠道细菌产生者为维生素 K_2（menaquinone），两者均为脂溶性，需胆汁协助吸收。维生素 K_3（menadione sodium bisulfite）和维生素 K_4（menadiol）为人工合成品，两者均为水溶性，不需胆汁协助吸收。

1. 药理作用

维生素 K 是 γ- 羧化酶的辅酶，参与肝脏合成凝血因子 II、VII、IX、X 等的过程，促进这些凝血因子前体蛋白分子氨基末端第 10 个谷氨酸残基的 γ- 羧化作用，使这些因子具有与 Ca^{2+} 结合活性，再与带有大量负电荷的血小板磷脂结合，使血液凝固正常进行。缺乏维生素 K 时，肝脏仅能合成无凝血活性的凝血因子 II、VII、IX、X，导致凝血障碍，凝血酶原时间延长而发生出血。维生素 K_3 微量脑室注射有明显镇痛作用，此作用可被纳洛酮拮抗，且维生素 K_3 和吗啡镇痛作用有交叉耐受现象。

2. 临床应用

主要用于梗阻性黄疸、胆瘘、慢性腹泻、早产儿、新生儿出血等患者及香豆素类、水杨酸类药物或其他原因导致凝血酶原过低而引起的出血者，亦可用于预防长期应用广谱抗菌药继发的维生素 K 缺乏症。

3. 不良反应

维生素 K 毒性低。静脉注射维生素 K_1 速度过快时，可产生面部潮红、出汗、血压下降，甚至发生虚脱。一般以肌内注射为宜。维生素 K_3 和维生素 K_4 常致胃肠道反应，引起恶心、呕吐等，较大剂量可致新生儿、早产儿溶血性贫血、高胆红素血症及黄疸，对红细胞缺乏葡萄糖 -6- 磷酸脱氢酶（G-6-PD）的特异质者也可诱发急性溶血性贫血。肝功能不良者应慎用。

（二）凝血因子制剂

凝血因子制剂是从健康人体或动物血液中提取，经分离提纯、冻干后制备的制剂，主要用于凝血因子缺乏时的补充治疗。

凝血酶原复合物（prothrombin complex concentrate，人因子IX复合物）是由健康人静脉血分离而得的含有凝血因子 II、VII、IX、X 的混合制剂。上述 4 种凝血因子的凝血作用均依赖维生素 K 的存在。临床主要用于治疗血友病 B（先天性凝血因子IX缺乏）、严重肝脏疾病、香豆素类抗凝剂过量和维生素 K 依赖性凝血因子缺乏所致的出血。

抗血友病球蛋白（antihemophilic globulin，抗血友病 A 因子，）含凝血因子Ⅷ及少量纤维蛋白原。临床主要用于甲型血友病（先天性因子Ⅷ缺乏症）的治疗。还可用于治疗溶血性血友病、抗因子Ⅷ c 抗体所致的严重出血。静脉滴注过速能引起头痛、发热、荨麻疹等症状。

纤维蛋白原（fibrinogen）从健康人血浆中提制而得，输注后可迅速提高血中纤维蛋白原浓度，在凝血酶作用下转变为纤维蛋白，达到促进血凝和止血的目的。适用于原发性低纤维蛋白原血症，也可用于由于严重肝损害、产科并发症、外伤、大手术、内脏出血所致的继发性纤维蛋白原缺乏症。

凝血酶（thrombin）是从猪、牛血提取精制而成的无菌制剂。直接作用于血液中纤维蛋白原，使其转变为纤维蛋白，发挥止血作用。此外，还有促进上皮细胞有丝分裂，加速创伤愈合的作用。用于通常止血困难的小血管、毛细血管以及实质性脏器出血的止血，也用于创面、口腔、泌尿道以及消化道等部位的止血，还可缩短穿刺部位出血的时间。局部止血时，用灭菌生理盐水溶解成 50 ~ 1000 U/ml 溶液喷雾或敷于创面。

（三）纤维蛋白溶解抑制药

氨甲苯酸（aminomethylbenzoic acid，PAMBA）又称为对羧基苄胺，结构与赖氨酸类似，能竞争性抑制纤溶酶原激活因子，使纤溶酶原不能转变为纤溶酶，从而抑制纤维蛋白的溶解，产生止血作用。PAMBA 的生物利用度为 70%，$t_{1/2}$ 为 60 min。主要用于纤维蛋白溶解症所致的出血，如肺、肝、胰、前列腺、甲状腺及肾上腺等手术所致的出血及产后出血、前列腺肥大出血、上消化道出血等，因这些脏器及尿内存有较大量纤溶酶原激活因子。对癌症出血、创伤出血及非纤维蛋白溶解引起的出血无止血效果。PAMBA 不良反应少，但应用过量可致血栓并可能诱发心肌梗死。

氨甲环酸(tranexamic acid，AMCHA)又称为凝血酸，作用及用途与 PAMBA 相同，但作用较强。

（陈　琳）

第四章 弥散性血管内凝血

弥散性血管内凝血（disseminated intravascular coagulation，DIC）是在许多疾病基础上，致病因素损伤微血管体系，导致凝血活化，全身微血管血栓形成、凝血因子大量消耗并继发纤溶亢进，引起以出血及微循环衰竭为特征的临床综合征。

DIC 主要为全身性的病理过程，但有时也仅限于某一器官。由于引起 DIC 的基础疾病各异，故其发生、发展的机制相当复杂，临床表现亦形式多样，因此常常给临床诊断与治疗带来较大的难度。急性、重症 DIC 预后较差，如不及时救治常危及生命。

第一节 弥散性血管内凝血的病因与影响因素

一、DIC 的病因

DIC 不是一个独立的疾病，它的发生发展与原发病的严重程度有关，更关键是与促凝物质进入血液的数量、速度和途径有关。临床资料显示，各科均有能够伴发 DIC 的疾病，其中常见的有严重感染性疾病、恶性肿瘤、广泛组织创伤和产科意外等（表 4-1-1）。因此临床上诊断 DIC 的时候，必须考虑患者是否存在能够引起 DIC 的基础疾病。

以上疾病或病理过程存在能够触发凝血系统激活的因素，也被称为 DIC 的触发因素（triggering event），主要包括组织损伤释放组织因子（TF）、血管内皮细胞损伤、细菌内毒素、免疫复合物、蛋白水解酶、颗粒或胶体物质、病毒或其他病原微生物等。

表 4-1-1　DIC 常见病因

类型	所占比例	主要疾病
感染性疾病	31%～43%	革兰氏阴性或阳性菌感染、败血症等；病毒性肝炎、流行性出血热、病毒性心肌炎等
肿瘤性疾病	24%～34%	胰腺癌、结肠癌、食管癌、胆囊癌、肝癌、胃癌、白血病、前列腺癌、肾癌、膀胱癌、绒毛膜上皮癌、卵巢癌、子宫颈癌、恶性葡萄胎等
妇产科疾病	4%～12%	流产、妊娠中毒症、子痫及先兆子痫、胎盘早期剥离、羊水栓塞、子宫破裂、宫内死胎、腹腔妊娠、剖宫产手术等
创伤及手术	1%～5%	严重软组织创伤、挤压伤综合征、大面积烧伤，前列腺、肝、脑、肺、胰腺等脏器大手术，器官移植术等

二、DIC 发生、发展的影响因素

在某些基础疾病及凝血触发因素存在的情况下，DIC 是否发生或 DIC 发生、发展的轻重缓急程度，尚与机体凝血与抗凝血平衡调节的基本状态有关。

（一）单核 - 巨噬细胞系统功能受损

单核 - 巨噬细胞具有清除各类促凝物质、活化凝血因子、纤维蛋白降解产物（FDP）、补体成分以及血细胞碎片等的作用。因此，能够引起单核 - 巨噬细胞系统功能降低或受损的因素可以导致机体非特异性细胞抗凝功能下降，进而促进 DIC 的发生与发展。例如，全身性 Shwartzman 反应时，首次注射内毒素后，单核 - 巨噬细胞系统由于吞噬大量内毒素、纤维蛋白（fibrin，Fbn）而被"封闭"；第二次注射内毒素时，单核 - 巨噬细胞系统进一步吞噬、灭活内毒素以及清除活化凝血因子的能力大大降低，由于内毒素具有激活凝血因子、促使血小板聚集和收缩血管的作用，所以能引起 DIC 样的病理变化。

临床上长期大量应用糖皮质激素、反复感染、脾切除术后或严重肝脏疾病时，单核 - 巨噬细胞系统功能明显降低，因此可成为某些患者发生 DIC 的诱因。

（二）严重肝脏疾病

严重肝脏疾病时，一旦有促凝物质进入血液，极易造成血栓形成或出血倾向。这是因为：①引起肝脏病变的一些因素如病毒、免疫复合物和某些药物等可激活凝血系统；②肝脏合成蛋白 C（PC）、抗凝血酶（AT）以及纤溶酶原等抗凝物质减少，血液处于高凝状态，易诱发 DIC；③凝血因子大多在肝脏合成，活化的凝血因子也在肝脏内被清除和灭活，因此凝血因子灭活减少使 DIC 易于发生，凝血因子合成减少也造成 DIC 患者的出血倾向；④急性重型肝炎时，大量坏死肝细胞可释放 TF 等，启动凝血系统，促进 DIC 的发生。

（三）血液的高凝状态

血液高凝状态（hypercoagulable state）是指在某些生理或病理条件下，血液凝固性增高，有利于血栓形成的一种状态。原发性高凝状态见于遗传性 AT、PC、蛋白 S（PS）

Note

缺乏症和凝血因子 V 结构异常引起的 PC 抵抗症。继发性高凝状态见于各种血液和非血液疾病，如肾病综合征、恶性肿瘤、白血病、妊娠中毒等。

高龄产妇或妊娠后期可有生理性高凝状态。妊娠第三周开始，孕妇血液中血小板及凝血因子（Ⅰ、Ⅱ、Ⅴ、Ⅶ、Ⅸ、Ⅹ、Ⅻ等）逐渐增多；而 AT、组织型纤溶酶原激活物、尿激酶型纤溶酶原激活物降低；胎盘产生的纤溶酶原激活剂抑制物（PAI）增多。随着妊娠时间的增加，血液渐趋高凝状态，妊娠末期最明显。故当产科意外（胎盘早期剥离、宫内死胎、羊水栓塞等）时，易发生 DIC。

酸中毒所致的血液高凝状态，是促进 DIC 发生发展的重要原因之一。一方面，酸中毒可损伤血管内皮细胞，启动凝血系统，引起 DIC 的发生。另一方面，由于血液 pH 值降低，凝血因子的酶活性增高，肝素的抗凝活性减弱，并促进血小板的聚集，这些均使血液处于高凝状态，促进 DIC 的发生、发展。

（四）微循环障碍

微循环障碍可以是局部的，也可以是全身性的。微循环严重障碍时，血液淤滞，甚至 "泥化"。此时，红细胞聚集，血小板黏附、聚集。微循环障碍所致的缺血、缺氧可引起酸中毒及血管内皮细胞损伤等，这也可促进 DIC 的发生、发展。巨大血管瘤时，由于微血管中血流缓慢，甚至出现涡流，以及伴有的血管内皮细胞损伤等可促进 DIC 的发生、发展。低血容量时，由于肝、肾血液灌流减少，使其清除凝血物质及纤溶产物功能降低，也可促进 DIC 的发生、发展。休克可以是 DIC 的重要临床表现之一，也可以是 DIC 发生的重要诱因。

（五）其他因素

吸烟、糖尿病患者，或者临床上不恰当地应用纤溶系统的抑制剂如 6- 氨基己酸（6-aminocaproic acid，EACA）或对羧基苄胺（p-aminomethyl benzoic acid，PAMBA）等，可使机体纤溶系统功能明显降低，若发生感染、创伤等，就容易诱发 DIC。此外，当机体处于应激状态下，交感 - 肾上腺髓质系统强烈兴奋，使微血管收缩、微循环障碍，并且凝血因子和血小板处于易激活状态，AT 抗凝作用减弱，这些因素也有利于 DIC 的发生和发展。

（王婧婧）

第二节　弥散性血管内凝血发生、发展的机制

DIC 的发生发展可因基础疾病不同而异，是一种复杂的动态变化过程。以往认为，DIC 共同的病理生理特征是血液先处于高凝状态，发生广泛性微血栓形成，然后转入

Note

低凝状态，导致多发性出血；因此将急性 DIC 临床经过依次分为高凝期、消耗性低凝期及继发性纤溶亢进期。但是，临床上难以发现高凝期，也根本缺乏"三个时期"的界限。

目前认为，DIC 的起始环节是大量促凝物质进入循环血液所引起的凝血系统异常激活；凝血系统激活过程中，凝血因子、血小板被大量激活或被大量消耗，纤维蛋白异常产生、沉积和微血栓形成始终是存在的，是导致多器官功能障碍的重要原因；DIC 时，凝血系统首先被激活，继而可能发生或不发生纤溶亢进。在许多急性 DIC 案例中，纤溶亢进与凝血系统激活、凝血因子消耗往往同时发生，血栓形成与出血也往往同时存在，其临床表现主要归因于凝血与抗凝血（以及纤溶）之间的力量失衡。内皮细胞损伤或激活、炎症细胞激活及炎性因子大量释放，在 DIC 的发生发展中起关键作用。

（一）凝血系统广泛激活

凝血系统广泛激活是 DIC 的起始环节，若没有凝血系统的广泛激活，就不会发生 DIC。

1. 大量组织因子释放入血

正常组织（特别是脑、肺、胰腺、前列腺、肾、肝、子宫、胎盘、蜕膜等）和恶性肿瘤组织中含有大量组织因子（TF）。在严重感染、大面积组织损伤（如严重创伤、挤压综合征、大面积烧伤等）、病理产科、外科大手术、恶性肿瘤或实质性脏器坏死等情况下，组织发生严重损伤，大量 TF 释放入血。血管内皮细胞、多形核细胞和其他类型细胞也是 TF 的潜在来源。

TF 在炎症引起凝血启动中起核心作用。在内毒素血症和菌血症实验模型中，封闭了 TF 活性就可以完全抑制炎症引起的凝血酶产生。严重败血症时，单核细胞受到促炎细胞因子刺激而表达 TF，引起全身性凝血系统激活。

2. 血管内皮细胞损伤或激活

生物学因素、缺氧、氧化应激、理化因素及免疫性因素等都可以引起血管内皮细胞损伤或激活。其中，严重感染、内毒素血症及细胞因子（TNF-α、IL-1、Ⅱ-6、Ⅱ-8 等）的作用是引起血管内皮细胞损伤或激活最重要的因素。血管内皮细胞损伤或激活是大多数 DIC 发生的必要条件。

（1）血管壁促凝作用增强：正常（静息）的内皮细胞不表达 TF，但损伤或激活的血管内皮细胞表达及释放 TF 增多，启动外源性凝血途径。

（2）内皮屏障缺失：使内皮下成分［胶原、vWF、纤连蛋白（fibronectin，FN）、微纤维等］暴露，既有利于血浆 FⅫ接触激活，启动内源性凝血途径，又有利于血小板黏附、聚集，加速血栓形成。

（3）血管壁抗凝和纤溶功能减弱：血管内皮细胞表达组织因子途径抑制物（TFPI）、AT、凝血酶调节蛋白（TM）减少，抗凝力量减弱。血管内皮细胞释放组织型纤溶酶原激活剂（t-PA）和纤溶酶原激活剂抑制物 -1（PAI-1）比例失调，后者相对增多，使纤溶作用减弱。

（4）血管收缩：血管内皮细胞分泌内皮素（ET）、血小板活化因子（PAF）增多，收缩血管作用增强；而局部 PGI₂ 和 NO 减少，扩张血管作用减弱。血管管径变小，血流阻力增大，流速变慢，有利于血栓形成。

3. 细胞因子的作用

感染性疾病是 DIC 最重要、最常见的病因。炎症反应产生的大量细胞因子（TNF-α、IL-1、L-6、L-8 等）可使血管内皮细胞及单核细胞等表达 TF 增多，促进凝血系统激活；提高 PAI-1 水平，抑制纤溶功能；削弱生理性抗凝功能。

在凝血系统和炎症系统之间有"广泛的对话"（crosstalk），炎症反应导致凝血系统激活，凝血系统又刺激炎症系统活化。这种"对话"最重要的界面是毛细血管床的内皮细胞。血管内皮细胞、炎症细胞、组织因子及细胞因子的相互作用在 DIC 发病机制中的作用见图 4-2-1。

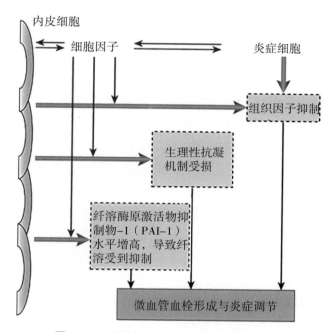

图 4-2-1　细胞因子在 DIC 发病机制中的作用

多种凝血蛋白酶，如凝血酶、FXa 及 FⅦa-TF 复合物，可以通过白细胞、内皮细胞和血小板蛋白酶激活受体（proteinase-activated receptors，PAR）（PAR-1、PAR-2、PAR-4），上调炎症反应。强烈的炎症反应又产生大量细胞因子，进一步促进 DIC 发生发展。

高血糖和高胰岛素血症可明显增强炎症驱使的 TF 基因表达，并使内源性纤溶明显降低，促进血栓形成。

4. 血细胞的大量破坏和血小板激活

（1）红细胞大量破坏：当异型输血、恶性疟疾、输入过量库存血等因素造成红细胞大量破坏时，可以释放出大量 ADP 和血红蛋白。ADP 促进血小板聚集，红细胞素具有 TF 样作用，可激活凝血系统。

（2）白细胞大量激活或破坏：单核巨噬细胞静息状态时不表达 TF，当其被内毒素、细胞因子或抗原－抗体复合物激活后，可合成和释放 TF 和炎性因子，促进凝血活性。

急性早幼粒细胞白血病患者放、化疗导致白细胞大量破坏时，释放组织因子样物质启动凝血，促进 DIC 的发生。

（3）血小板激活及放大作用：在 DIC 的发生、发展中，血小板多为继发性作用，只有在少数情况如血栓性血小板减少性紫癜时，血小板才起原发性作用。

多种 DIC 起始因素及凝血酶都可激活血小板，促进血小板的黏附、聚集和释放，加速并加重 DIC 进程。①血小板被激活后形成血小板血栓，暴露大量的磷脂表面，为 FX 和凝血酶原的激活提供了极为有利的条件。②活化的血小板可释放 ADP、5- 羟色胺（5-hydroxytryptamine，5-HT）和血栓素 A_2（thromboxane A_2，TXA_2），这些物质反过来又可进一步激活血小板。③活化的血小板可通过诱导核因子 -κB（muclear factor kappa B，NF-κB）激活，刺激中性粒细胞或单核细胞表达 TF 增多。④上述细胞间相互作用还可使 IL-1、IL-8、单核细胞趋化蛋白（monocyte chemotactic protein，MCP-1）和 TNF-α 等炎症因子显著升高，从而使血小板在 DIC 发生发展中产生放大作用。

5. 其他促凝物质入血

（1）急性胰腺炎：急性坏死性胰腺炎时，大量胰蛋白酶入血，可直接激活 FX、凝血酶原和 FⅦ，还可增强 FⅧ和 FV 活性；胰腺组织坏死时，可有大量 TF 释放入血。

（2）羊水栓塞：羊水中含有丰富的 TF，故羊水栓塞时可启动外源性凝血途径。此外，羊水还具 FⅧ活性，羊水中的角化上皮细胞、胎脂、胎粪等颗粒物质，进入血液后可通过表面接触而激活 FⅫ，启动内源性凝血途径。羊水中还含有纤溶酶原激活物，激活纤溶系统，使血液由高凝状态迅速转入低凝状态，而发生严重的产后出血。

（3）大量带负电荷的异物入血：转移的癌细胞或某些大分子颗粒（如细菌等）进入血液，或体外循环过程中血泵负电荷表面可以激活 FⅫ而启动内源性凝血途径。

（4）外源性毒素入血：某些蜂毒或蛇毒入血可以直接激活 FX、凝血酶原或直接使纤维蛋白原转变为纤维蛋白。如蛙蛇蛇毒能直接使凝血酶原转变成凝血酶，响尾蛇蛇毒可直接使纤维蛋白原转变为纤维蛋白。

6. 凝血酶的放大作用

在 DIC 发生、发展过程中，凝血酶是最关键的酶。凝血酶不仅可放大凝血过程，还可放大炎症反应。其机制是：①激活血小板，使血小板聚集并放大血小板在凝血中的功能；②激活因子 FⅧ、FV 和 FX，进一步形成凝血酶；③通过蛋白酶激活受体（PARs）激活促炎因子；④激活因子 FⅩⅢ，使纤维蛋白交联；⑤激活凝血酶可激活纤溶抑制物（thrombin-activatable fibrinolysis inhibitor，TAFI），使凝血块可以抵抗纤溶；⑥增加黏附分子（如 L- 选择素）表达，从而促进白细胞的炎症反应。

（二）天然抗凝因子途径受损

凝血系统激活以后，微血栓是否形成首先取决于凝血活化与机体抗凝功能的强弱对比。研究显示，在 DIC 过程中，体内主要抗凝系统的功能几乎均受到程度不同的抑制或损害，从而有利于凝血酶、Fbn 的大量生成。DIC 时机体抗凝功能减弱主要表现在：①作为抗凝血酶活性最重要的物质，DIC 患者血浆 AT 水平因合成减少、被中性

Note

粒细胞释放的弹性蛋白酶降解增多及消耗过多而明显降低。②由于 PC 合成下降、各种细胞因子作用于血管内皮细胞（VEC）使其表达 TM 和内皮细胞蛋白 C 受体（EPCR）减少，导致激活的蛋白 C（APC）系统显著受抑。③在 TF 介导凝血系统活化过程中，TFPI 的负调控作用也受到抑制。

AT 和 APC 除了具有抗凝特性，还具有抗炎特性。AT 可以诱导内皮细胞产生前列环素（PGI$_2$），进而抑制血小板活化及聚集，防止中性粒细胞堵塞血管，减少内皮细胞产生细胞因子等。AT 还可直接与白细胞和淋巴细胞相互作用，阻断这些细胞的活性、移动以及和内皮细胞黏附，从而减轻微血管内皮损伤。

因此，天然抗凝因子途径受损可使抗凝及抗炎机制减弱，有利于血栓形成。

（三）凝血因子大量消耗

如果不能及时祛除 DIC 的病因和阻断凝血瀑布反应，广泛的微血栓形成必然消耗大量血小板和凝血因子（如纤维蛋白原、凝血酶原、FⅤ、FⅧ、FX 等），导致血液的凝固性降低乃至出血。

（四）纤溶功能失调

纤维蛋白溶解存在于每位 DIC 患者。针对凝血酶的不断形成，继发性纤溶是一种适当反应，有利于清除微血栓，恢复血流，防止多器官衰竭。但某些 DIC 患者也可发生继发性纤溶功能过度增强，在使微血栓溶解的同时，加剧了机体止、凝血功能的障碍而引起出血，表现为病理作用。

1. 纤溶抑制

当凝血系统激活生成大量 Fbn 时，微血管血栓能否形成尚与机体纤溶功能的强弱相关。当局部纤溶功能相对或绝对降低，不能及时降解清除 Fbn 时，Fbn 才能得以沉积保留下来成为血栓。DIC 动物实验和临床研究显示，纤溶功能刚开始被激活，随后被抑制，其抑制程度与血浆中 PAI-1 的增高水平直接相关。多数恶性肿瘤患者由于表达高水平的 PAI-1，表现为低纤溶状态，因此纤溶抑制是恶性肿瘤患者发生 DIC 的主要机制之一。

2. 继发性纤溶亢进

DIC 时，可同时存在原发性和继发性纤溶功能增强。其机制为：①凝血过程中，大量纤维蛋白形成并沉积于脑、子宫、心、肺、脾或前列腺等富含纤溶酶原激活物（PAs）的器官组织毛细血管壁上，刺激血管内皮细胞释放 PAs（主要是 t-PA），引起纤溶亢进；②凝血过程中形成的凝血酶、激肽释放酶和 FⅫa 等具有激活纤溶酶原的作用；③凝血酶在血管内皮细胞膜上的 TM 协同作用下，激活 PC 为 APC，APC 有抗凝及促进纤溶作用；④合并严重肝疾病的 DIC 患者，还可因肝对 t-PA 灭活减少及纤溶抑制物合成减少而引起纤溶亢进。

继发性纤溶增强是 DIC（尤其是急性 DIC）的特征之一。纤溶亢进发生之后，纤溶酶大量形成并将纤维蛋白 / 纤维蛋白原水解成 FDP/ 纤维蛋白原降解产物（fibrinogen degradation products，FgDP）。FDP/FgDP 具有强大的抗凝血作用。大量的纤溶酶还可使凝血酶原、FⅤ、FⅦ、FⅨ、FⅩ等多种凝血因子水解而减少。可见，纤溶酶形成增多也是 DIC 发病机制中的另一个关键酶。

应当指出，DIC 的发生、发展是一个动态过程，微血栓形成与微血栓溶解在时相上并不截然分开，两者之间可存在不同程度的重叠。DIC 发生、发展的原因、机制以及对机体的影响归纳如图 4-2-2 所示。

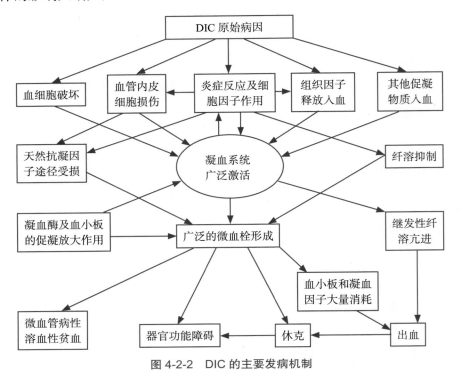

图 4-2-2　DIC 的主要发病机制

（王婧婧）

第三节　弥散性血管内凝血的分型与临床表现

2001 年，国际血栓形成与止血学会（International Society on Thrombosis and Hemostasis，ISTH）根据评分将 DIC 分为显性 DIC（overt-DIC）和非显性 DIC（non-overt-DIC）两类。国内主要根据 DIC 发生的快慢和代偿情况进行分型。

一、DIC 的分型

（一）按 DIC 发生的快慢分型

按 DIC 临床经过的快慢 DIC 可分为急性型、亚急性型和慢性型，主要与致病因素的作用方式、强度和持续时间长短有关。当病因作用迅速而强烈，促凝物质入血过多、过快，超过机体代偿能力时，DIC 表现为急性型，属于显性 DIC；相反，病因作用缓慢而持续，促凝物质入血少而慢，机体代偿功能健全，表现为慢性型或亚急性型，属于非显性 DIC。各型主要特点如下。

1. 急性型

在病因作用下，DIC 在数小时或 1 ～ 2 天内发生，常见于各种严重感染（特别是革兰氏阴性菌感染引起的感染性休克）、血型不合输血、严重创伤、羊水栓塞、移植后急性排斥反应等。此型临床表现明显，常见严重出血，患者病情迅速恶化，实验室检查结果显著异常。

2. 亚急性型

在病因作用下，DIC 在数天内逐渐形成，常见于恶性肿瘤转移、宫内死胎等患者，表现介于急性型和慢性型之间，以血栓形成为主要表现。

3. 慢性型

常见于恶性肿瘤、自身免疫病、慢性溶血性贫血等疾病。病程较长，患者临床症状不明显，常常以某器官功能不全的表现为主，有时仅有实验室检查异常。此类 DIC 往往在尸解后行组织病理学检查时才被发现。在一定条件下，可转化为急性型。

（二）按 DIC 发生后机体的代偿情况分型

根据 DIC 发生后机体凝血物质的消耗与代偿性生成增多之间的对比关系，可将 DIC 分为失代偿型、代偿型和过度代偿型。

1. 失代偿型

主要见于急性 DIC。凝血因子和血小板的消耗多于机体的代偿生成。

2. 代偿型

主要见于轻症 DIC。凝血因子和血小板的消耗与机体的代偿生成之间呈平衡状态。患者几乎没有临床症状，实验室检查也无明显异常。

3. 过度代偿型

主要见于慢性 DIC 或恢复期 DIC。机体代偿生成的凝血因子和血小板多于消耗。

二、DIC 的临床表现

（一）出血

虽然微血栓形成是 DIC 的基本病理变化，但不易被及时发现。多部位严重出血倾向是急性 DIC 的特征性表现及重要诊断依据之一。DIC 时的出血形式多样，有时出现明显的多部位出血，来势凶猛。最常见的是皮肤黏膜自发性出血，如出现皮肤瘀斑、瘀点，牙龈和鼻黏膜出血，甚至皮肤大片紫癜及皮肤黏膜坏死，偶见皮下血肿；也可出现自发性内脏大出血，如呕血和黑便、咯血、血尿、阴道流血及颅内出血等。但有时又以隐蔽或轻微的形式出血，如内脏出血、伤口或注射部位渗血不止等。

DIC 出血的临床特点可以归纳为：①不易用原发病或原发病当时的病情来解释出

血的原因；②多发性出血；③常合并休克、栓塞、溶血等 DIC 的其他表现。

DIC 时出血的发病机制为：

1. 凝血物质大量消耗

在 DIC 发生发展过程中，各种凝血因子和血小板大量消耗，特别是纤维蛋白原（fibrinogen，Fbg）、凝血酶原、FⅤ、FⅩ和血小板普遍减少。此时，因凝血物质大量减少，血液进入低凝状态。

2. 继发性纤溶亢进

凝血系统激活，凝血酶生成增多，纤维蛋白沉积等，可使血中纤溶酶（PLn）增多，一方面可水解多种凝血因子，造成血液凝固性进一步降低；另一方面还可使 Fbn/Fbg 降解增快，FDP/FgDP 形成增多。FDP/FgDP 具有强大的抗凝作用，可增强抗凝血力量而引起出血。

3. 血管壁损伤

广泛的微血栓形成后，微血管壁因缺血、缺氧和酸中毒导致通透性增高、坏死。当 PLn 将血栓溶解而使血流再灌注时，容易造成出血。

（二）休克

急性型 DIC 常伴有休克，重度及晚期休克又可促进 DIC 发生，两者互为因果，形成恶性循环。DIC 所致休克的临床特点：①休克多突然发生，常不能找出明显的休克原因，也不能用原发病解释；②休克常伴有出血倾向，但休克的程度与出血程度不相称；③常早期出现器官功能障碍；④休克常难治，常规的抗休克治疗效果差。

DIC 引起休克的发病机制为：

1. 广泛微血栓形成

DIC 时，广泛微血栓形成可直接引起组织器官血液灌流不足及回心血量明显减少。

2. 血管床容量扩大

DIC 时激肽、补体系统被激活。激肽能使微动脉和毛细血管前括约肌舒张，造成外周阻力显著下降；C3a 和 C5a 可使肥大细胞和嗜碱性粒细胞脱颗粒，通过释放组胺而发挥激肽类似的作用。这是急性 DIC 时动脉血压下降的重要原因。此外，DIC 时组织缺氧和酸中毒等可造成微循环淤血；FDP/FgDP 的形成加重了微血管的扩张并致通透性增加。以上变化造成血管床容量扩大，有效循环血量锐减。

3. 血容量减少

广泛或严重的出血可使循环血量减少；激肽、组胺、缺氧和酸中毒等可使微血管壁通透性增加，导致血容量减少，最终引起静脉回流不足，心排血量下降。

4. 心泵功能障碍

DIC 时，由于缺血、缺氧或毒素作用，可导致心肌收缩力减弱，心排血量明显下降。

（三）脏器功能障碍

广泛微血栓形成是 DIC 的基本病理改变。如果微血栓不能及时被溶解，就会因缺血缺氧导致受累脏器实质细胞的损伤，出现不同程度的功能障碍，甚至多器官衰竭

（multiple organ failure，MOF）。如果合并严重出血或休克，更容易造成器官功能障碍。常见的有：肾皮质坏死和急性肾功能不全；肺水肿或肺出血，甚至呼吸衰竭；如肺内微血栓发生急骤且广泛，可引起死亡；脑组织多发性小灶性坏死，严重时可昏迷或死亡；心肌缺血、梗死，心力衰竭或心源性休克；肝受累可出现黄疸、肝衰竭等；胃肠黏膜广泛的小灶性溃疡、消化道出血；急性肾上腺坏死，发生沃 - 弗综合征（Waterhouse-Friderichsen syndrome）；垂体坏死，导致希恩综合征（Sheehan syndrome）。

（四）微血管病性溶血性贫血

DIC 时可伴发一种特殊类型的贫血，即微血管病性溶血性贫血（microangiopathic hemolyticanemia，MAHA）。这种贫血常见于慢性 DIC 及某些亚急性 DIC，它除了具有溶血性贫血的一般特点外，周围血中可发现一些形态特殊的异型红细胞或红细胞碎片，如盔甲形、星形、三角形、新月形等，统称其为裂体细胞（schistocyte）（图 4-3-1）。裂体细胞可塑性低、脆性高，极易发生溶血。MAHA 主要出现在 DIC 中。此外，还可出现于急性肾衰竭、恶性高血压、广泛性恶性肿瘤转移和血栓性血小板减少性紫癜等疾病中。

MAHA 的发生机制是：DIC 时，微血管中有广泛的纤维蛋白性微血栓形成，纤维蛋白丝在微血管腔内形成细网。当循环中的红细胞流过由纤维蛋白丝构成的网孔时，常会黏着、滞留或挂在纤维蛋白丝上，加上血流不断冲击，引起红细胞破裂。除了机械因素作用外，红细胞本身的因素也参与形成裂体细胞的机制。在内毒素诱导的家兔 DIC 模型中可见到红细胞胞质游离钙增加和钙泵活性明显下降，同时红细胞变形性下降、脆性增高，使红细胞受到纤维蛋白网和血流冲击等作用时很容易破碎（图 4-3-1）。部分 DIC 患者可见不到这种裂体细胞，故没有查出裂体细胞并不能排除 DIC 的存在。

DIC 患者病死率高达 31% ~ 86%，主要归因于 DIC 本身的严重性及引起 DIC 原发病的严重性。器官功能障碍的程度、凝血功能障碍的程度及年龄因素均与 DIC 病死率呈正相关。

（王婧婧）

第四节　弥散性血管内凝血诊断与防治的病理生理基础

一、DIC 的诊断

DIC 的诊断原则主要包括三项：①存在引起 DIC 的原发病。②存在 DIC 的临床表现。③存在 DIC 的实验室检查依据。毫无疑问，存在引起 DIC 的原发病是其诊断的前提。实验室检查主要针对 DIC 病理过程中血小板数量、凝血、抗凝血及纤溶等变化，进行多指标、同步、动态检测，综合分析判断。这对 DIC 的诊断及防治具有至关重要的意义。

　　DIC 的病因复杂，临床表现变化多样，实验室检查又大多数缺乏特异性，而且影响实验室检查结果的因素较多，导致各国、各地区对 DIC 的诊断标准有一定差异。2017 年，中华医学会血液学分会血栓与止血学组制定出中国 DIC 诊断积分系统（CDSS）（表 4-4-1）。

表 4-4-1　中国弥散性血管内凝血诊断积分系统

积分项	分数	积分项	分数
存在导致 DIC 的原发病	2	血小板计数（恶性血液病）	
临床表现		< 50×10⁹/L	1
不能用原发病解释的严重或多发出血倾向	1	24 h 内下降≥ 50%	1
不能用原发病解释的微循环障碍或休克	1	D- 二聚体	
广泛皮肤、黏膜栓塞，灶性缺血性坏死、脱落或溃疡形成，不明原因的肺、肾、脑等器官衰竭	1	< 5 mg/L	0
实验室指标		5 ~ < 9 mg/L	2
血小板计数（非恶性血液病）		≥ 9 mg/L	3
≥ 100×10⁹/L	0	PT 及 APTT 延长	
80 ~ < 100×10⁹/L	1	PT 延长 < 3 s 且 APTT 延长 < 10 s	0
< 80×10⁹/L	2	PT 延长≥ 3 s 且 APTT 延长≥ 10 s	1
24h 内下降≥ 50%	1	PT 延长≥ 6 s	2
		纤维蛋白原	
		≥ 1.0 g/L	0
		< 1.0 g/L	1

注：非恶性血液病：每日计分1次，≥7分时可诊断为DIC；恶性血液病：临床表现第一项不参与评分，每日计分1次，≥6分时可诊断为DIC；PT：凝血酶原时间；APTT：活化部分凝血活酶时间

　　值得注意的是，某些原发病可以直接影响凝血参数，如肝病相关的凝血异常和血小板减少，容易导致 DIC 假阳性诊断；妊娠相关的高纤维蛋白水平，容易导致 DIC 假阴性诊断。因此，疑难病例应增加其他的检测指标。

二、DIC 的防治原则

　　DIC 的防治原则取决于病因和病理生理学改变。对于患者必须先仔细、全面地考虑到临床各方面，再制订出个体化治疗方案。

　　及时准确的诊断，对原发病进行快速有效的处理，维持重要器官的功能，密切进行临床观察，提供 24 h 凝血功能检测服务，血液制品和其他必要药品的足量保障等，是成功治疗 DIC 的关键。

（一）积极防治原发病及消除诱因

　　这是首先要采取的措施，也是防治 DIC 的根本措施。例如，及时有效地控制感染（静

脉用抗生素、外科手术或引流），或取出死胎甚至切除子宫，或挤压伤的清创和抢救休克，或及时切除肿瘤等，对防治 DIC 均起决定性作用。

（二）改善微循环及有效维持重要器官功能

防治休克，改善微循环及维持重要器官的功能是非常有必要的。补充血容量，纠正低血压、酸中毒、缺氧及水电解质平衡紊乱，可以增加微循环的血流量和供氧量。密切监测心、脑、肺、肾等重要器官功能，以便能够及时采取支持措施，改善这些重要器官的血流和功能。

器官功能障碍是 DIC 致死的主要原因之一。任何治疗 DIC 的措施，目的都聚焦于防治器官衰竭和提高存活率。必要时用人工辅助装置，如血液透析、人工心肺机等。

（三）重建凝血与抗凝血（含纤溶）间的动态平衡

DIC 时，凝血系统、抗凝血系统和纤溶系统的变化往往交错在一起。因此，选择性输注凝血因子、血小板、天然抗凝血因子或肝素等，重建凝血与抗凝血（含纤溶）间的动态平衡是非常必要的。

1. **血液成分治疗**

对于出血、需要介入手术或存在出血并发症风险的患者，可适当输注血浆、冷沉淀、纤维蛋白原或血小板。

2. **恢复天然抗凝血途径功能**

由于 DIC 患者的天然（生理性）抗凝功能减弱，因此可应用抗凝血酶（AT）、APC、凝血酶调节蛋白（TM）及重组 TFPI 等恢复天然抗凝血途径功能。

3. **肝素治疗**

关于肝素的使用问题还存在争论。肝素可以部分抑制 DIC 时凝血系统激活，但在临床实验中，肝素并不能有效缩短 DIC 进程、止血、预防器官功能障碍及降低病死率。而且，肝素治疗还存在引起出血的风险。

4. **使用纤溶抑制剂**

一般来讲，DIC 患者不应该用纤溶抑制剂，如 6- 氨基已酸（c-aminocaproic acid，6-EACA）、氨甲环酸（tranexamic acid）或氨甲苯酸（aminomethylbenzoic acid，PAMBA）等，因为这类药物可以引起新的静脉血栓形成，或因凝血块溶解不足而导致组织再灌注失败。

但是，对于部分 DIC 合并原发性纤维蛋白溶解或纤维蛋白原溶解的患者，如某些羊水栓塞、急性早幼粒细胞白血病（acute promyelocytic leakemia，APL）、巨大血管瘤、热休克、肝疾病、前列腺转移癌等患者，可以考虑使用纤溶抑制剂。

在以下情况时，可谨慎应用纤溶抑制药物。①患者大出血并且经补充血液成分后还继续出血。②出现过度的纤维蛋白溶解或纤维蛋白原溶解（纤溶亢进），即快速的全凝血块溶解或非常短的优球蛋白溶解时间（euglobulin lysis time）。特别要强调，纤溶抑制药物应该在补充缺失的血液成分之后使用，并还要进行持续的肝素灌注。

（四）糖皮质激素治疗

炎症系统与凝血系统之间有"广泛的对话"，细胞因子是 DIC 最重要的发病机制之一。因此，对感染、创伤、羊水栓塞、休克等引起的 DIC，可以用糖皮质激素治疗，控制炎症反应。糖皮质激素还有抗过敏和抗休克作用。激素的治疗原则是宁早勿晚，短期大量。

（王婧婧）

第五章　造血系统疾病的临床检查与相关药物

- **骨髓血细胞的形态学检验**
  - ◎ 骨髓细胞学检查常用方法
  - ◎ 常见正常骨髓血细胞的形态特征
- **常用血细胞的细胞化学染色**
  - ◎ 髓过氧化物酶染色
  - ◎ 酯酶染色
  - ◎ 糖原染色
  - ◎ 铁染色
  - ◎ 中性粒细胞碱性磷酸酶染色
- **骨髓血细胞的其他检查**
  - ◎ 免疫表型分析
  - ◎ 遗传学分析
  - ◎ 骨髓血细胞的分子生物学检测

- **贫血的实验诊断策略和治疗药物**
  - ◎ 贫血的分类
  - ◎ 贫血的实验诊断策略
  - ◎ 铁、叶酸与维生素 B_{12} 的检测
  - ◎ 常见贫血的实验诊断特点
  - ◎ 抗贫血药物
- **白细胞良性疾病与升白细胞药物**
  - ◎ 白细胞良性疾病
  - ◎ 升白细胞药物
- **髓系肿瘤及其骨髓检查**
  - ◎ 急性髓系白血病
  - ◎ 骨髓增殖性肿瘤

第一节　骨髓血细胞的形态学检验

　　骨髓是人出生后的主要造血器官，当骨髓造血异常或某些局部及全身因素影响骨髓造血时，外周血细胞的数量、形态、功能等可出现异常变化，虽然通过血细胞常规检查可以部分反映骨髓造血情况，但是骨髓细胞的数量和质量的变化更为典型，因此，骨髓细胞学检验是血液系统及其相关疾病的诊断、鉴别诊断、疗效监测中非常重要的手段之一。

　　正常骨髓中包括红系、粒系、单核系、巨核系、淋巴系、浆细胞系六大系列的细胞和少数骨髓基质细胞及其他细胞。各个系列及其不同阶段的细胞各具有不同的形态学特征。骨髓基质细胞包括成纤维细胞、内皮细胞、脂肪细胞、巨噬细胞等，骨髓特有的其他细胞包括组织嗜酸细胞、肥大细胞（组织嗜碱细胞）、成骨细胞、破骨细胞等。骨髓血细胞的分化、发育、成熟是一个连续过程，为便于对细胞的系列及其分化阶段的正确判断，骨髓细胞可以大体划分为原始、幼稚和成熟 3 个阶段。

一、骨髓细胞学检查常用方法

临床上常使用骨髓穿刺术和骨髓活检术获取骨髓标本，并制备成新鲜骨髓图片。检查时应该首先进行肉眼观察，取材满意、涂片良好的标本应该涂片均匀，厚薄适宜，头、体、尾界线清楚，片尾部可见散在的粟粒大小呈浅肉色半透明的骨髓小粒和少量脂肪小滴，将涂片进行瑞氏（Wright）染色或瑞氏–姬姆萨（Wright-Giemsa）混合染色，然后在显微镜的低倍镜下观察，其次在油镜下观察，分别计算出各系列、各阶段细胞的百分率，并对主要系列或细胞形态学特点进行描述，最后提出诊断意见。

（一）低倍视野检验

1. 观察取材、涂片、染色情况

取材良好的标本可见骨髓小粒染色后的细胞团、巨核细胞、巨噬细胞等胞体较大的细胞。良好的涂片中细胞在头体尾交界部分布均匀、形态舒展、无变形。染色较好的涂片中，红细胞呈粉红色，幼稚细胞的核染紫红色、胞质染色鲜艳，形态清晰可辨。

2. 判断骨髓增生程度

骨髓增生程度通常以骨髓中有核细胞的量来反映。选择涂片膜厚薄适宜、细胞分布均匀的部位，根据成熟红细胞和有核细胞的大致比例确定骨髓有核细胞的增生程度，一般分为 5 级（表 5-1-1）。

表 5-1-1　骨髓增生程度的判断

骨髓增生程度	红细胞：有核细胞比例	临床意义	常见原因
骨髓增生极度活跃	1：1	反映骨髓造血功能亢进	急慢性白血病等
骨髓增生明显活跃	10：1	反映骨髓造血功能旺盛	白血病、增生性贫血等
骨髓增生活跃	20：1	反映骨髓造血功能基本正常	正常骨髓、某些贫血等
骨髓增生降低	50：1	反映骨髓造血功能降低	某些骨髓增生不良性疾病
骨髓增生极度降低	300：1	反映骨髓造血功能衰竭	急性再生障碍性贫血

3. 计数巨核细胞总数

对巨核细胞的观察要注意其数量、成熟程度、产血小板功能及形态四个方面。计数全片膜中巨核细胞总数，根据不同阶段巨核细胞的比例，可以判断巨核细胞的成熟程度和产血小板功能。

4. 注意有无异常细胞

在涂片的边缘、尾部或骨髓小粒周围，观察有无胞体较大或成堆分布的异常细胞或寄生虫。如巨大淋巴瘤细胞、巨大多核骨髓瘤细胞、转移癌细胞、戈谢细胞、尼曼–皮克细胞等。发现可疑细胞时应在油镜下确认。

（二）油镜视野检验

选择有核细胞分布均匀、结构清晰、着色良好的体尾交接部位做油镜检查进行细胞分类和形态学观察。

1. 细胞形态观察

浏览全片仔细观察各类骨髓有核细胞、红细胞和血小板的形态变化，在得出骨髓细胞学检验的初步印象后，进行有核细胞的分类计数。

2. 有核细胞分类计数

逐一视野分类计数 200 个或者 500 个有核细胞，按细胞的系列、分化发育阶段分别记录，并计算出各自的百分率，包括粒系、红系、淋巴系、单核系细胞和其他细胞的百分比。细胞分类计数时，巨核细胞另行单独计入，疑为巨核细胞系统疾病时，可结合低倍镜检查分类计数各阶段巨核细胞的百分比。细胞分裂期细胞、退化或破碎细胞也不计入。

3. 粒红比值（M ∶ E）计算

分类计数后，将各阶段粒系细胞和幼红细胞百分率之和相除，即为 M ∶ E 值。

4. 其他异常细胞及寄生虫检查

观察有无转移的恶性肿瘤细胞及寄生虫，如弓形虫、疟原虫等。

（三）血涂片检查

由于外周血的血细胞发育更成熟，有时外周血血细胞形态特点更能反映患者的真实情况，所以通常要求临床医师在采集骨髓标本的同时涂 2 ~ 3 张外周血涂片。检验医师在观察骨髓造血细胞形态学特点后再结合外周血血象特点对患者的情况作出综合分析。

二、常见正常骨髓血细胞的形态特征

（一）骨髓细胞发育过程中形态演变的一般规律

骨髓细胞从原始到成熟的发育过程中，有一定的规律性，这些规律对于辨认骨髓细胞是十分必要的。

1. 细胞体积

随着骨髓细胞的发育成熟，胞体逐渐由大变小。但巨核系细胞体积通常由小变大，早幼粒细胞较原粒细胞稍大。胞体大小变化的同时常发生形态变化如巨核细胞、单核细胞、浆细胞，从圆形或椭圆形变为不规则形。

2. 细胞质

①量由少逐渐增多，但淋巴细胞变化不大。②染色由深蓝变浅染，甚至淡红，红细胞系最终变为橘红色。③无颗粒（原始细胞）→嗜天青颗粒（早幼粒细胞）→特异性颗粒（中性、嗜酸性和嗜碱性颗粒），但红细胞胞质内一般无颗粒。

3. 细胞核

①体积由大变小，由规则变为不规则，甚至分叶，但巨核细胞核由小变大，红细胞系核变小，核形规则而最终消失。②染色质由细致疏松逐渐变为粗糙、致密或凝集成块，着色由浅变深。③核由有到无，经清晰、模糊不清至消失。④核膜由不明显变为明显。

4. 细胞核 / 细胞质比例

由大变小，即由核大质少到核小质多。巨核细胞则相反。

（二）红细胞系统正常形态学特征

1. 原红细胞（normoblast）

细胞呈圆形或椭圆形，直径 15 ~ 22 μm，细胞边缘有时可见基底宽的半球状或瘤状突起。胞核圆形，居中或稍偏位，约占细胞直径的 4/5。核染色质呈细沙状或细粒状，较原粒细胞着色深而粗密。核仁 1 ~ 5 个，呈暗蓝色，界限不甚清晰，常很快消失。胞质量少，不透明，深蓝色，有时核周围着色浅形成淡染区，胞质内不含颗粒（图 5-1-1）。

2. 早幼红细胞（basophilic normoblast）

细胞呈圆形或椭圆形，直径 11 ~ 20 μm。胞核圆形占细胞的 2/3 以上，居中或稍偏位。染色质开始凝集成小块状，核仁消失。胞质量稍多，呈不透明深蓝色，有时胞质着色较原红细胞更深，仍可见瘤状突起及核周淡染区，不含颗粒（图 5-1-1）。

3. 中幼红细胞（polychromatic normoblast）

细胞呈圆形，直径 8 ~ 18 μm。胞核圆形，约占细胞的 1/2。染色质凝集成团块状或粗索状，似车轮状排列，其间有明显的淡染区域。胞质量较多，因内含血红蛋白逐渐增多，可呈着色不均匀的不同程度的嗜多色性（图 5-1-1）。

4. 晚幼红细胞（ortho-chromatic normoblast）

细胞呈圆形，直径 7 ~ 12 μm。胞核圆形，居中，占细胞的 1/2 以下。核染色质凝聚成大块状或固缩成团，呈紫褐色或紫黑色。胞质量多，呈均匀的淡红色或极淡的灰紫色（图 5-1-1）。

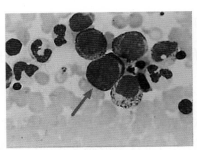
原红细胞

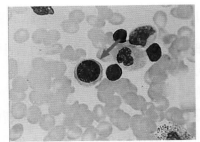
早幼红细胞

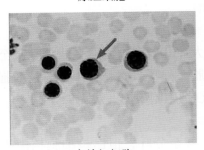
中幼红细胞

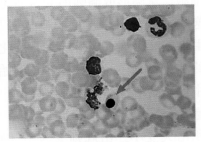
晚幼红细胞

图 5-1-1　红细胞系

（三）粒细胞系统正常形态学特征

1. 原粒细胞（myeloblast）

细胞呈圆形或椭圆形，直径 11 ~ 18 μm。胞核较大，占细胞的 2/3 以上，圆形或椭圆形，居中或略偏位。核染色质呈淡紫红色细粒状，排列均匀平坦如薄纱。核仁 2 ~ 5 个，清楚易见，呈淡蓝色或无色。胞质量少，呈透明天蓝色，绕于核周，不含颗粒或有少量颗粒（图 5-1-2）。

2. 早幼粒细胞（promyelocyte）

细胞呈圆形或椭圆形，胞体较原粒细胞大，直径 12 ~ 22 μm。胞核大，圆形或椭圆形，居中或偏位。染色质开始聚集呈粗网粒状分布不均。核仁可见或消失。胞质量较多，呈淡蓝色或蓝色，核周的一侧可出现淡染区。胞质内含有大小、形态和数目不一、分布不均的紫红色非特异性嗜天青颗粒（图 5-1-2）。

3. 中幼粒细胞（myelocyte）

包括中性、嗜酸性和嗜碱性中幼粒细胞。①中性中幼粒细胞（neutrophilic myelocyte）：圆形，直径 10 ~ 18 μm。胞核内侧缘开始变扁平，或稍呈凹陷，占细胞的 1/2 ~ 2/3。染色质凝聚成粗索状或小块状，核仁消失。胞质量多，淡红色，内含细小、分布均匀、淡紫红色的特异性中性颗粒。②嗜酸性中幼粒细胞（eosinophilic myelocyte）：胞体直径 15 ~ 20 μm。胞核与中性中幼粒细胞相似。胞质内充满粗大、均匀、排列紧密、有折光感的橘红色特异性嗜酸性颗粒。③嗜碱性中幼粒细胞（basophilic myelocyte）：胞体直径 10 ~ 15 μm。胞核与上述细胞相似，但轮廓不清，染色质结构模糊。胞质内含数量不多、大小不一但较粗大、分布散乱的紫黑色特异性嗜碱性颗粒，颗粒也可覆盖在细胞核上（图 5-1-2）。

4. 晚幼粒细胞（metamyelocyte）

细胞呈圆形或椭圆形，直径 l0 ~ 16 μm（嗜碱性晚幼粒细胞胞体稍小）。胞核明显凹陷呈肾形，但其凹陷程度一般不超过假设核直径的一半。核染质粗糙呈粗块状，排列紧密。胞质量多，呈淡红色。内含不同的特异性颗粒，可分为中性、嗜酸性和嗜碱性晚幼粒细胞，特异性颗粒的形态、染色及分布等特点同中幼粒细胞（图 5-1-2）。

5. 杆状核粒细胞（stab granulocyte，band granulocyte）

细胞呈圆形，直径 10 ~ 15 μm。胞核狭长，弯曲呈带状，两端钝圆。核染色质粗糙呈块状，染深紫红色。胞质中含特异性颗粒，也可分为中性、嗜酸性、嗜碱性杆状核粒细胞三种，颗粒特点同中幼粒细胞（图 5-1-2）。

6. 分叶核粒细胞（segmented granulocyte）

包括中性、嗜酸和嗜碱分叶核粒细胞。①中性分叶核粒细胞：细胞呈圆形，直径 10 ~ 15 μm。胞核分叶状，常分为 2 ~ 5 叶，以分 3 叶者多见，叶与叶之间有细丝相连或完全断开，核染色质浓集或呈小块状，染深紫红色。胞质丰富，呈淡红色，布满细小紫红色的中性颗粒。②嗜酸性分叶核粒细胞：胞体直径 11 ~ 16 μm。胞核多分为近似对称的两叶。胞质中充满密集粗大、大小均匀的橘红色嗜酸性颗粒。③嗜碱性分叶核粒细胞：胞体直径 10 ~ 12 μm。胞核分叶不明显，或呈堆集状。胞质中有稀疏的大小不一、分布不均、呈紫黑色的嗜碱性颗粒，颗粒常掩盖在核上，致使核的轮廓和结构模糊不清（图 5-1-2）。

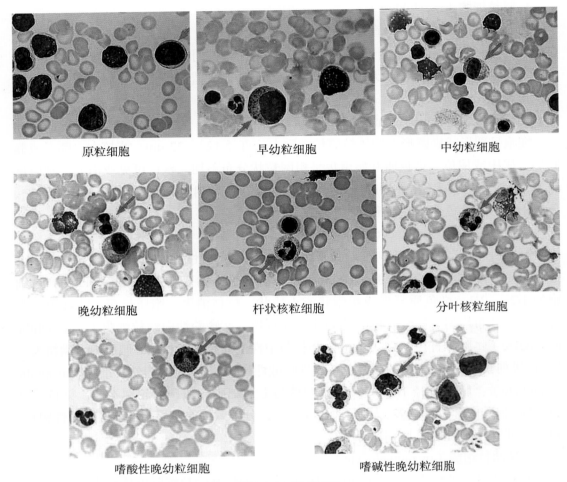

| 原粒细胞 | 早幼粒细胞 | 中幼粒细胞 |

| 晚幼粒细胞 | 杆状核粒细胞 | 分叶核粒细胞 |

| 嗜酸性晚幼粒细胞 | 嗜碱性晚幼粒细胞 |

图 5-1-2　粒细胞系

（四）淋巴细胞系统正常形态特征

1. 原淋巴细胞（1ymphoblast）

细胞呈圆形或椭圆形，直径 10 ~ 18 μm。胞核大，圆形或椭圆形，稍偏位。核染色质细致，呈颗粒状，但较原粒细胞稍粗，着色较深，染色质在核膜内层及核仁周围有浓集现象，使核膜浓厚而清晰。核仁多为 1 ~ 2 个，小而清楚，呈淡蓝色或无色。胞质量少，呈透明天蓝色，不含颗粒（图 5-1-3）。

2. 幼淋巴细胞（prolymphocyte）

细胞呈圆形或椭圆形，直径 10 ~ 16 μm。胞核圆形或椭圆形，有时可有浅的切迹。核染色质较致密粗糙，核仁模糊或消失。胞质量较少，淡蓝色，一般无颗粒，或可有数颗深紫红色嗜天青颗粒（图 5-1-3）。

3. 淋巴细胞（lymphocyte）

包括大淋巴细胞和小淋巴细胞。①大淋巴细胞：呈圆形，直径 13 ~ 18 μm。胞核圆形或椭圆形，偏于一侧或着边。染色质常致密呈块状，排列均匀，深染呈深紫红色。胞质丰富，呈透明天蓝色，可有少量大而稀疏的嗜天青颗粒。②小淋巴细胞：呈圆形或椭圆形，直径 6 ～ 10 μm。胞核圆形或椭圆形，或有切迹，核着边，染色质粗糙致密呈大块状，染深紫红色。胞质量极少，仅在核的一侧见到少量淡蓝色胞质，有时几乎不见而似裸核，一般无颗粒（图 5-1-3）。

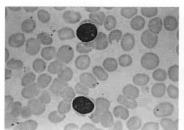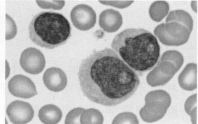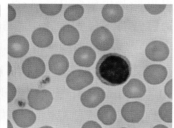

原始淋巴细胞　　　　　　　　幼稚淋巴细胞　　　　　　　　成熟淋巴细胞

图 5-1-3　淋巴细胞系

（五）单核细胞系统正常形态特征

1. 原单核细胞（monoblast）

细胞呈圆形或椭圆形，直径 15 ～ 25 μm。胞核较大，圆形或椭圆形。核染色质纤细疏松呈网状，染淡紫红色。核仁 1 ～ 3 个，大而清楚。胞质丰富，呈浅灰蓝色，半透明如毛玻璃样，边缘常不整齐，有时可有伪足状突起，不含颗粒（图 5-1-4）。

2. 幼单核细胞（promonocyte）

细胞呈圆形或不规则形，直径 15 ～ 25 μm。胞核圆形或不规则形，可有凹陷、切迹、扭曲或折叠。染色质较原单核细胞稍粗，但仍呈疏松丝网状，染淡紫红色。核仁模糊或消失。胞质量多，呈灰蓝色，边缘可有伪足突出，浆内可见许多细小、分布均匀的淡紫红色嗜天青颗粒（图 5-1-4）。

3. 单核细胞（monocyte）

细胞呈圆形或不规则形，直径 12 ～ 20 μm，边缘常见伪足突出。胞核形状不规则，常呈肾形、马蹄形、笔架形、S 形等，并有明显扭曲折叠。染色质疏松细致，呈淡紫红色丝网状。胞质丰富，呈淡灰蓝色或淡粉红色，可见多数细小、分布均匀、细尘样淡紫红色颗粒（图 5-1-4）。

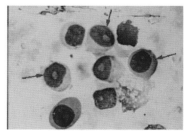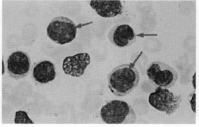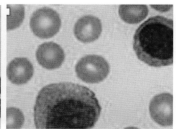

原始单核细胞　　　　　　　　幼稚单核细胞　　　　　　　　成熟单核细胞

图 5-1-4　单核细胞系

（六）巨核细胞系统

1. 原始巨核细胞（megakaryoblast）

又称原始型巨核细胞，细胞呈圆形或椭圆形，胞体较大，直径 15 ~ 30 μm。胞核大，占细胞的极大部分，呈圆形或椭圆形。染色质呈深紫红色，粗粒状，排列紧密。可见淡蓝色核仁 2 ~ 3 个，核仁大小不一，不清晰。胞质量较少，呈不透明深蓝色，边缘常有不规则突起（图 5-1-5）。

2. 幼巨核细胞（promegakaryocyte）

又称幼稚型巨核细胞，细胞呈圆形或不规则形，胞体明显增大，直径 30 ~ 50 μm。胞核开始有分叶，核形不规则并有重叠。染色质凝聚呈粗颗粒状或小块状，排列紧密。核仁模糊或消失。胞质量增多，呈蓝色或灰蓝色，近核处可出现淡蓝色或淡红色淡染区，可有少量嗜天青颗粒（图 5-1-5）。

3. 颗粒型巨核细胞（granular megakaryocyte）

胞体明显增大，直径 50 ~ 70 μm，甚至达 100 μm，外形不规则。胞核明显增大，高度分叶，形态不规则，分叶常层叠呈堆集状。染色质粗糙，排列致密呈团块状，染深紫红色。胞质极丰富，呈淡紫红色，其内充满大量细小紫红色颗粒，有时可见边缘处颗粒聚集成簇，但周围无血小板形成（图 5-1-5）。

4. 产血小板型巨核细胞（thromocytogenic megakaryocyte）

又称血小板生成型巨核细胞（platelet- producing megakaryocyte），胞质内颗粒明显聚集成簇，有血小板形成，胞质周缘部分已裂解为血小板脱落，使细胞边缘不完整，其内侧和外侧常有成簇的血小板出现。其余的细胞特征均与颗粒型巨核细胞相同（图 5-1-5）。

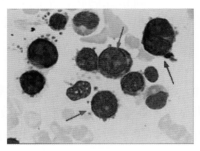
原始巨核细胞

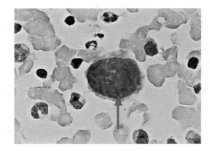
幼稚巨核细胞

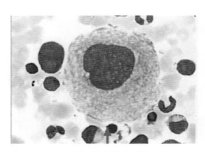
颗粒型巨核细胞

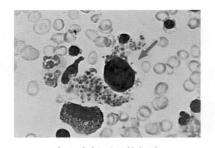
产血小板型巨核细胞

图 5-1-5　巨核细胞系

5. 巨核细胞裸核（naked nucleus）

产血小板型巨核细胞的胞质裂解成血小板完全脱落后，仅剩细胞核时，称为裸核。

（七）其他细胞

骨髓中还可以见到网状细胞、内皮细胞、纤维细胞、组织嗜碱细胞、成骨细胞、破骨细胞及一些退化细胞如退化的淋巴细胞、Ferrata 细胞、退化破坏的嗜酸性粒细胞等。

（钟　宁）

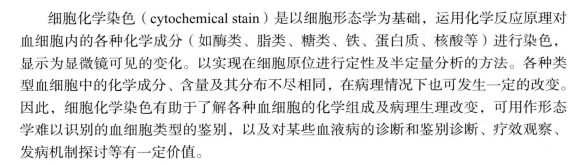

第二节　常用血细胞的细胞化学染色

细胞化学染色（cytochemical stain）是以细胞形态学为基础，运用化学反应原理对血细胞内的各种化学成分（如酶类、脂类、糖类、铁、蛋白质、核酸等）进行染色，显示为显微镜可见的变化。以实现在细胞原位进行定性及半定量分析的方法。各种类型血细胞中的化学成分、含量及其分布不尽相同，在病理情况下也可发生一定的改变。因此，细胞化学染色有助于了解各种血细胞的化学组成及病理生理改变，可用作形态学难以识别的血细胞类型的鉴别，以及对某些血液病的诊断和鉴别诊断、疗效观察、发病机制探讨等有一定价值。

一、髓过氧化物酶染色

（一）基本原理

髓过氧化物酶（myeloperoxidase，MPO）主要存在于粒系和单核系细胞中，在中性粒细胞系细胞中含量最高，单核系多数细胞呈阴性或弱阳性，其他细胞不含 MPO。MPO 能分解试剂中的底物过氧化氢，释出新生态氧，使无色联苯胺氧化为蓝色联苯胺，后者与亚硝基铁氰化钠结合形成蓝黑色的颗粒，沉着于细胞质中，从而显示 MPO 的活性，该反应对急性粒细胞和单核细胞白血病与急性淋巴细胞白血病的诊断与鉴别有意义。

（二）参考区间

取新鲜骨髓或血涂片进行检查。MPO 主要存在于粒系细胞胞质中。无颗粒原粒细胞常呈阴性反应，有颗粒原粒细胞可呈阳性。早幼粒细胞呈强阳性反应，中性中幼粒细胞及其以下阶段细胞呈阳性反应。嗜酸性粒细胞呈强阳性反应，嗜碱性粒细胞呈阴性反应。原单核细胞呈阴性反应，幼单核细胞和单核细胞呈弱阳性反应。淋巴细胞、巨核细胞及各阶段幼红细胞均呈阴性反应（图 5-2-1）。

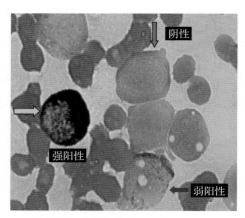

图 5-2-1   MPO 参考区间

（三）临床意义

主要用于急性白血病类型的鉴别。急性粒细胞白血病时，白血病细胞多呈强阳性反应；急性单核细胞白血病时呈弱阳性或阴性反应；急性淋巴细胞白血病则呈阴性反应。MPO 染色对急性粒细胞白血病与急性淋巴细胞白血病的鉴别最有价值。

（四）临床应用

急性淋巴细胞白血病（acute lymphoblastic leukemia，ALL）与急性髓系白血病（acute myeloid leukemia，AML）的初步鉴别一般以 MPO 染色阳性率 3% 为临界值，前者 < 3%，后者常 > 3%。但是，急性白血病的血涂片或骨髓涂片 MPO 染色时，若原始细胞 MPO 染色阳性率 < 3%，并不能肯定是 ALL，因为分化较差的原粒细胞、原单核细胞、原巨核细胞、原淋巴细胞均可呈阴性。此时应结合其他细胞化学染色、细胞免疫表型分析等进行鉴别。MPO 染色的显微镜检验方法的敏感性明显低于 MPO 的流式细胞分析，所以 MPO 染色阴性的患者并不等于白血病细胞中不存在此酶，必要时可用流式细胞分析确认。

二、酯酶染色

（一）基本原理

酯酶（esterase）存在于不同的白细胞中，水解底物产生萘酚的衍生物并与重氮盐耦联，在细胞原位生成不溶性有色沉淀。根据不同的底物显示的酯酶活性，可将酯酶分三种：①萘酚 AS-D 氯乙酸酯酶（naphthol AS-D chloroacetate esterase，CAE），为粒系细胞所特有，故又称特异性酯酶（specific esterase，SE）或粒细胞酯酶。② α-乙酸萘酚酯酶（α-naphthyl acetate esterase，α-NAE），可存在于多种细胞中，又称非特异性酯酶（nonspecific esterase，NSE）。③ α- 丁酸萘酚酯酶（α-naphthyl butyrate esterase，α-NBE），主要存在于单核系细胞中，故又称单核细胞酯酶。三种酯酶染色对不同细胞的识别和急性白血病的诊断与鉴别有一定意义。

实验室检查常采用新鲜骨髓或血涂片，一般正常细胞染色反应作为对照，观察白血病细胞的阳性反应程度或阳性率。

（二）临床意义

1. 急性粒细胞白血病患者原始、幼稚细胞的 CAE 染色呈阳性，NAE 染色呈阴性或弱阳性，NBE 染色阴性。

2. 急性早幼粒细胞白血病患者异常早幼粒细胞的 CAE 染色呈强阳性；NAE 染色呈阴性或阳性，但其阳性反应不被 NaF 抑制（称为 NaF 抑制试验阴性）；NBE 染色阴性。

3. 急性单核细胞白血病患者原单核细胞、幼单核细胞及单核细胞的 NAE 和 NBE 染色呈阳性或强阳性，但其阳性反应能被 NaF 抑制（称为 NaF 抑制试验阳性）；CAE 染色呈阴性或弱阳性。

4. 急性粒 – 单核细胞白血病患者 ≥ 20% 的原、幼细胞呈 CAE 染色阳性反应，≥ 20% 的原、幼细胞呈 NBE 染色阳性反应。也可见 ≥ 20% 的原、幼细胞同时呈现 CAE 和 NAE 或 NBE 染色双阳性反应。

（三）临床应用

1. CAE 是粒系特异性酯酶，白血病性原、幼细胞呈阳性，可以肯定白血病细胞中有原、幼粒细胞存在，但如果均阴性不能排除有原粒细胞存在的可能性。

2. NAE 在各种细胞中均有不同程度的阳性反应，但在单核系细胞的阳性可被氟化钠抑制，在粒细胞系统的阳性反应不能被氟化钠抑制，借此辅助鉴别急性白血病细胞类型。

3. NBE 对单核系细胞的特异性较 NAE 高，分化好的各期单核细胞均呈阳性，而且阳性反应能被氟化钠抑制。

三、糖原染色

（一）基本原理

糖原染色，又称过碘酸 – 希夫反应（periodic acid-Schiff's reaction，PAS 反应）。过碘酸能将血细胞中的糖类物质，如糖原、黏多糖、黏蛋白和糖蛋白等氧化，生成醛基。醛基与希夫液中的无色品红结合，形成紫红色化合物，定位于胞质内。胞质中出现红色者为阳性反应。阳性反应物可呈颗粒状、小块状或弥漫均匀红色。PAS 反应的阳性程度通常以强阳性、阳性、弱阳性和阴性来表示。

（二）参考区间

取新鲜骨髓或血涂片进行实验室检查。在粒系细胞，原粒及早幼粒细胞 PAS 反应多呈阴性，自中幼粒细胞阶段，细胞越成熟 PAS 阳性越强。巨核系细胞和血小板呈

PAS 反应强阳性。巨核细胞的阳性反应程度随细胞的发育成熟而增强，成熟巨核细胞多呈强阳性反应。淋巴细胞、单核细胞 PAS 反应可呈弱阳性。幼红细胞和红细胞 PAS 反应均为阴性。

（三）临床意义

1. 急性淋巴细胞白血病、淋巴瘤细胞白血病

白血病细胞 PAS 反应可呈强阳性，其阳性物质常呈粗大颗粒状或大块状阳性。急性粒细胞白血病的原始细胞的 PAS 多为阴性反应；急性单核细胞白血病细胞可呈弥漫性、细颗粒状 PAS 弱阳性反应。因此，PAS 反应对三种急性白血病类型的鉴别有一定参考价值。PAS 反应对三种急性白血病类型的鉴别有一定参考价值。

2. 成熟淋巴细胞肿瘤与淋巴细胞良性增多症的鉴别

慢性淋巴细胞白血病或淋巴瘤细胞白血病时，淋巴细胞显著增多，PAS 反应多呈阳性，而且阳性颗粒较粗大、数量较多。传染性单核细胞增多症、传染性淋巴细胞增多症及其他病毒感染时，淋巴细胞虽增多，但 PAS 反应为阴性或微弱阳性，而且阳性颗粒细小、稀少。

3. 幼红细胞增生性疾病的鉴别

①急性红血病、红白血病等红系细胞恶性增生性疾病，幼红细胞的 PAS 反应显著增强，阳性反应物质呈粗大颗粒或块状。骨髓增生异常综合征（MDS）患者幼红细胞 PAS 反应可呈阳性。②幼红细胞良性增生，如巨幼细胞贫血、溶血性贫血等，幼红细胞的 PAS 反应多为阴性。

4. 某些细胞类型的鉴别

①巨核细胞 PAS 染色呈阳性反应，有助于识别不典型巨核细胞，如急性巨核细胞白血病（M7）和 MDS 中的小巨核细胞；② Gaucher 细胞 PAS 染色呈强阳性反应，有助于与 Niemann-Pick 细胞鉴别。

（四）临床应用

PAS 染色阳性并不能肯定是糖原，只有同时将细胞经唾液消化后 PAS 呈阴性反应时，才能确定 PAS 染色阳性物质是糖原。急性淋巴细胞白血病、淋巴瘤的原淋巴细胞的 PAS 反应可呈阳性反应，但阴性时不能除外，应结合其他检查结果综合分析。PAS 阳性染色产物的形态具有鉴别诊断价值，如急性淋巴细胞白血病时，原始淋巴细胞及幼稚淋巴细胞的阳性呈粗颗粒状或块状；而急性单核细胞白血病时，原始细胞阳性呈细颗粒状或弥散分布。

四、铁染色

（一）基本原理与临床检测

人体内的铁有一定量以铁蛋白和含铁血黄素的形式贮存在骨髓中的单核 – 吞噬细胞胞质内，称为"细胞外铁"；幼红细胞的线粒体中也含有含铁血黄素，存在于幼红

Note

细胞内的铁，称为"细胞内铁"。这些铁在酸化的低铁氰化钾溶液中反应，生成蓝色的铁氰化铁沉淀（普鲁士蓝），故此染色法又称为普鲁士蓝反应，可以用这种方法定位骨髓中含铁的部位。

1. 细胞外铁

观察骨髓小粒中贮存在单核－巨噬细胞系统内的铁（在幼红细胞之外的铁）。阳性反应为骨髓小粒上见到的呈浅蓝绿色均匀的无形物质，或呈蓝色或深蓝色的小珠状、粗颗粒状或蓝黑色的小块物质，按阳性反应的强度分为5级：

"－"：骨髓小粒无蓝色显现（提示骨髓贮存铁缺乏）。

"+"：有少量铁颗粒，或偶见少量铁小珠。

"++"：有较多的铁颗粒和铁小珠。

"+++"：有很多铁颗粒、小珠和少数蓝黑色小块。

"++++"：有极多的铁颗粒和小珠，并有很多密集成堆的小块。

2. 细胞内铁

为幼红细胞内的铁。正常幼红细胞（主要是晚幼红细胞）的细胞核周围可见到1～5个呈蓝色的细小铁颗粒。含有铁颗粒的幼红细胞称为铁粒幼细胞。根据细胞内铁颗粒的多少，铁粒幼红细胞分为Ⅰ型（1～2颗铁粒）、Ⅱ型（3～5颗铁粒）、Ⅲ型（6～10颗铁粒）；如含粗大深染的铁粒在10个以上，并环绕细胞核排列超过核周径2/3以上者，称为环状铁粒幼细胞。

（二）临床意义

取新鲜骨髓涂片，先进行瑞氏染色或用甲醇固定后再行铁染色。参考区间：细胞外铁，+～++；铁粒幼细胞，19%～44%，以Ⅰ型为主，少数为Ⅱ型；无环形铁粒幼细胞。铁检测主要用于以下三个方面：

1. 鉴别缺铁性贫血与非缺铁性贫血

缺铁性贫血时，早期骨髓中贮存铁就已耗尽，骨髓细胞外铁减少甚至消失，铁粒幼细胞减少；而非缺铁性贫血如巨幼细胞贫血、溶血性贫血、再生障碍性贫血等细胞外铁和铁粒幼细胞正常或增高。感染性贫血时，细胞外铁正常或增高，但铁粒幼细胞减少，提示存在铁利用障碍。

2. 诊断铁粒幼细胞性贫血

铁粒幼细胞性贫血时，因血红素（heme）合成障碍，铁利用不良，细胞外铁显著增高，骨髓中出现环形铁粒幼细胞，常占幼红细胞的15%以上，可作为诊断铁粒幼细胞性贫血的重要依据。

3. 骨髓增生异常综合征（myelodysplastic syndrome，MDS）

难治性贫血伴环形铁粒幼细胞增多（RAS）患者，铁粒幼细胞明显增多，并且环形铁粒幼细胞增多达幼红细胞的15%似上，铁粒红细胞也显著增多。

（三）临床应用

骨髓铁染色被认为是反映机体储存铁的"金标准"，与血清铁蛋白相比，不受感染等因素的影响。在铁代谢测定结果不能肯定铁代谢异常疾病诊断时，有必要进行骨髓铁染色检查。特别是诊断铁粒幼细胞性贫血和 MDS 时，骨髓铁染色有诊断意义。

五、中性粒细胞碱性磷酸酶染色

（一）基本原理与临床检测

白细胞的碱性磷酸酶（alkaline phosphatase，ALP）主要存在于成熟的中性粒细胞胞质中，其他血细胞均呈阴性反应。当细菌感染时，其酶活性增强。一些血液系统疾病，中性粒细胞碱性磷酸酶（neutrophil alkaline phosphatase，NAP）活性常出现异常变化，故 NAP 染色具有独特的临床应用价值。阳性反应为胞质中出现灰色到棕黑色颗粒，反应强度分为 5 级，即 "–" "1+" "2+" "3+" "4+"。反应结果以阳性反应细胞百分率和积分值来表示。血涂片染色后，在油浸镜下，观察 100 个成熟中性粒细胞，阳性反应细胞所占百分率即为阳性率；对所有阳性反应细胞逐个按反应强度分级，将各级所占的百分率乘以级数，然后相加，即为积分值。

（二）临床意义

取新鲜骨髓或血涂片进行 ALP 染色，正常人 NAP 阳性率 10% ~ 40%，积分值 7 ~ 51。NAP 活性可因年龄、性别、应激状态、月经周期、妊娠及分娩等因素有一定的生理性变化。在病理情况下，NAP 活性的变化常有助于某些疾病的诊断和鉴别诊断。

1. 感染性疾病

急性化脓菌感染时 NAP 活性明显增高，急性感染比慢性感染增高明显；病毒性感染时其活性在正常范围或略降低。

2. 慢性粒细胞白血病时 NAP 活性明显减低，积分值常为 0。类白血病反应的 NAP 活性极度增高，故可作为与慢性粒细胞白血病鉴别的一个重要指标。

3. 急性粒细胞白血病时 NAP 积分值降低；急性淋巴细胞白血病的 NAP 积分值多增高；急性单核细胞白血病时一般正常或降低。

4. 再生障碍性贫血时 NAP 活性增高；阵发性睡眠性血红蛋白尿时活性减低，因此也可作为两者鉴别的参考。

5. 其他血液病

恶性淋巴瘤、慢性淋巴细胞白血病、骨髓增殖性疾病如真性红细胞增多症、原发性血小板增多症、骨髓纤维化症等 NAP 活性中度增高，恶性组织细胞病时 NAP 活性降低。

实验室检查过程中血涂片或骨髓涂片应尽快固定，避免 NAP 活性丧失而导致假阴性。不同方法、不同实验条件的参考区间有差别，应建立本室的参考区间。实验中应同时设立对照，避免假阴性。

（钟　宁）

第三节　骨髓血细胞的其他检查

一、免疫表型分析

骨髓和血细胞在分化、发育与成熟过程中，细胞膜、细胞质和细胞核上的免疫标志会出现规律性的变化，使其适应各种细胞的功能需要。骨髓和血细胞的免疫标志出现异常表达，如过度表达、不规则表达、缺失或表达新抗原，可能与骨髓、血细胞的功能缺陷、降低或亢进，甚至发生肿瘤性改变有关。

骨髓或血液细胞的免疫表型（immunophenotypes）分析主要用单克隆抗体作为分子探针，特异地识别骨髓与血细胞膜表面、细胞质或细胞核免疫标志，经免疫酶法、免疫荧光显微镜法或流式细胞术（flow cytometry，FCM）分析骨髓或血液细胞的免疫表型，在临床较为常用，具有准确、快速、客观、重复性好、特异性强等特点，提高了血液系统疾病诊断的准确性。临床一般用 EDTA-K$_2$ 或肝素抗凝的血液或骨髓液进行分析，如果需要进行血小板分析，用枸橼酸钠抗凝血。该项检查主要用于以下几种疾病的诊断。

（一）急性白血病

急性白血病（acute leukemia，AL）的免疫表型分析是在形态学与细胞化学染色基础上的补充和深化，可用于将白血病进一步分为不同系列和分化阶段，如 T 淋巴细胞型、B 淋巴细胞型、微小分化型髓系细胞白血病和混合表型急性白血病等类型；也可用于识别生物学和预后相关的白血病亚型并达到诊断与治疗标准化；或者检测白血病细胞表达的某些与细胞黏附、增殖、分化、凋亡、耐药等相关的蛋白成分，以及用于微小残留白血病的监测。

（二）成熟淋巴细胞肿瘤

组织病理学、形态学、免疫表型和遗传标志检查对成熟淋巴细胞肿瘤（mature lymphocytic tumor，MLN）的诊断均很重要，但在慢性淋巴细胞白血病/小淋巴细胞淋巴瘤、毛细胞白血病、浆细胞肿瘤、T 大颗粒淋巴细胞白血病、NK 细胞 – 慢性淋巴增殖性疾病等的诊断中，免疫表型分析起着关键作用，包括对成熟淋巴细胞肿瘤的分类和 T 或 B 细胞肿瘤的来源，以及微小残留白血病的检测等。通过免疫表型分析，能够将成熟 T 淋巴细胞肿瘤与反应性淋巴细胞增多症（如传染性单核细胞增多症、巨细胞病毒感染等）相鉴别。

（三）细胞免疫功能

成熟淋巴细胞免疫表型分析可确定机体免疫细胞亚群比例及其绝对计数，对判断机体的免疫功能和诊断 T、B 细胞缺乏症等有重要意义。

（四）红细胞疾病

对红细胞和粒／单核细胞进行 CD59 和荧光标记的嗜水气单胞菌溶素变异体（fluorescent labeled aerolysin，FLAER）检测是目前阵发性睡眠性血红蛋白尿症（paroxysmal nocturnal hemoglobinuria，PNH）克隆检测的最可靠的方法，检测敏感性可以达到 1%。通过流式细胞术对标记的红细胞平均荧光强度进行检测，已成为诊断遗传性球形红细胞增多症的新手段，具有很好的敏感性和特异性。

（五）造血干细胞移植

CD34$^+$ 细胞计数用于检测造血干细胞含量；中性粒细胞 CD64 表达和单核细胞 HLA-DR 表达用于感染的预测和鉴别诊断；免疫细胞亚群检测用于病毒感染、移植物抗宿主病的鉴别诊断以及移植后免疫重建的监测等。

（六）血小板相关疾病的诊断

用多参数 FCM 可精确计数血小板数量，尤其是对血小板严重减少时的计数比常规的血细胞分析仪更为准确。血小板功能缺陷病、血小板活化水平增高均可通过血小板的免疫表型分析提供客观的诊断与鉴别依据。FCM 在出凝血疾病诊断中的应用包括网织血小板检测、血小板膜表面糖蛋白检测、血小板自身抗体的检测等，为血小板减少疾病、心脑血管性疾病、血小板功能缺陷类疾病以及免疫性血小板减少性紫癜的诊断及鉴别诊断、疗效判断等提供重要依据。

采用免疫酶法或免疫荧光显微镜法虽可进行免疫表型分析，但只能做单参数或双参数检测，易受其他抗原和细胞的干扰，现已较少用于骨髓或血细胞的免疫表型分析。多参数（3 参数以上）FCM 是免疫表型分析的最佳方法，但 FCM 标准化和规范操作仍是目前没有很好解决的问题。当一些实验室尚无流式细胞仪，或难以获得足够骨髓细胞时，免疫组化可以起到相当大的作用。

二、遗传学分析

骨髓与血细胞遗传学分析已经成为血液系统疾病及其相关疾病检验的重要手段，自 1970 年显带技术高速发展以来大量的肿瘤相关遗传学异常被发现。常规遗传学方法包括核型分析和荧光原位杂交（fluorescence in situ hybridization，FISH）。核型分析的 R 带染色对染色体末端的改变比较敏感，而 G 带染色则容易发现染色体中间部分的变异。一般用肝素抗凝的新鲜血液或骨髓液进行细胞培养进行核型分析和 FISH 检测，淋巴结和骨髓等活检标本经福尔马林固定后的石蜡切片可进行 FISH 检测。

Note

（一）急性白血病

急性白血病是一组在临床及遗传学上均有异质性的疾病，在诊断分型方面明确提出以遗传学为依据的伴随 t（8；21）、t（15；17）、inv（16）/t（16；16）等重现性染色体异常的急性髓系白血病亚型，以及伴随 t（12；21）、t（1；19）、11q23 相关易位、t（9；22）等遗传学改变的急性淋巴细胞白血病亚型。若患者外周血和（或）骨髓中原始细胞＜20%，伴有染色体异常，如 t（8；21）（q22；q22.1）、inv（16）（pl3.1q22）、t（16；16）（p13.1；q22）、t（15；17）（q22；ql2），也可诊断为急性髓系白血病。在预后判断方面，不同的遗传学异常可以将急性髓系白血病和急性淋巴细胞白血病进行不同的预后分层。

（二）骨髓增生异常综合征

常规染色体核型分析可用于疑似患者的进一步检查项目。核型分析必须有可供分析的 20 个核分裂象才能作出判断，如不能获得足够核分裂象，FISH 检测（应包括 5q31、CEP7、7q31、CEP8、20q、CEPY 和 p53 等探针）是常规核型分析的必要补充。

（三）淋巴瘤

MYC 基因的遗传学改变是伯基特淋巴瘤的重要特征，一般应用 FISH 分离探针检测，是伯基特淋巴瘤重要的诊断和预后指标；套细胞淋巴瘤的主要遗传学改变是形成 *CCND1-IGH* 融合基因，FISH 的检出率要高于 PCR；滤泡淋巴瘤的细胞遗传学标志是 IGH-BCL2 融合基因，其发生率达 80% ~ 90%；黏膜相关淋巴组织淋巴瘤中常见的遗传学改变包括 3、7、12、18 号染色体三体以及黏膜相关淋巴组织淋巴瘤相对特异的 t（1；14）、t（14；18）、t（11；18）；间变大细胞淋巴瘤的遗传学异常主要是 ALK-NPM 融合基因等。而对于诊断双打击淋巴瘤，MYC 和 Bcl-2 以及 Bcl-6 的 FISH 检测更为重要。关于预后意义的研究方面，慢性淋巴细胞白血病预后相关的遗传学异常包括 13q14 缺失（预后较好）、12 号染色体三体（预后中等）、17p（TP53）缺失和 11q22-23（ATM）缺失（预后差）等。目前国内外指南中，在多发性骨髓瘤诊断初期推荐应用 FISH 检测 del（13）（q14）、del（17）（p53 缺失）、t（4；14）、t（11；14）、t（14；16）、1q21 扩增。

（四）骨髓衰竭性疾病

诊断再生障碍性贫血、范可尼贫血（Fanconi anemia，FA）及先天性角化不良症等疾病时，除基因突变检测外，染色体断裂试验可为 FA 的诊断及鉴别诊断提供有力的证据。

三、骨髓血细胞的分子生物学检测

尽管血液疾病特别是血液肿瘤性疾病的发病机制未明，但大部分白血病和淋巴瘤存在某些染色体易位或突变，会产生新的相关基因和蛋白。分子诊断已经广泛应用于肿瘤和遗传性疾病等相关领域，尤其在严重危害人类健康的恶性血液病领域取得了长足进步。血液病是分子生物学渗透最深入、应用最早和最广泛的疾病，血液病中分子生物学检测技术主要包括 PCR 技术、测序技术和基因芯片等，在血液病的诊断分型、疗效评估、微小残留病的监测、预后判断及个体化治疗等多个方面均发挥了重要作用。临床一般采用 EDTA-K3 或枸橼酸钠抗凝的骨髓细胞、外周血细胞及淋巴瘤和多发性骨髓瘤（multiple myeloma，MM）患者分选后的细胞悬液进行检测，用于以下疾病的诊断。

（一）白血病

融合基因 *RUNX1-RUNX1T1*、*PML-RARA*、*CBFB-MYH11*、*MLL-AF9*、*ETV6-RUNX1*、*TCF3-PBX1*、*BCR-ABL1* 等用于辅助诊断；*NPM1*、*FLT3*、*CEBPA*、*c-KIT* 以及其他十几种相关基因的突变检测用于预后判断。

（二）骨髓增生异常综合征

越来越多的基因被发现参与骨髓增生异常综合征的发生及演变，它们对疾病诊治和预后判断有一定指导意义，其中包含两类重要的基因：①表观遗传调节子基因，如 *TET2*、*ASXL1*、*DNMT3A*、*EZH2* 等；②剪接体复合物蛋白编码基因，如 *SF3B1*、*SRSF2*、*U2AF1* 等。*TET2* 是目前突变率较高的基因，突变率为 12% ~ 27%。虽然目前 *TET2* 突变对预后影响尚有争议，但有研究表明其突变可预测去甲基化药物治疗的疗效。*SF3B1* 突变见于 8% ~ 20% 的患者，且在难治性贫血伴有环形铁粒幼红细胞患者中突变率高达 84.8%，是该病的主要致病基因，伴有该突变的患者预后较好。

（三）骨髓增殖性肿瘤

慢性粒细胞白血病的特征性分子标志为 *BCR-ABL1* 融合基因，可以通过实时定量 PCR 法进行定期监测，准确评估患者的疗效及预后。对于未达到预期疗效的患者，应进行 BCR-ABL1 融合基因激酶区突变分析，如 T315I 突变患者对第一代和第二代酪氨酸激酶抑制剂治疗均无效时，应选择行异基因造血干细胞移植（allogeneic hematopoietic stem cell transplantation，allo-HSCT）治疗以防止疾病进展至急变期。目前联合检测 *JAK2*、*MPL*、*CALR*、*CSF3R* 基因突变在骨髓增殖性肿瘤患者中的阳性率可达 90% 以上，这些更加客观的分子诊断指标在该类疾病的诊断方面发挥了越来越重要的作用。

（四）淋巴增殖性肿瘤

IgH/TCR 受体基因重排检测用于淋巴瘤的诊断；*IgHV* 突变、*TP53*、*IgH/TCR* 受体基因重排检测用于慢性淋巴细胞白血病的诊断；IgH、K、λ 基因克隆性重排检测用于多发性骨髓瘤的诊断。*MYD88L265P* 位点突变检测用于诊断淋巴浆细胞淋巴瘤 / 华氏巨球蛋白血症；*BRAF V600E* 突变及 *MAP2K1* 突变检测对于毛细胞白血病的诊断具有重要价值。

（五）骨髓衰竭性疾病

诊断再生障碍性贫血、FA、先天性角化不良（dyskeratosis congenital，DC）、Diamond-Blackfan 贫血、Shwachmann-Diamond 综合征等疾病时，基因突变检测可为 FA 的诊断及鉴别诊断提供有力的证据。目前已经鉴定出 15 种 FA 基因亚型，其中以 *FANCA*、*FANCC* 及 *FANCG* 的突变比例最高。*DKC1*、*TERC*、*TERT*、*NOP10*、*NHP2*、*TINF2*、*TCAB1* 等的突变与 DC 的发病相关。

（六）造血干细胞移植

移植前的 HLA 配型、移植后的嵌合体的检测以及监测移植后微小残留病，都需要测序和 PCR 等技术来完成。此外，移植后感染严重影响患者的治疗效果，EB 病毒（Epstein-Barr virus，EBV）、巨细胞病毒等是移植后最常见的感染病毒之一，及时检测病毒的核酸并及早治疗可有效减少并发症的发生。

（七）出凝血疾病

诊断血友病、先天性凝血因子缺乏、血管性血友病及血栓性疾病（如蛋白 S 缺乏症、蛋白 C 缺乏症等）等疾病时，基因突变检测可为诊断及鉴别诊断提供有力的证据。

分子生物学诊断技术已广泛应用于血液系统疾病的诊断分型、疗效评估、预后判断及个体化治疗的各个领域。基因芯片和二代测序技术已经开始进入临床实验室。由于技术的复杂性、高通量以及对生物信息学的依赖性，这两类技术还没有作为常规检查普及。其技术平台中包括诸多实验手段，如定性和定量 PCR、基因扫描、基因芯片及基因测序等方法，而且结果易受标本采集、标本保存、核酸提取、PCR 扩增、试剂和仪器质量等许多因素的影响。因此，完善和规范血液病分子生物学诊断技术的各个环节成为结果正确解读的重要保障。

（钟　宁）

第四节　贫血的实验诊断策略和治疗药物

贫血是指外周血中单位容积内的血红蛋白（HGB）、红细胞（RBC）、血细胞比容（HCT）低于同年龄段、同性别、同地区的参考区间下限，其中以 HGB 减低最具参考价值，因为 RBC 或 HCT 不一定能准确地反映贫血是否存在以及贫血的程度。根据我国最新颁布的血细胞参考区间，贫血的诊断一般按以下标准：成年男性 HGB < 130 g/L、RBC < 4.3×10^{12}/L，HCT < 40%，成年女性（非妊娠）HGB < 115 g/L、RBC < 3.8×10^{12}/L、HCT < 35%。

一、贫血的分类

贫血可以根据红细胞形态改变、发病机制以及骨髓增生程度进行分类。不同类型贫血的临床表现和实验室检测方法也有所不同。掌握相关的实验室检查特点，对贫血的诊断和治疗具有重要的意义。

（一）按形态学分类

对临床疑有贫血的患者进行全血细胞计数，在获得相关红细胞参数中，RBC、HGB、HCT 低于参考区间下限时，即可确定存在贫血，其数值降低的程度表明贫血的轻重。可以根据 MCV、MCH、MCHC 三项参数对贫血的红细胞形态改变作出判断，并对病因进行必要的估计。

（二）按病因和发病机制分类

根据贫血的病因和发病机制将贫血分为三大类：红细胞生成减少、红细胞破坏过多和失血性贫血。

（三）按照骨髓增生程度分类

根据骨髓的增生程度，贫血可以分为骨髓增生性贫血和增生不良性贫血。

（四）按贫血的程度分类

轻度贫血：HGB > 90 g/L；中度贫血：HGB 60 ~ 90 g/L；重度贫血：HGB 30 ~ 60 g/L；极重度贫血：HGB < 30 g/L。

贫血的红细胞形态学分类简单、实用，能对贫血病因的确定提供有价值的线索，但有时难以概括贫血的全貌。病因及发病机制分类法对贫血的诊断和治疗有指导意义。贫血的上述分类各有其优缺点，临床常结合运用，以简便实用为宜。

二、贫血的实验诊断策略

各项实验室检查是贫血诊断、查找病因、确定治疗方案和疗效观察的主要依据，反映贫血的病理生理过程及其病因的实验指标很多，应该由简到繁，有目的地选择。全血细胞计数（CBC）、血涂片红细胞形态检查、网织红细胞计数（RET）、血清铁蛋白（serum ferritin，SF）、叶酸、维生素 B_{12} 和骨髓细胞学检验在贫血实验诊断中最常用，对一些其他或少见类型的贫血常需要更进一步的实验检查，才能最终明确诊断（图 5-4-1）。

贫血作为临床常见症状之一，本身不是一种疾病，很多疾病都可以表现出贫血。因此对任何贫血的诊断，首要的是查明引起贫血的病因，不能只限于对贫血的有无和轻重程度的判断。贫血的严重性取决于引起贫血的基础疾病，例如：早期的结肠癌引起的缺铁性贫血可能是轻度，钩虫病或痔疮出血引起的贫血可能是重度，但前者的严重性远远超过后者。因此结合病史和临床表现寻找并明确病因是合理和有效治疗的基础。

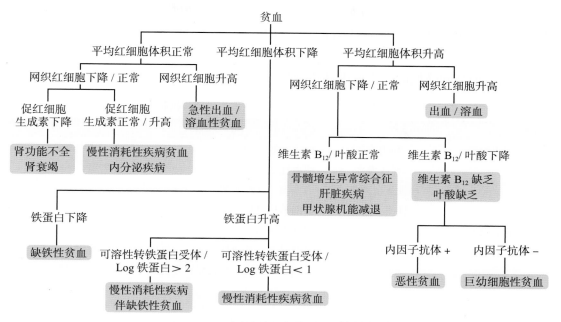

图 5-4-1　常见贫血的实验诊断参考路径

三、铁、叶酸与维生素 B_{12} 的检测

（一）常用铁代谢试验

铁是人体内含量最多的微量元素，是合成血红蛋白必备的元素，健康成年人体内的铁含量平均为 3 ～ 5 g，60% ～ 70% 存在血红蛋白中，20% ～ 30% 以贮存铁的形式存在，主要以铁蛋白和含铁血黄素形式贮存在于肝、脾、骨髓的单核 - 巨噬细胞中，约 5% 分布于肌红蛋白、各种酶和血浆运输状态中。当机体铁的摄入不足、需求增多或铁的代谢障碍、丢失过多导致铁消耗量大于供给量或铁代谢异常时，均可导致铁缺乏或铁利用障碍性贫血。缺铁是一个渐进的发展过程，最早是体内贮存铁耗尽，称为隐形缺铁期；继之，红细胞内发生缺铁称为缺铁性红细胞生成期；最后发生缺铁性贫血（iron deficiency anemia，IDA）。铁代谢检验有助于了解机体的铁代谢状况，并用于铁缺乏或铁代谢障碍性贫血、铁负荷过多等疾病的诊断与治疗。

1. 血象和骨髓象检查

机体缺铁时血象呈典型的小细胞低色素性贫血特点，骨髓象以晚幼红细胞增生最为显著，细胞内外铁减少或者缺失（详见第五章第二节）。

2. 血清铁和血清总铁结合力检测

血清铁（serum iron，SI），即与转铁蛋白结合的铁，其含量不仅取决于血清中铁的含量，还受转铁蛋白的影响。正常情况下，血清铁仅与 1/3 的转铁蛋白结合，血清中未被铁结合的转铁蛋白在体外可与加入的铁完全结合而呈饱和状态，这种最大的铁结合量，称为总铁结合力（total iron binding capacity，TIBC），它反映了血清中游离转铁蛋白的含量。

对成年人新鲜并无溶血的血清进行检测，血清铁：男性 11.0 ~ 30.0 μmol/L，女性 9.0 ~ 27.0 μmol/L；血清总铁结合力（TIBC）：男性 50 ~ 77 μmol/L，女性 54 ~ 7 μmol/L。

血清铁增高和降低的发生原因和机制见表 5-4-1。

表 5-4-1　血清铁增高和降低的发生原因和机制

增高和降低	机制	原因
血清铁增高	利用障碍	如铁粒幼细胞性贫血、再生障碍性贫血、铅中毒等
	释放增多	溶血性贫血、急性肝炎、慢性活动性肝炎等
	铁蛋白增多	白血病、含铁血黄素沉着症、反复输血等
	铁摄入过多	铁剂治疗过量
血清铁降低	铁缺乏	缺铁性贫血
	慢性失血	月经过多、消化性溃疡、恶性肿瘤、慢性炎症
	摄入不足	长期缺铁饮食、生长发育期儿童、妊娠期和哺乳期女性

TIBC 检测的临床意义如下。

1）TIBC 增高：①生理性增高：女青年和妊娠期妇女增高；②转铁蛋白合成增加：如缺铁性贫血、红细胞增多症、妊娠后期；③转铁蛋白释放增加：急性肝炎、亚急性肝坏死等。

2）TIBC 降低：①生理性降低：新生儿减低，2 岁以后与成人相同；②转铁蛋白合成减少：肝硬化、慢性肝损伤等；③转铁蛋白丢失：肾病综合征；④其他：肝脏疾病、慢性炎症、消化性溃疡等。

3. 血清转铁蛋白和转铁蛋白饱和度检测

转铁蛋白（transferrin，Tf）是血浆中一种能与 Fe^{3+} 结合的球蛋白，主要起转运铁的作用。每分子 Tf 可以与 2 个 Fe^{3+} 结合并将铁转运到骨髓和其他需铁的组织，结合了 2 个 Fe^{3+} 的 Tf 为 Tf 的饱和状态，体内约有 1/3 的 Tf 呈铁饱和状态。Tf 主要在肝脏中合成，所以 Tf 也可作为判断肝脏合成功能的指标。另外，Tf 也是一种急性时相反应蛋白。血清转铁蛋白饱和度（transferrin saturation，TS）简称铁饱和度，即达到饱和状态的 Tf 占总 Tf 的百分比，可以反映达到饱和状态的 Tf 所结合的铁量，临床上常以血清铁与总铁结合力的百分比值表示。

Tf 的正常值为 28.6 ~ 51.9 μmol/L，TS 的正常值为 20% ~ 50%。两项指标的异常对于一些疾病的诊断具有重要的意义。

1）Tf 异常

（1）Tf 增高常见于妊娠期、应用口服避孕药、慢性失血及铁缺乏，特别是缺铁性贫血。

（2）Tf 降低常见于：①铁粒幼细胞性贫血、再生障碍性贫血；②营养不良、重度烧伤、肾衰竭；③遗传性转铁蛋白缺乏症；④急性肝炎、慢性肝损伤及肝硬化等。

2）TS 异常

（1）TS 增高常见于：①铁利用障碍，如再生障碍性贫血、铁粒幼细胞性贫血；

②血色病（hemochromatosis），TS＞70%为诊断血色病的可靠指标。

（2）TS降低常见于缺铁或缺铁性贫血。TS＜15%并结合病史即可诊断缺铁或缺铁性贫血，其准确性仅次于铁蛋白，但较TIBC和血清铁敏感。另外，TS降低也可见于慢性感染性贫血。

4. 血清铁蛋白检测

铁蛋白（serum ferritin，SF）是脱铁铁蛋白（apoferritin）和Fe^{3+}结合形成的蛋白复合物，是机体主要的铁贮存蛋白，主要存在于血液、肝、脾、骨髓及肠黏膜的单核－巨噬细胞中，其含量变化可作为判断是否缺铁或铁负荷过量的指标。肝是合成SF的主要场所，血清/浆中含有微量SF，与体内铁的贮存量相关，故检测血清SF含量有助于铁代谢性疾病的诊断，可作为判断机体是否缺铁或铁负荷过多的重要指标。正常男性血清中铁蛋白的含量为15～200 μg/L，女性为12～150 μg/L。

1）SF增高：①体内贮存铁增加，见于原发性血色病、继发性铁负荷过大；②铁蛋白合成增加，见于炎症、肿瘤、白血病、甲状腺功能亢进症等；③贫血，见于溶血性贫血、再生障碍性贫血、恶性贫血（pernicious anemia）；④组织释放增加，见于肝坏死、慢性肝病等。

2）SF降低：SF降低常见于缺铁性贫血、大量失血、长期腹泻、营养不良等。若SF＜15 μg/L，即可诊断铁缺乏。SF也可以作为营养不良的流行病学调查指标。如果SF＞100 μg/L，即可排除缺铁。

3）血清铁蛋白测定的适应证：①缺铁性贫血。②贮存铁缺乏。③长时间口服铁治疗的监测。④贫血的鉴别诊断。⑤缺铁易发人群的监测（孕妇、献血者、幼儿和血液透析患者）。⑥铁过度负荷。⑦长时间铁转移治疗的监测。

5. 血清可溶性转铁蛋白受体

转铁蛋白受体（transferrin receptor，TfR）由两个大小约为90 kDa的亚单位通过两条二硫键交联而成的一种Ⅱ型跨膜糖蛋白，介导含铁的蛋白从细胞外进入细胞内，表达于所有细胞，高表达于增殖活跃的细胞。细胞膜的TfR与血清中转铁蛋白结合并转运铁至细胞内。正常人80%以上的TfR存在于骨髓红系有核细胞上，随着红系各阶段细胞成熟，所表达的TfR分子数逐渐减少，成熟红细胞上无TfR。血清可溶性转铁蛋白受体（soluble transferrin receptor，sTfR）是存在于血浆或血清中组织受体的游离形式，是细胞膜上TfR的一个片段，血清中的sTfR浓度与总的TfR浓度有很好的正相关性，反映了机体对铁的需求。采用酶免疫浊度进行分析，正常人血清sTfR为1.7～8.1 mg/L，血清sTfR检测具有以下临床意义。

1）sTfR增高常见于缺铁性贫血早期和红系造血增生时，可用于缺铁性贫血的诊断和鉴别诊断。慢性病贫血时，机体可利用铁缺乏，但总铁并不降低或增加，SF正常或增高、sTfR增高。缺铁性贫血时，机体可利用铁及贮存铁绝对缺乏，SF降低，血清sTfR增高2～3倍。红系增生性疾病珠蛋白生成障碍性贫血、自身免疫性溶血性贫血、遗传性球形细胞增多症等，血清sTfR增高。

2）sTfR降低可见于再生障碍性贫血、肾衰竭等。

（二）叶酸与维生素 B_{12} 代谢试验

叶酸（folic acid，FA）与维生素 B_{12}（vitamin B_{12}，Vit B_{12}）是合成 DNA 重要的辅酶，参与核酸代谢过程。体内的叶酸主要为甲基叶酸，必须依赖维生素 B_{12} 才能转化为叶酸，缺乏叶酸和维生素 B_{12} 时，脱氧尿嘧啶核苷酸（dUTP）不能转化为脱氧胸腺嘧啶核苷酸（dTTP），导致细胞核酸代谢障碍，骨髓幼红细胞 DNA 合成受阻，细胞增殖速度明显减慢，S 期及 G_1 期相对延长，幼红细胞因分裂障碍而致胞体增大，核染色质疏松，形成巨幼红细胞，出现巨幼细胞贫血。此外，也可累及其他系统细胞，如粒系、巨核系细胞也可呈巨幼变。

1. 叶酸检测

叶酸在人体的贮存量为 5 ~ 20 mg，约 1/2 贮存在肝。正常人每天需叶酸 200 ~ 400 μg，一般仅供 4 个月之用。化学发光免疫分析血清叶酸正常值为 5.5 ~ 23.4 nmol/L。若营养不良，叶酸来源不足，常易导致叶酸缺乏。全血中 95% 的叶酸存在于红细胞内，其中叶酸的含量为血清中的 40 倍以上，故测定时应避免标本溶血。血清中叶酸水平受食物摄入的影响，故需空腹采血。而红细胞内叶酸不受摄入的影响，更能反映体内叶酸的实际水平，因此，同时测定血清叶酸与红细胞叶酸更有助于叶酸代谢状态的判断。此外，叶酸缺乏可使同型半胱氨酸转化为蛋氨酸出现障碍，导致高同型半胱氨酸血症。

体内叶酸降低和增高分别见于以下几种情况。

1）降低：①摄入减少：偏食，缺乏新鲜蔬菜、肉类、禽蛋等或高温下烹调时间过长，酗酒者叶酸缺乏的速度可能增快。②吸收障碍：慢性腹泻、乳糜泻、小肠切除、酗酒。某些药物（如抗癫痫药）、乙醇等可抑制叶酸的吸收。③需要量增加：见于细胞代谢加快、生长迅速等，如甲状腺功能亢进、妊娠、婴幼儿、感染、恶性肿瘤等。在慢性溶血性贫血基础上再发生急性溶血，骨髓数日内呈现巨幼样变，即为叶酸不足所致。

2）增高：见于肠盲袢综合征、恶性贫血、长期素食等。

2. 维生素 B_{12} 检测

维生素 B_{12} 主要来自动物食品，成人每日需要量为 2 ~ 5 μg，人体内贮存 4 ~ 5 mg，一般情况下不会出现维生素 B_{12} 缺乏。食物中的维生素 B_{12} 必须与胃壁细胞分泌的内因子结合后才能在回肠末端吸收。维生素 B_{12} 吸收降低，例如克罗恩病（Crohn's disease）、腹部或胃肠道手术；内分泌因子减少，例如萎缩性胃炎；出现抗壁细胞抗体或抗内因子抗体，如恶性贫血；遗传性运钴胺素蛋白 II（transcobalamin II）缺陷、酗酒、素食、长期使用组胺 H_2 阻滞剂等均可导致维生素 B_{12} 缺乏，可间接导致 DNA 和神经髓鞘质合成障碍，进而出现伴有神经性精神异常的巨幼细胞贫血、血小板减少等。有证据表明血清维生素 B_{12} 水平不能准确反映细胞内维生素 B_{12} 浓度，临床诊断维生素 B_{12} 缺乏时常伴有血清同型半胱氨酸和甲基丙二酸增高。化学发光免疫分析血清维生素 B_{12} 正常值为 172 ~ 674 pmol/L。

血清维生素 B_{12} 缺乏多见于营养性巨幼细胞贫血、恶性贫血、长期胃肠功能紊乱及腹泻、长期素食、先天性选择性维生素 B_{12} 吸收不良、内因子缺乏症等。大剂量维

Note

生素 C（500 mg）可影响维生素 B$_{12}$ 的吸收和利用。血清维生素 B$_{12}$ 含量增高常见于白血病、真性红细胞增多症、某些恶性肿瘤和肝细胞损伤等。

四、常见贫血的实验诊断特点

（一）缺铁性贫血

铁（iron）是血红蛋白、肌红蛋白、细胞色素系统、电子传递链主要的复合物、过氧化物酶及过氧化氢酶等的重要组成部分，因此，铁缺乏可导致贫血。铁缺乏呈阶段性发展，最早是体内贮存铁耗尽；随着病情的发展，红系细胞内发生缺铁，称为缺铁性红细胞生成期；最后发生缺铁性贫血（iron deficiency anemia，IDA）。前两个阶段虽未出现贫血，但临床上患者也可有疲乏无力等不适。缺铁性贫血时，红细胞呈典型的小细胞低色素性改变，铁代谢异常，骨髓中红系细胞造血呈代偿性增生，因此，通过血象、铁代谢检查和骨髓象可以诊断缺铁性贫血。实验诊断要点为骨髓贮存铁缺乏或血清铁蛋白（SF）低于 12 pg/L。

1. 实验室检查

（1）血象：呈小细胞低色素性贫血。平均红细胞体积（MCV）低于 80 fl，平均红细胞血红蛋白量（MCH）小于 27 pg，平均红细胞血红蛋白浓度（MCHC）小于 32%。红细胞体积小、中央淡染区扩大。网织红细胞计数正常或轻度增高。白细胞计数正常或减低。钩虫病者可有嗜酸性粒细胞增多。血小板（PLT）可升高，多见于因慢性失血发生贫血的患者。

（2）骨髓象：增生活跃或明显活跃；以红系增生为主，粒系、巨核系无明显异常；红系中以中、晚幼红细胞为主，其体积小、核染色质致密、胞质少偏蓝色、边缘不整齐，血红蛋白形成不良，呈"核老质幼"现象。

（3）骨髓铁染色：缺铁性贫血时，细胞外铁消失，细胞内铁阳性率常 < 15%。

（4）铁代谢检查：血清铁低于 8.95 μmol/L，总铁结合力升高大于 64.44 μmol/L；转铁蛋白饱和度（TfS）降低小于 15%，血清可溶性转铁蛋白受体（sTfR）浓度超过 8 mg/L。血清铁蛋白低于 12 μg/L。

2. 鉴别诊断

（1）慢性病性贫血：慢性炎症、慢性肾功能不全、感染或肿瘤等引起的铁代谢异常性贫血，血清铁蛋白和骨髓铁增多，血清铁、血清转铁蛋白饱和度、总铁结合力降低。

（2）珠蛋 A 生成障碍性贫血：也称为地中海贫血，常有家族史，外周血涂片中可见多数靶形红细胞和显著的红细胞大小不均及形态不整。血红蛋白电泳异常或胎儿血红蛋白（HbF）、血红蛋白 A$_2$（HbA$_2$）增高。SF、TfS 不降低且常增高，骨髓细胞外铁和细胞内铁均可增多。

（3）铁粒幼细胞性贫血：遗传或不明原因导致的红细胞铁利用障碍性贫血。临床上少见，主要是由于铁利用障碍，骨髓铁染色显示细胞外铁显著增加、环形铁粒幼红细胞 > 15%。血清铁、TfS、SF 增高。

（4）转铁蛋白缺乏症：系常染色体隐性遗传所致或严重肝病、肿瘤继发。血清铁、总铁结合力、血清铁蛋白及骨髓含铁血黄素均明显降低。先天性者幼儿时发病，伴发育不良。

（二）巨幼细胞贫血

巨幼细胞贫血（megaloblastic anemia，MA）是由于叶酸和（或）维生素 B_{12} 缺乏导致 DNA 合成障碍所引起的贫血。其特点是大细胞性贫血，骨髓幼红细胞巨幼变，并累及粒系细胞、巨核系细胞。

1. 实验室检查

（1）血象：大细胞性贫血，MCV 升高，甚至可达 140 fl。RBC 比 HGB 降低更为显著。血涂片中大卵圆形红细胞增多，红细胞大小不均，以大细胞为主，中央淡染区缩小或消失，中性粒细胞核分叶过多，可达 6 叶以上。网织红细胞正常或轻度增加，重症病例可呈全血细胞减少。

（2）骨髓象：增生活跃或明显活跃，骨髓铁染色常增多。造血细胞出现巨幼变：红系增生显著，胞体大，核大，核染色质疏松细致，胞质较胞核成熟，呈"核幼质老"；粒系可见巨中、晚幼粒细胞，巨杆状核粒细胞，成熟粒细胞分叶过多；巨核细胞体积增大，分叶过多。由于 MA 的骨髓出现上述特异的形态变化，因此骨髓细胞学检验可以获得诊断。

（3）叶酸和维生素 B_{12}：血清叶酸、维生素 B_{12} 降低，结合红细胞叶酸测定更加可靠。

（4）其他：①胃酸降低、恶性贫血时内因子抗体及 Schilling 试验（测定放射性核素标记的维生素 B_{12} 吸收情况）阳性；②血清非结合胆红素可增高。

2. 鉴别诊断

（1）骨髓增生异常综合征：可见到幼红细胞，出现类似巨幼红细胞的"巨幼样变"，但其形态仍有不同，有些病例原粒或原单核细胞增多，而且叶酸和维生素 B_{12} 不降低，补充叶酸和维生素 B_{12} 无效。

（2）自身免疫性溶血性贫血：不同阶段的红细胞有抗体附着，MCV 增大，又有非结合胆红素增高，少数患者尚合并内因子抗体，故极易与单纯叶酸、维生素 B_{12} 缺乏引起的 MA 混淆。其鉴别要点是此类疾病叶酸、维生素 B_{12} 测定一般正常，网织红细胞明显升高，Coombs 试验阳性，用糖皮质激素能显著纠正贫血。

（三）再生障碍性贫血

再生障碍性贫血（aplastic anemia，AA）是一组由化学物质、生物因素、电离辐射及不明原因所致的骨髓造血功能衰竭，以造血干细胞及造血微环境损伤、骨髓脂肪化、网状纤维增生、全血细胞减少为特征。分为重型再生障碍性贫血（severe aplastic anemia，SAA）和非重型再生障碍性贫血（non-severe aplastic anemia，NSAA）。

1. 实验室检查

（1）血象：呈全血细胞减少。SAA 血象重度减少，常有粒细胞缺乏和血小板重度减低。

（2）骨髓象：多部位骨髓增生减低，粒、红系及巨核细胞明显减少且形态大致正常，淋巴细胞、网状细胞及浆细胞等非造血细胞比例明显增高。骨髓小粒无造血细胞，呈空虚状，可见较多脂肪滴。骨髓活检显示造血组织均匀减少，脂肪组织增加。

（3）骨髓和外周血中 CD34$^+$ 造血干 / 祖细胞数量可降低为正常的 1/3 ～ 1/2。

2. 鉴别诊断

（1）与其他类型的再障鉴别：①遗传性 AA：如 Fanconi 贫血（Fanconi anemia，FA）、家族性增生低下性贫血（Estren-Dameshek 贫血）及胰腺功能不全性 AA（Schwachman-Diamond 综合征）等，家族史往往有遗传背景。FA 表现为一系或两系或全血细胞减少，可伴发育异常，包括皮肤色素沉着、骨骼畸形、器官发育不全等。有可能发展为骨髓增生异常综合征、急性白血病及其他各类肿瘤性疾病。实验室检查可发现 "Fanconi 基因"，细胞染色体受丝裂霉素 C 作用后极易断裂。②继发性 AA：有明确诱因。各种电离辐射、化学毒物和药物等暴露史对继发性再障诊断至关重要。长期接触 X 射线、γ 射线及放射性核素等可影响 DNA 的复制，抑制细胞有丝分裂，干扰骨髓细胞生成，使造血干细胞数量减少。抗肿瘤化疗药物以及苯等对骨髓的抑制与剂量相关，是引起继发性再障比较肯定的因素。

（2）与其他全血细胞减少的疾病鉴别：①阵发性睡眠性血红蛋白尿（PNH）：典型患者有血红蛋白尿发作，易鉴别。不典型患者无血红蛋白尿发作，全血细胞减少，骨髓可增生减低，易误诊为 AA。但对其随访检查可发现酸溶血试验（Ham 试验）阳性、流式细胞仪检测骨髓或外周血细胞膜上的嗜水气单胞菌溶素变异体（FLAER）、CD55、CD59 表达明显下降，可资鉴别。②骨髓增生异常综合征（MDS）：MDS 的某些亚型有全血细胞减少，网织红细胞有时不高甚至降低，骨髓也可低增生，这些易与 AA 混淆。但病态造血现象、早期髓系细胞相关抗原（CD13、CD33、CD34）表达增多、造血祖细胞培养集簇增多集落减少、染色体核型异常等有助与 AA 鉴别。③自身抗体介导的全血细胞减少：包括 Evans 综合征和免疫相关性全血细胞减少。前者可测及外周成熟血细胞的自身抗体，后者可测及骨髓未成熟血细胞的自身抗体。这两类患者可有全血细胞减少并骨髓增生降低，但外周血网织红细胞或中性粒细胞比例往往不低甚或偏高，骨髓红系细胞比例不低且易见 "红系造血岛"，Th1 ∶ Th2 降低（Th2 细胞比例增高）、CD5$^+$B 细胞比例增高，血清 IL-4 和 IL-10 水平增高，对糖皮质激素和大剂量静脉免疫球蛋白的治疗反应较好。④急性造血功能停滞：本病常在溶血性贫血或感染发热的患者中发生，全血细胞尤其是红细胞骤然下降，网织红细胞可降至零，骨髓三系减少，与 SAA 相似。但骨髓涂片尾部可见巨大原始红细胞，病程呈自限性，约 1 个月后可恢复。⑤急性白血病：白细胞减少和低增生性急性白血病（AL）因早期肝、脾、淋巴结不大，外周两系或三系血细胞减少，易与 AA 混淆。血象及骨髓发现原始粒、单核或原始淋巴细胞明显增多可助鉴别。⑥淋巴瘤和病毒感染等引起的嗜血细胞综合征常有全血细胞减少，可有高热、黄疸、出血较重，但常伴肝、脾、淋巴结肿大与 AA 不符；骨髓一般增生活跃。

（四）自身免疫性溶血性贫血

自身免疫性溶血性贫血（autoimmune hemolytic anemia，AIHA）是抗红细胞膜抗原的自身抗体引起红细胞寿命缩短的一类贫血。根据自身抗体与红细胞反应的温度分为温抗体型自身免疫性溶血性贫血（warm autoimumme hemolytic anemia）和冷抗体型自身免疫性溶血性贫血（cold autoimmune hemolytic anemia），以温抗体型 AIHA 更为常见，是获得性溶血性贫血中最重要的一种，既可原发也可继发于其他疾病。患者红细胞表面吸附有不完全抗体［（IgG 和（或）C3）］，单核 - 巨噬细胞系统破坏而形成血管外溶血。

1. 实验室检查

（1）血象：典型病例为正细胞正色素性贫血，程度轻重不一，重症者 HGB 可＜50 g/L。血涂片上可见数量不等的球形红细胞，有些患者可见数量不等的幼红细胞。网织红细胞大多显著增高，个别可高达 50% 以上。急性溶血时外周白细胞计数（WBC）常增加。PLT 一般正常，但部分患者病程中发生 PLT 减少，称为 Evans 综合征。

（2）骨髓象：骨髓增生明显活跃，以中、晚幼红细胞增生为主，其百分比常＞40%，形态基本正常，但少数患者幼红细胞可呈巨幼变。粒系及巨核系多无明显异常。

（3）实验室检查：①直接 Coombs 试验阳性，间接 Coombs 试验可呈阳性或阴性。有极少数患者 Coombs 试验阴性，但如临床表现典型、激素治疗或脾切除有效，也可诊断为 Coombs 试验阴性的 AIHA。②溶血证据：血清总胆红素、非结合胆红素升高，血清结合珠蛋白降低，尿液尿胆原含量增高。③由于球形红细胞增多，导致红细胞渗透脆性增加。

2. 鉴别诊断

（1）贫血及网织红细胞增多：如失血性、缺铁性或巨幼细胞贫血的恢复早期。

（2）家族性非溶血性黄疸（Gilbert 综合征等）。

（3）骨髓转移瘤贫血伴轻度网织红细胞增多。

以上情况虽类似 AIHA，但本质不是溶血，缺乏实验室诊断溶血的证据，故容易鉴别。

五、抗贫血药物

临床常用的抗贫血药物包括铁剂、叶酸、维生素 B_{12} 等。

（一）铁剂

铁（iron）是血红蛋白、肌红蛋白、细胞色素系统、电子传递链主要的复合物，过氧化物酶及过氧化氢酶等的重要组成部分。因此，铁缺乏时可导致贫血。

临床上常用铁剂有硫酸亚铁（ferrous sulfate）、枸橼酸铁铵（ferric ammonium citrate）、富马酸亚铁（ferrous fumarate）、右旋糖酐铁（iron dextran）、山梨醇铁（iron sorbitex）等。

1. 体内过程

铁的吸收部位主要是十二指肠及空肠上段。食物中的铁以 Fe^{2+} 形式吸收，Fe^{3+} 难以吸收，能将 Fe^{3+} 还原为 Fe^{2+} 的物质（如胃酸、维生素 C、果糖、谷胱甘肽）等有利于铁的吸收，但高磷、高钙、鞣酸、四环素、抗酸药、H_2 受体阻断药、质子泵抑制剂等，可使铁沉淀或抑制 Fe^{2+} 的形成而阻碍铁吸收。

吸收进入肠黏膜的铁，根据机体需要或直接进入骨髓供造血使用，或与肠黏膜去铁蛋白结合以铁蛋白（ferritin）形式储存。体内铁的转运需要转铁蛋白（transferrin），它有两个铁结合位点。细胞膜上有转铁蛋白受体，铁 - 转铁蛋白复合物与受体结合，通过受体调节的胞饮作用进入细胞。铁分离后，去铁的转铁蛋白被释放出细胞外继续发挥作用。人类细胞通过调节转铁蛋白受体和细胞内铁蛋白的表达以控制铁的吸收。当体内铁丰富时，转铁蛋白受体的合成减少而铁蛋白的产生增加；相反，铁缺乏时，转铁蛋白受体合成增加，铁蛋白产生减少，以此增加铁的摄取利用，减少贮存。铁主要通过肠黏膜细胞脱落以及胆汁、尿液、汗液而排出体外，每日约 1 mg。

2. 药理作用

铁是红细胞成熟阶段合成血红素必不可少的物质。吸收到骨髓的铁，吸附在有核红细胞膜上并进入细胞内的线粒体，与原卟啉结合形成血红素。后者再与珠蛋白结合，形成血红蛋白（图 5-4-2）。

3. 临床应用

治疗失血过多或需铁增加所致的缺铁性贫血，疗效极佳。对慢性失血（如月经过多、痔疮出血和子宫肌瘤等）、营养不良妊娠、儿童生长发育所引起的贫血，用药后一般症状及食欲迅速改善。网织红细胞数于治疗后 10 ~ 14 天达高峰，血红蛋白每日可增加 0.1% ~ 0.3%，4 ~ 8 周接近正常。为使体内铁贮存恢复正常，待血红蛋白正常后尚需减半量继续服药 2 ~ 3 个月。

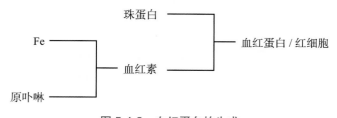

图 5-4-2 血红蛋白的生成

4. 不良反应

铁剂刺激胃肠道，引起恶心、呕吐、上腹部不适、腹泻等，Fe^{3+} 较 Fe^{2+} 多见。此外，也可引起便秘、黑便，这可能是因为 Fe^{2+} 与肠蠕动生理刺激物硫化氢结合后，减弱了肠蠕动所致。小儿误服 1 g 以上铁剂可引起急性中毒，表现为坏死性胃肠炎症状，可有呕吐、腹痛、血性腹泻，甚至休克、呼吸困难、死亡。急救措施以磷酸盐或碳酸盐溶液洗胃，并以特殊解毒剂去铁胺（deferoxamine）注入胃内以结合残存的铁。

（二）叶酸

叶酸（folic acid）由蝶啶核、对氨苯甲酸及谷氨酸三部分组成，广泛存在于动物、植物食品中。动物细胞自身不能合成叶酸，需从食物中摄取。

1. 药理作用

叶酸进入体内后，在二氢叶酸还原酶的作用下转化为四氢叶酸，后者能与一碳单位结合成四氢叶酸类辅酶，传递一碳单位，参与体内多种生化代谢，包括：嘌呤核苷酸的从头合成；从尿嘧啶脱氧核苷酸（dUMP）合成胸腺嘧啶脱氧核苷酸（dTMP）（图5-4-3）；促进某些氨基酸的互变。当叶酸缺乏时，上述代谢障碍，其中最为明显的是 dTMP 合成受阻，导致 DNA 合成障碍，细胞有丝分裂减少。由于对 RNA 和蛋白质合成影响较少，使血细胞 RNA/DNA 比率增高，出现巨幼细胞贫血，消化道上皮增殖受抑制，出现舌炎、腹泻。

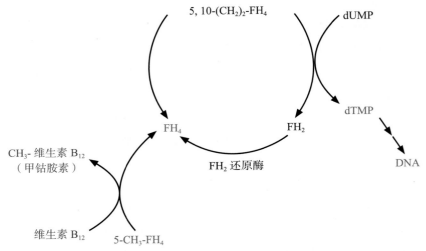

图 5-4-3　叶酸与 DNA 合成作用示意图

2. 临床应用

叶酸用于治疗各种巨幼细胞贫血。由于营养不良或婴儿期、妊娠期对叶酸的需要量增加所致的营养性巨幼细胞贫血，治疗时以叶酸为主，辅以维生素 B_{12}，效果良好。叶酸对抗药如甲氨蝶呤、乙胺嘧啶等所致的巨幼细胞贫血，因二氢叶酸还原酶受抑制，四氢叶酸生成障碍，故需用四氢叶酸制剂亚叶酸钙（calcium leucovorin，甲酰四氢叶酸钙）治疗。此外，对维生素 B_{12} 缺乏所致的"恶性贫血"，叶酸仅能纠正异常血象，不能改善神经损害症状，故治疗时应以注射维生素 B_{12} 为主，叶酸为辅。

（三）维生素 B_{12}

维生素 B_{12}（vitamin B_{12}，钴胺素）为含钴复合物，广泛存在于动物内脏、牛奶、蛋黄中。钴原子带有各种配体，如 -CN、-OH、-CH 和 5'- 脱氧腺苷基，因而有氰钴胺、羟钴胺、甲钴胺和 5'- 脱氧腺苷钴胺等多种形式。体内具有辅酶活性的维生素 B_{12} 为甲钴胺和 5'- 脱氧腺苷钴胺。药用的维生素 B_{12} 为性质稳定的氰钴胺和羟钴胺。

1. 体内过程

维生素 B_{12} 必须与胃壁细胞分泌的糖蛋白即"内因子"结合才能免受胃液消化而进入空肠吸收。胃黏膜萎缩所致内因子缺乏可影响维生素 B_{12} 吸收，引起"恶性贫血"。

Note

吸收后有 90% 贮存于肝，少量经胆汁、胃液、胰液排入肠内，其中小部分吸收入血，主要经肾排出。

2. 药理作用

维生素 B_{12} 为细胞分裂和维持神经组织髓鞘完整所必需。体内维生素 B_{12} 主要参与下列代谢过程。

（1）维生素 B_{12}（甲钴胺）是甲基转移酶的辅酶，后者为同型半胱氨酸转为甲硫氨酸和 5- 甲基四氢叶酸转化为四氢叶酸的反应中所必需的，同时使四氢叶酸循环利用。当维生素 B_{12} 缺乏时，叶酸代谢循环受阻，出现叶酸缺乏症。

（2）维生素 B_{12}（5'- 脱氧腺苷钴胺）是甲基丙二酰辅酶 A 变位酶的辅酶，可促使甲基丙二酰辅酶 A 转变为琥珀酰辅酶 A 而进入三羧酸循环代谢。维生素 B_{12} 缺乏，甲基丙二酰辅酶 A 蓄积，后者与脂肪酸合成的中间产物丙二酰辅酶 A 结构相似，导致异常脂肪酸合成，神经髓鞘完整性受损，出现神经损害（图 5-4-4）。

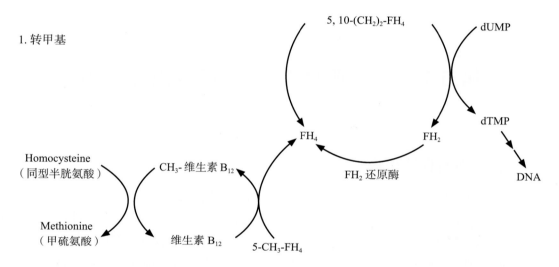

图 5-4-4　维生素 B_{12} 的作用示意图

3. 临床应用

维生素 B_{12} 主要用于治疗恶性贫血，需注射使用，辅以叶酸；亦与叶酸合用治疗各种巨幼细胞贫血。也可作为神经系统疾病（如神经炎、神经萎缩等）、肝脏疾病（肝炎、肝硬化）等的辅助治疗。还可用于高同型半胱氨酸血症。

4. 不良反应

可致变态反应，甚至过敏性休克，不宜滥用，不可静脉给药。

（四）促红素

促红素（erythropoietin，EPO）又称红细胞生成素，现临床应用的 EPO 为 DNA 重组技术合成，称重组人促红素（recombinant human erythropoietin，r-HuEPO），静

脉或皮下注射应用。EPO 与红系干细胞表面上的 EPO 受体结合，导致细胞内磷酸化及 Ca^{2+} 浓度增加，促进红系干细胞增生和成熟，并促使网织红细胞从骨髓中释放入血。贫血、缺氧时肾脏合成和分泌 EPO 迅速增加百倍以上，以促使红细胞生成。但肾脏疾病、骨髓损伤、铁供应不足等均可干扰这一反馈机制。

EPO 对多种原因引起的贫血有效，最佳适应证为慢性肾衰竭和晚期肾病所致的贫血，对骨髓造血功能低下、肿瘤化疗、艾滋病药物治疗及结缔组织病（类风湿关节炎和系统性红斑狼疮）所致的贫血也有效。EPO 不良反应少，主要不良反应为与红细胞快速增加、血黏滞度增高有关的高血压，血凝增强等。应用时应经常进行血细胞比容测定。偶可诱发脑血管意外、癫痫发作。其他偶可出现瘙痒、发热、恶心、头痛、关节痛、血栓等。

第五节　白细胞良性疾病与升白细胞药物

一、白细胞良性疾病

白细胞良性疾病是一个相对性概念，通常指造血与淋巴组织恶性肿瘤以外的疾病。这类疾病往往是由于原发病所导致的白细胞继发性改变，去除原发病后可恢复。本节重点介绍几种常见的白细胞良性疾病的实验室检查及升高白细胞的药物。

对于白细胞良性疾病的诊断，常用检验项目主要是全血细胞计数和外周血细胞形态学检验，必要时加做外周血细胞免疫表型分析、骨髓细胞形态学检验，少数患者需要通过相关的病原学检验而明确病因。外周血白细胞增多或减少以及分类变化是实验室常见的发现。鉴别恶性和良性白细胞增多是确定良恶性疾病的关键步骤，这将启动不同诊断策略。首先是通过外周血涂片的检查确认自动血细胞分类结果，之后通过特定检查，确定白细胞改变发生在髓系还是淋巴系，例如区分反应性淋巴样增生与淋巴组织增生性疾病，需要检查多形性淋巴细胞与单一形态的淋巴细胞形态，后者可有利于淋巴组织增生性肿瘤的诊断。对于髓系白细胞增多，需区分是类白血病反应还是髓系恶性肿瘤。因此，外周血人工鉴别是关键环节，例如准确辨认是否为原始细胞、未成熟粒细胞、嗜碱性粒细胞或者嗜酸性粒细胞。如怀疑为骨髓恶性肿瘤，则应通过骨髓检查和其他辅助检查进行进一步检查。

白细胞良性疾病在临床上比较常见，尤其是类白血病反应与多种原发病相关，血液学实验诊断需要与患者的病史、临床表现、家族史和用药等密切结合，特别应注意和造血与淋巴组织肿瘤鉴别，避免误诊和漏诊。

Note

1. 类白血病反应

类白血病反应（leukemoid reaction，LR）是指某些因素（如感染、炎症、肿瘤、中毒等）刺激机体造血组织引起的一种类似白血病的血液学改变，通常认为是一种暂时性的白细胞增生反应。

LR 诊断标准：①外周血白细胞计数（WBC）显著增高（WBC $> 50 \times 10^9$/L），和（或）外周血涂片中出现未成熟白细胞，甚至原始细胞；②骨髓象无急、慢性白血病改变，增高的白细胞不具克隆性（可通过免疫表型或遗传学分析排除）；③存在引起 LR 的病因，包括严重感染、中毒、恶性实体肿瘤、急性溶血、大出血、自身免疫病、服用某些药物等，针对病因治愈后白细胞数量和形态恢复正常。

对于的 LR 诊断，白细胞数量变化不是最主要的。传统的观点认为 WBC $> 50 \times 10^9$/L，但国内外专著也有降至 $> 30 \times 10^9$/L。外周血细胞形态学查到未成熟白细胞增多才更具诊断意义。在实验诊断 LR 前，必须除外真正的白血病，特别是慢性中性粒细胞白血病和慢性髓系白血病。除骨髓细胞学检验外，细胞与分子遗传学检验应无染色体或基因相关异常。LR 分类方法不一，有急性和慢性的分类。最常用的分类方法是根据增生细胞的类型进行分类：①中性粒细胞型。此型最常见，白细胞常显著增多，外周血可出现不同阶段的未成熟中性粒细胞，类似慢性髓系白血病或急性髓系白血病，常见于肺癌、急性肾小球肾炎、严重播散性结核、急性复合感染等。②淋巴细胞型。外周血淋巴细胞明显增高，可见原淋巴细胞和幼淋巴细胞，类似慢性或急性淋巴细胞白血病，常见于百日咳、疱疹性皮炎、粟粒性结核等。③单核细胞型。外周血单核细胞明显增高，类似急性单核细胞白血病，常见于严重结核、痢疾等。④嗜酸性粒细胞型。外周血嗜酸性粒细胞增多，可出现未成熟嗜酸性粒细胞，常见于寄生虫病、变态反应性疾病、药物过敏等。⑤幼红幼粒细胞型。常见于溶血性贫血、髓外造血等疾病。

2. 中性粒细胞减少症和粒细胞缺乏症

中性粒细胞减少症（neutropenia）是指外周血中性粒细胞计数，成年人 $< 2.0 \times 10^9$/L；10 ～ 12 岁儿童 $< 1.8 \times 10^9$/L；< 10 岁儿童或婴幼儿 $< 1.5 \times 10^9$/L。明确诊断主要依赖于血象和骨髓象检验，并结合临床，排除恶性血液病、再生障碍性贫血等。当外周血中性粒细胞计数重度减少，即 $< 0.5 \times 10^9$/L 时，称为粒细胞缺乏症（agranulocytosis）。

多次全血细胞计数中性粒细胞减少才可以明确诊断，但查明减少的病因更有助于治疗。白细胞减少症的病因主要包括骨髓中性粒细胞生成减少、无效造血、成熟障碍，血循环中性粒细胞清除或利用加速、循环池交换至边缘池增多等。中性粒细胞减少症以获得性减少为主，免疫性中性粒细胞减少症也不少见，感染性中性粒细胞减少是急性中性粒细胞减少的主要病因。中性粒细胞抗体和粒细胞动力学检测对寻找病因有一定意义。一部分患者属于特发性中性粒细胞减少或药物诱发的中性粒细胞减少。骨髓细胞学检验可以了解粒细胞的增殖及成熟状况，排除有无血液病及肿瘤转移等。

3. 传染性单核细胞增多症

传染性单核细胞增多症（infectious mononucleosis，IM）是由 EBV 引起的感染性疾病，临床有发热、咽峡炎和淋巴结肿大三联征典型表现，12 ～ 25 岁青少年为好发人群。IM 的特征性血液学表现是外周血 WBC 增高，可达（30 ~ 50）× 10^9/L，单个核细胞（淋巴细胞、单核细胞和反应性淋巴细胞）可 > 50%，而且反应性淋巴细胞（以前称异型淋巴细胞）常 > 10%。骨髓象一般无明显变化，反应性淋巴细胞（reactive lymphocyte）可增高，但明显低于外周血。

血液嗜异性凝集试验是 IM 的诊断性试验之一，患者血清中 IgM 型嗜异性抗体滴度 > 1∶40 阳性反应，但 IM 患者仍有一部分呈假阴性或假阳性，甚至约 10% 的 12 岁以下儿童患者始终阴性。因此，常需要检测 EBV 特异性抗体联合诊断 IM，抗 EBV 壳抗原 IgM（VCA-IgM）抗体早期阳性、VCA-IgG 抗体滴度 > 1∶160 有诊断意义；EBV-DNA 更有助于早期诊断 EBV 感染和监测 EBV 负荷。反应性淋巴细胞属于病毒感染所致的淋巴细胞母细胞化过程中产生的形态改变，但并非仅出现在 EBV 感染，还可见于巨细胞病毒、流行性出血热病毒、风疹病毒、肝炎病毒、流感病毒等感染。由于反应性淋巴细胞形态变化较大，有时可与淋巴细胞白血病或淋巴瘤细胞混淆，应注意鉴别，必要时可运用流式细胞术（FCM）分析其免疫表型，并确定无克隆性增生。若为克隆性淋巴细胞增生，则多为淋巴系肿瘤。

二、升白细胞药物

（一）重组人粒细胞集落刺激因子

重组人粒细胞集落刺激因子（recombinant human granulocyte colony stimulating factor）是粒细胞集落刺激因子（granulocyte colony stimulating factor，G-CSF）的基因重组产物。G-CSF 是血管内皮细胞、单核细胞和成纤维细胞合成的糖蛋白。主要与靶细胞膜受体结合，刺激粒细胞集落形成，促进中性粒细胞成熟；刺激成熟的粒细胞从骨髓释出；增强中性粒细胞趋化及吞噬功能。对巨噬细胞、巨核细胞影响很小。用于骨髓移植及肿瘤化疗后严重中性粒细胞缺乏症。可缩短中性粒细胞缺乏时间，降低感染的发病率，对先天性中性粒细胞缺乏症也有效，对某些骨髓发育不良或骨髓损害患者，可增加中性粒细胞数量。可部分或完全逆转艾滋病患者中性粒细胞缺乏。

可出现变态反应如皮疹、低热，偶可发生过敏性休克，大剂量过久使用，可产生轻、中度骨痛，皮下注射可有局部反应。对本品或其他 G-CSF 制剂过敏者禁用。常用药物有惠尔血、瑞白、特尔津等。

（二）重组人粒细胞 – 巨噬细胞集落刺激因子

重组人粒细胞 – 巨噬细胞集落刺激因子是由基因重组技术生产的粒细胞 – 巨噬细胞集落刺激因子（granulocyte-macrophage colony stimulating factor，GM-CSF）。体内 GM-CSF 由 T 淋巴细胞、单核细胞、成纤维细胞、血管内皮细胞合成。GM-CSF 和 IL–3 共同作用于多向干细胞和多向祖细胞，产生以下作用：①刺激造血前体细胞增殖、分化；②刺激中性粒细胞、单核细胞和 T 淋巴细胞生长，诱导生成粒细胞、巨噬细胞集落形成单位及粒细胞 – 巨噬细胞集落形成单位；③促进巨噬细胞和单核细胞对肿瘤细胞的裂解作用。对红细胞增生也有间接影响。

　　主要用于骨髓移植、肿瘤化疗、某些脊髓造血不良、再生障碍性贫血及艾滋病等引起的白细胞或粒细胞缺乏症。可引起骨痛、不适、发热、腹泻、呼吸困难、皮疹等不良反应。首次静脉滴注时可出现潮红、低血压、呕吐、呼吸急促等症状。常用药物有特尔立、格宁、健白等。

（钟　宁　陈　琳）

第六节　髓系肿瘤及其骨髓检查

　　髓系肿瘤（myeloid neoplasms）是骨髓内具有多向分化潜能的造血干细胞克隆性增生。骨髓中的多能干细胞可以向两个方向分化：向髓细胞方向克隆性增生形成粒细胞、单核细胞、红细胞和巨核细胞系别的肿瘤，统称为髓系肿瘤；向淋巴细胞方向克隆性增生则形成淋巴组织肿瘤。因干细胞位于骨髓内，故髓系肿瘤多表现为白血病，且常有二级造血器官，如脾、肝和淋巴结的浸润累及。

　　白血病（leukemia）是骨髓造血干细胞克隆性增生形成的恶性肿瘤，其特征为骨髓内异常的白细胞弥漫性增生取代正常骨髓组织，并进入外周血和浸润肝、脾、淋巴结等全身各组织和器官，造成贫血、出血和感染。因异常增生的白细胞可见于外周血液中，白血病因此而得名。在我国各种恶性肿瘤死亡率中，白血病居第 6 位或第 7 位；在儿童和青少年的恶性肿瘤中，白血病居第 1 位。根据白血病细胞的成熟程度和自然病程，白血病可分为急性和慢性白血病。急性白血病的细胞分化停滞在较早阶段，多为原始细胞和早期幼稚细胞；起病急，进展快，病程一般在半年内或半年左右，多发生于幼儿和青少年；开始时症状类似急性感染，如突发高热、全身乏力、骨骼（特别是胸骨）疼痛，患者还有进行性贫血和出血倾向。慢性白血病的细胞分化停滞在较晚的阶段，多为中晚幼细胞和成熟细胞；病情发展缓慢，病程可超过一年或数年，多见于成年人；早期无明显症状，以后出现肝、脾、淋巴结肿大，消瘦、乏力、贫血等表现。与白血病有关的可能病因，包括病毒、放射线和苯，以及细胞毒药物治疗诱发的突变（如烷化剂、拓扑异构酶Ⅱ抑制剂）等。在 WHO 分类中，将髓系肿瘤分为六大类：①急性髓系白血病及其相关的前体细胞肿瘤（acute myeloid leukemia and related precursor neoplasms），以不成熟髓细胞在骨髓内聚集，以及骨髓造血抑制为特征；②骨髓增殖性肿瘤（myeloproliferative neoplasms，MPN），以终末分化的髓细胞数量的增加，极度增生的骨髓象，以及外周血细胞数量的明显增加为特征；③骨髓增生异常综合征（myelodysplastic syndrome，MDS），以往称为白血病前期综合征，属于克隆性造血干细胞发育异常，其特征是外周血一系或多系血细胞减少，骨髓中一系或多系细胞发育异常、无效造血和发生急性髓系白血病的风险增高；④骨髓增生异常 / 骨髓增殖性肿瘤（myelodysplastic/myeloproliferative neoplasms，MDS/MPN），同时具有骨髓增生异常和骨髓增殖性肿瘤的特征，表现为不同程度的有效造血及发育异常；⑤伴有嗜酸性粒细胞增多和 PDGFRA、PDGFRB 或 FGFR1 基因异常的髓系和淋巴肿瘤，是主要依据遗传学异常界定的疾病，使用酪氨酸激酶抑制剂治疗有效；⑥急性未明系别白血病（acute leukemia of ambiguous lineage，ALAL），是指那些没有明确沿单一系别分化证据的白血病，包括没有系别特异性抗原的白血病（急性未分化白血病），和原始细胞表达一系以上的抗原，淋系和髓系分化抗原同时表达，以致不能肯定地将其分类为任何单一系别的白血病（混合表型急性白血病）。

在髓系肿瘤，检测多个遗传学改变比单一形态学指标更能预测肿瘤的临床行为及患者预后。重现性遗传学异常（recurrent genetic abnormality）与表现一致的临床、实验室和形态学所见相关联，不仅为识别特定疾病提供了客观标准，而且能够鉴定出可作为潜在治疗策略的异常基因产物或分子靶标。由于所有髓系肿瘤都来源于造血干细胞，故该组肿瘤在临床表现和病理形态学改变上常有重叠。

与其他恶性肿瘤一样，随着疾病的进展，某种髓系肿瘤可能转化为侵袭性更高的疾病形式，如骨髓异常增生综合征和骨髓增殖性肿瘤常"转化"为急性髓系白血病。同时，也可见到骨髓增殖性肿瘤或慢性髓系白血病转化成急性淋巴母细胞白血病的情况，这与肿瘤性造血干/祖细胞的多向分化潜能有关。本节选择临床上较为常见的急性髓系白血病和骨髓增殖性肿瘤进行重点介绍。

一、急性髓系白血病

急性髓系白血病（acute myeloid leukemia，AML）是原始髓系细胞的克隆性增生。多数 AML 伴有遗传学异常，它阻止了造血干细胞向成熟方向的分化，使正常骨髓组织被相对不分化的母细胞所取代，瘤细胞停止在早期髓系分化阶段。AML 存在染色体易位，干扰正常髓细胞发育所必需的转录因子的基因表达和功能。以伴有重现性细胞遗传学异常 t（15；17）的急性早幼粒细胞白血病为例，染色体易位产生了维 A 酸受体 α（retinoic acid receptor α，RARα）-PML 融合基因，其功能是抑制造血干细胞的成熟分化。除了染色体的易位和倒置之外，AML 患者还可发生特定的基因突变，如酪氨酸激酶 3（FLT3）、核磷蛋白（NPM1），这些基因突变与患者的预后相关。

1. 病理变化

原始、幼稚细胞在骨髓内弥漫性增生，取代原有骨髓组织，在全身各器官、组织内广泛浸润，一般不形成肿块。外周血白细胞呈现质和量的变化，白细胞总数升高，达 10×10^9/L 以上，以原始细胞为主；但有时白细胞不增多，甚至在外周血涂片中难以找到原始和幼稚细胞，即非白血性白血病表现，此时骨髓活检是必需的。AML 脏器浸润特点是肿瘤细胞主要在淋巴结的副皮质区及窦内浸润，在脾脏红髓浸润，以及肝窦内浸润。在有单核细胞的 AML，可见肿瘤细胞浸润皮肤和牙龈的现象。

髓系肉瘤（myeloid sarcoma）是髓系原始细胞在骨髓以外的器官或组织内聚集增生而形成的肿块。多见于 AML 患者，可先于 AML 或与 AML 同时发生，好发于扁骨和不规则骨，如额骨、额骨、肋骨和椎骨等，肿瘤位于骨膜下，也可发生于皮肤、淋巴结、胃肠道、前列腺、睾丸和乳腺等处。有时因瘤组织含有原卟啉或绿色过氧化物酶，在新鲜时肉眼观呈绿色，而当暴露于日光后，绿色迅速消退，若用还原剂（过氧化氢或亚硫酸钠）可使绿色重现，故也称绿色瘤（chloroma）。髓系肉瘤通常由有或无成熟迹象的原始粒细胞构成，以往大多称为粒细胞肉瘤（granulocytic sarcoma），而其他系别（原单核细胞、原巨核细胞或红系前体细胞）形成的髓系肉瘤少见。显微镜下组织学表现为单一形态的原始髓系细胞的聚集性增生和浸润，所在部位的组织结构受到破坏。髓系肉瘤主要与恶性淋巴瘤鉴别，髓过氧化物酶（myeloperoxidase，MPO）的细胞化学染色或免疫组化染色阳性表明为髓系分化。

2. 临床表现

AML 可发生于任何年龄，但多见于年轻人，发病高峰年龄在 15 ~ 39 岁。患者多在数周或数月内发病，由于大量异常的原始和幼稚细胞在骨髓内增生，抑制正常的造血干细胞和血细胞生成，患者主要表现为正常骨髓造血功能受抑制的症状，有贫血、白细胞减少、血小板减少和自发皮肤黏膜出血等。AML 瘤细胞浸润可致轻度淋巴结和肝脾大，骨痛是白血病患者的常见表现。白血病后期会出现恶病质，死亡原因主要是多器官功能衰竭、继发感染，特别是机会致病菌的感染等。

3. 诊断

通过对骨髓穿刺液涂片和周围血涂片，观察分析白细胞质和量的变化，外周血或骨髓有核细胞中原始细胞比例 ≥ 20%，通常即可诊断为急性髓系白血病（AML）。但如果患者有 t（8；12）（q22；q22）、t（1：5；17）（q22；q12）、t（16；16）（p13.1；q22）或 inv（16）（pl3.1；q22）等染色体易位或倒置的遗传学异常，即使骨髓中原始细胞计数 < 20%，也应诊断为 AML，因为这些结构性染色体基因重排都能造成一个融合基因，编码一个融合蛋白，其在白血病发生中具有重要意义。髓外浸润的诊断必须依靠病理活检。骨髓活检是对白血病患者估计骨髓增生程度、观察疗效和化疗后残余病灶的重要手段，并可协助临床进行白血病的分类。

4. 分类

AML 是一组异质性的肿瘤，可累及一系或全部髓系细胞，它们在形态学、细胞遗传学、临床表现、治疗和预后上均不相同。在 WHO 分类中，AML 及其相关的前体细胞肿瘤包括下列疾病：①伴重现性遗传学异常的 AML；②伴有骨髓增生异常改变的 AML；③治疗相关的髓系肿瘤；④髓系肉瘤；⑤ Down 综合征相关骨髓增殖症；⑥原始（母）细胞性浆细胞样树突状细胞肿瘤；⑦非特指 AML。非特指型 AML 囊括了不符合上述单列肿瘤特征的其他 AML 类型，包括微分化型、有成熟迹象型、急性单核细胞白血病、急性巨核细胞白血病、急性红白血病等。

二、骨髓增殖性肿瘤

骨髓增殖性肿瘤（myeloproliferativeneoplasms，MPN）是骨髓中具有多向分化潜能干细胞克隆性增生的一类肿瘤性疾病。MPN 以骨髓中一系或一系以上髓系（如粒系、红系和巨核细胞系）发生增殖为特征，干细胞的成熟分化相对不受影响，因此 MPN 的瘤细胞可分化为成熟的红细胞、血小板、粒细胞和单核细胞，其结果是骨髓造血增加伴外周血细胞数量显著增多。

MPN 包括下列疾病：①慢性粒细胞白血病（chronic myelogenous leukemia，CML），BCR-ABL1 阳性；②慢性中性粒细胞白血病（chronic neutrophilic leukemia，CNL），其特征是外周血中性粒细胞持续增多，骨髓的中性粒细胞显著增生，无 Ph 染色体或 BCR-ABL1 融合基因；③真性红细胞增多症（polycythemia vera，PV），由于酪氨酸激酶基因 *JAK2* 的突变，具有不依赖于红细胞生成素正常调节的红系细胞增殖，同时伴有粒系、巨核细胞系的增殖，外周血以红细胞、血红蛋白增多为主要表现；④原发性骨髓纤维化（primary myelofibrosis，PMF），骨髓中以巨核细胞和粒系细胞增生为主，在疾病后期出现纤维结缔组织显著增生和纤维化；⑤特发性血小板增多症（essential thrombocythemia，ET），以骨髓中细胞体积大、胞核分叶多的巨核细胞显著增生为特征，外周血中的血小板持续增多。

MPN 有其共性，如肿瘤性干细胞能够循环和回归至第二造血器官，特别是脾脏，因扣押过量的血细胞或异常造血细胞的浸润增殖，所有 MPN 患者都有不同程度的脾脏肿大。另外，在 MPN 的后期，都可能发生骨髓纤维化和外周血细胞数量减少，甚至转化为急性髓系白血病。

MPN 的病理变化是非特异性的，它们彼此之间以及 MPN 与反应性因素导致的骨髓增生之间均有重叠。因此，对于 MPN 的诊断和分型应结合形态学、临床特点和实验室检查结果进行。细胞遗传学和分子生物学基因分析在 MPN 的诊断和分型中具有不可替代的作用，如慢性粒细胞白血病有费城染色体和 *BCR-ABL1* 融合基因的存在，而其他 MPN 则缺乏之。下面主要介绍 *BCR-ABL1* 阳性的慢性粒细胞白血病。

BCR-ABL1 阳性的慢性粒细胞白血病（CML）是最常见的一种骨髓增殖性肿瘤（MPN），以费城染色体（Philadelphia chromosome，Ph 染色体）和 *BCR-ABL1* 融合基因的形成为其遗传学特征。任何年龄均可发生，多见于中老年人，国内中位发病年龄为 45 ～ 50 岁。

1. 发病机制

几乎所有 CML 都存在特征性 t（9；22）（q34；q11）易位，22 号染色体的长臂易位到 9 号染色体长臂，形成 Ph 染色体。这种易位使 9 号染色体长臂上的 ABL 原癌基因与 22 号染色体上的 BCR 基因序列发生拼接，形成 BCR-ABL1 融合基因。该融合基因编码 210kDa，具有酪氨酸激酶活性的蛋白。t（9；22）（q34；q11）和 BCR-ABLJ 融合基因的产生与 CML 的发病密切相关。动物实验将 BCR-ABL1 融合基因导入鼠的骨髓细胞中可产生类似人类 CML 的症状，故认为 BCR-ABL1 融合基因的产生是 CML 发病的重要事件。正常情况下，配体介导的二聚体通过多条下游路径来调节酪氨酸激酶活性，后者可调控细胞生存和增生。BCR 提供了可促使 BCR-ABL1 融合基因自身联系的二聚体结构域，引起 BCR-ABL1 产物自身磷酸化和下游信号通路的活化，进而促进细胞分裂和异常增殖，抑制细胞凋亡，导致髓性增生失控而形成 CML。

2. 病理变化和诊断

骨髓有核细胞增生明显活跃，取代脂肪组织；可见各分化阶段的粒细胞，以分叶核和杆状核粒细胞为主；巨核细胞数量增加，红系细胞数量正常或减少，还可见散在分布的泡沫细胞，随着疾病的进展，会发生不同程度纤维化改变。外周血白细胞计数显著增多，常超过 20×10^9/L，甚至可高达 100×10^9/L 以上，以中、晚幼和杆状核粒细胞居多，原始粒细胞通常少于 2%；常有嗜酸性粒细胞和嗜碱性粒细胞增多，约 50% 的患者在肿瘤早期可有血小板增多。因肿瘤细胞浸润而致患者的脾脏明显肿大，肝脏和淋巴结肿大较轻微。临床上，可采用细胞遗传学的方法，通过核型分析来检测 Ph 染色体；也可采用荧光原位杂交（FISH）或反转录聚合酶链式反应（RT-PCR）技术来检测 BCR-ABL1 融合基因，以确诊 CML。

3. 临床表现

CML 起病隐匿，20% ~ 40% 的患者在初诊时几乎无症状，只是在常规体检提示白细胞增多时才发现患有 CML。部分患者可表现为轻至中度贫血、易疲倦、虚弱、体重下降和纳差等。有的患者以脾脏极度肿大引起的不适或因脾破裂而致突发性左上腹疼痛为首发症状，体检时最突出的表现是"巨脾"，肿大的脾脏可达脐平面上下，质地坚硬。临床上，未经治疗的 CML 自然病程可表现为两个或三个阶段：慢性期、加速期和急变期或为其中的两者。一般而言，CML 进展缓慢，如果未加治疗，其中位生存期 2 ~ 3 年。3 年后病情恶化，约 50% 的患者进入加速期，此时，外周血或骨髓中原始粒细胞占 10% ~ 19%，有的病例可出现外周血嗜碱性粒细胞明显增多，贫血和血小板减少等加重；在 6 ~ 12 个月以后，肿瘤进入急变期，外周血白细胞中或骨髓有核细胞中原始细胞 20%，呈急性白血病表现。其余 50% 的患者可不经加速期，而直接进入急变期（母细胞危象）。约 70% 的患者呈急性髓系变，其瘤细胞为原始粒细胞；20% ~ 30% 的患者为急性淋系变，其瘤细胞为淋巴母细胞，多数为 B 前体细胞，少数为 T 前体细胞；极少数患者为粒系和淋系同时急性变。该事实进一步印证了 CML 肿瘤细胞的多向分化干细胞起源理论。

（钟　宁）

第六章　淋巴组织与淋巴器官

- **淋巴组织**
  - ◎ 弥散淋巴组织
  - ◎ 淋巴小结
- **胸腺**
  - ◎ 胸腺的结构
  - ◎ 胸腺的血液供应及血－胸腺屏障
  - ◎ 胸腺的功能
- **脾**

- ◎ 脾的结构
- ◎ 脾的血液供应
- ◎ 脾的功能
- **扁桃体**
- **淋巴结**
  - ◎ 淋巴结的结构
  - ◎ 淋巴结内的淋巴通路
  - ◎ 淋巴结的功能

淋巴系统是脉管系统的组成部分，由各级淋巴管道、淋巴器官和散在的淋巴组织构成。

当血液经动脉运行至毛细血管时，部分液体物质透过毛细血管壁进入组织间隙，形成组织液。组织液与细胞之间进行物质交换后，大部分（90%）经毛细血管静脉端吸收进入血液，小部分（10%）含水分及大分子物质的组织液进入毛细淋巴管成为淋巴液。淋巴沿各级淋巴管向心性流动，并经过诸多淋巴结的过滤，最后汇入静脉。自小肠绒毛中的中央乳糜池至胸导管的淋巴管道中的淋巴因含乳糜微粒呈白色，其他部位的淋巴管道中的淋巴无色透明。淋巴系统可视为静脉的辅助结构（图 6-0-1）。

淋巴系统不仅能协助静脉引流组织液，而且能够吸收消化系统中的脂肪和脂溶性维生素。淋巴器官和淋巴组织还可产生淋巴细胞、过滤淋巴液、进行免疫应答，是人体的重要防护屏障。

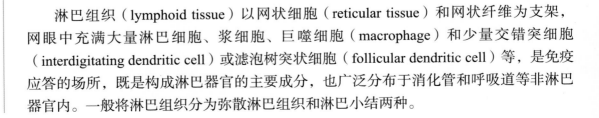

第一节　淋巴组织

淋巴组织（lymphoid tissue）以网状细胞（reticular tissue）和网状纤维为支架，网眼中充满大量淋巴细胞、浆细胞、巨噬细胞（macrophage）和少量交错突细胞（interdigitating dendritic cell）或滤泡树突状细胞（follicular dendritic cell）等，是免疫应答的场所，既是构成淋巴器官的主要成分，也广泛分布于消化管和呼吸道等非淋巴器官内。一般将淋巴组织分为弥散淋巴组织和淋巴小结两种。

Note

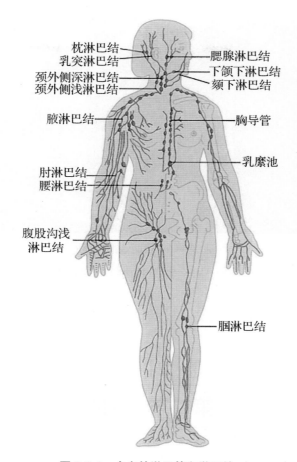

图 6-0-1 全身的淋巴管和淋巴结

一、弥散淋巴组织

弥散淋巴组织（diffuse lymphoid tissue）呈弥散状态分布，无明确的界限，以 T 细胞为主。除一般的毛细血管和毛细淋巴管外，组织中还常有毛细血管后微静脉，其内皮细胞呈柱状，又称高内皮微静脉（high endothelial venule），是淋巴细胞从血液进入淋巴组织的重要通道。

二、淋巴小结

淋巴小结（lymphoid nodule）又称为淋巴滤泡（lymphoid follicle），为球形小体，直径 1 ~ 2 mm，边界较清楚，含大量的 B 细胞和少量 T 细胞、滤泡树突状细胞、巨噬细胞等。淋巴小结受到抗原刺激后会增大并产生生发中心（germinal center）。无生发中心的淋巴小结较小称为初级淋巴小结；有生发中心的称为次级淋巴小结（图 6-1-1）。生发中心分为深部的暗区（dark zone）和浅部的明区（light zone）。暗区较小，主要由较大而幼稚的 B 细胞和 Th 细胞组成，由于细胞嗜碱性较强，故暗区着色深；明区较大，主要由中等大的 B 细胞和部分 Th 细胞构成，还有一些滤泡树突状细胞和巨噬细胞。生发中心的周边有一层密集的小淋巴细胞，着色较深、形似新月，尤以顶部最厚，称小结帽（cap）。

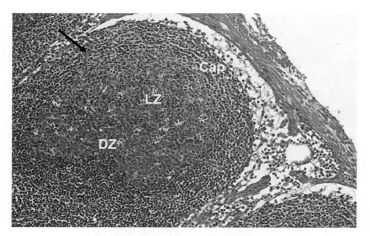

图 6-1-1　淋巴小结光镜图

→：淋巴结；Cap：小结帽；LZ：明区；DZ：暗区

（李春阳）

第二节　胸腺

胸腺（thymus）属中枢淋巴器官，并兼有内分泌功能，可分泌胸腺素（thymosin）和胸腺生成素（thymopoietin），参与机体的免疫反应。胸腺位于胸骨柄后方，上纵隔前部，贴近心包上方，大血管的前面（图 6-2-1），有的人胸腺可向上突入颈根部。

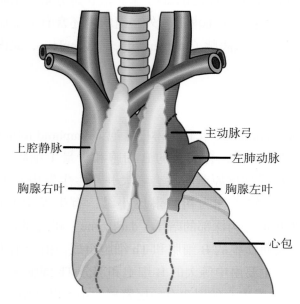

上腔静脉

胸腺右叶

主动脉弓

左肺动脉

胸腺左叶

心包

图 6-2-1　胸腺

Note

胸腺的原基由胚胎早期的内胚层和外胚层分化而成。在淋巴干细胞迁入后胸腺原基才发育为具有特殊功能的中枢淋巴器官。胸腺有明显的年龄变化，婴儿时期重 10 ~ 15 g（图 6-2-2），青春期重 30 ~ 40 g，此后逐渐萎缩退化，成年人胸腺常被结缔组织所代替，老年期只有 15 g 左右。

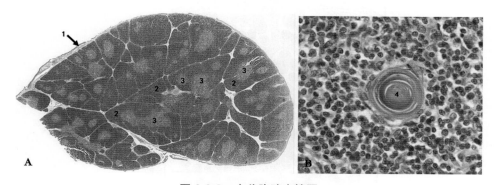

图 6-2-2　小儿胸腺光镜图.
A. 低倍；B 高倍；1. 被膜；2. 皮质；3. 髓质；4. 胸腺小体

一、胸腺的结构

胸腺一般分为不对称的左、右两叶，两者借结缔组织相连，每叶多呈扁条状，质软。表面有薄层结缔组织被膜（capsule），被膜结缔组织成片状伸入胸腺内部形成小叶间隔，将实质分隔成许多不完整的胸腺小叶（thymic lobule）。每个小叶分为周边的皮质和中央的髓质两部分，所有小叶的髓质都相互连续（图 6-2-3）。皮质内胸腺细胞密集，故着色较深；髓质含较多上皮细胞，故着色较浅（图 6-2-3）。胸腺为 T 细胞发育提供了独特的微环境，构成这一微环境的细胞统称为胸腺基质细胞（thymic stromal cell），主要包括胸腺上皮细胞、树突状细胞、巨噬细胞、嗜酸性粒细胞、肥大细胞、成纤维细胞等。胸腺基质细胞构成网状支架，网眼内分布着大量胸腺细胞。

1. 皮质

皮质（cortex）位于胸腺小叶的周边，着色较深，以胸腺上皮细胞为支架，间隙内含有大量胸腺细胞和少量基质细胞（图 6-2-3）。

胸腺上皮细胞（thymic epithelial cell）又称为上皮性网状细胞。皮质的胸腺上皮细胞分布于被膜下和胸腺细胞之间，多呈星形，有突起，相邻上皮细胞的突起间以桥粒连接成网，细胞表面表达大量主要组织相容性复合体（MHC）分子。某些被膜下胸腺上皮细胞胞质丰富，细胞体积大，可包裹多个胸腺细胞，称为哺育细胞（nurse cell）。胸腺上皮细胞可分泌胸腺素和胸腺生成素，为胸腺细胞发育所必需。

胸腺细胞（thymocyte）是胸腺内分化发育中的 T 细胞，在皮质内高度密集，占皮质细胞总数的 85% ~ 90%。骨髓来源的淋巴细胞前体进入胸腺后，在由皮质到髓质的迁移发育过程中，在周围胸腺基质细胞参与下，经受了阳性选择和阴性选择。阳性选择赋予 T 细胞具有 MHC 分子限制性识别能力；而阴性选择淘汰了能与机体自身抗原发生反应的 T 细胞，若这些细胞离开胸腺，将会认自身抗原为外来抗原，引发自身免疫性疾病，如某些类型的糖尿病、多发性硬化症。最终不足 5% 的胸腺细胞发育成熟，成为初始 T 细胞，有正常的免疫应答潜能；而绝大部分未通过两次选择的胸腺细胞发生凋亡，被巨噬细胞吞噬清除。

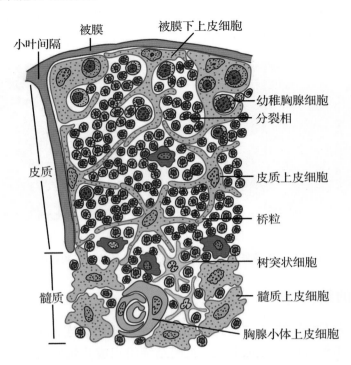

图 6-2-3　胸腺内细胞分布模式图

2. 髓质

髓质（medulla）内含大量胸腺上皮细胞，少量较成熟的胸腺细胞和巨噬细胞等。髓质内胸腺上皮细胞呈多边形，胞体较大，细胞间以桥粒相连，也能分泌胸腺激素，部分胸腺上皮细胞可构成胸腺小体。

胸腺小体（thymic corpuscle）是胸腺髓质的特征性结构，直径 30 ~ 150 μm，散在分布于髓质内，由胸腺上皮细胞呈同心圆状排列而成。胸腺小体外周的上皮细胞较幼稚，细胞核明显，细胞可分裂；近中心的上皮细胞较成熟，细胞核渐退化，胞质中含有较多的角蛋白；中心的上皮细胞则已完全角质化，呈嗜酸性染色，有的已破碎呈均质透明状。胸腺小体内还常见巨噬细胞、嗜酸性粒细胞和淋巴细胞（图 6-2-3）。胸腺小体的作用仍未完全阐明。人类胸腺小体分泌胸腺基质淋巴细胞生成素（thymic stromal lymphopoietin，TsLp），能刺激胸腺树突状细胞的成熟，后者能够诱导胸腺内调节性 T 细胞的增殖和分化。

二、胸腺的血液供应及血－胸腺屏障

小动脉穿越胸腺被膜，沿小叶间隔至皮质与髓质交界处形成微动脉，然后发出分支进入皮质和髓质。皮质的毛细血管在皮髓质交界处汇合为毛细血管后微静脉，其中部分为高内皮微静脉，是成熟的初始 T 细胞进入血流的重要通道。髓质的毛细血管常为有孔毛细血管，汇入微静脉后经过小叶间隔和被膜出胸腺。

血－胸腺屏障（blood-thymus- barrier）为血液与胸腺皮质间的屏障结构。实验证明，血液内的大分子物质如抗体、细胞色素C、铁蛋白、辣根过氧化物酶等均不能进入胸腺皮质，使胸腺内细胞分化发育成熟过程基本不受外界抗原影响，说明皮质的毛细血管及其周围结构具有屏障作用，称为血-胸腺屏障。血－胸腺屏障由下列数层结构组成：①连续毛细血管，其内皮细胞间有完整的紧密连接；②内皮周围连续的基膜；③血管周隙，内含巨噬细胞；④胸腺上皮细胞基膜；⑤一层连续的胸腺上皮细胞突起（图6-2-4）。血液内一般抗原物质和药物不易透过血－胸腺屏障，从而维持了胸腺内环境的稳定、保证了胸腺细胞的正常发育。

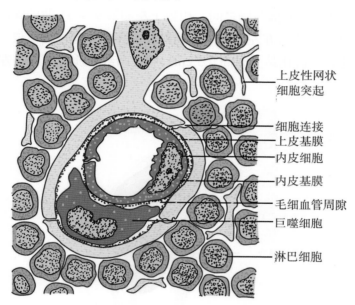

图 6-2-4　血－胸腺屏障结构模式图

上皮性网状
细胞突起

细胞连接
上皮基膜
内皮细胞
内皮基膜

毛细血管周隙
巨噬细胞

淋巴细胞

三、胸腺的功能

胸腺是产生和培育初始T细胞的场所，从皮质到髓质，T细胞逐渐成熟。实验证明，切除新生小鼠的胸腺会引起该动物缺乏T细胞，不能排斥异体移植物，周围淋巴器官及淋巴组织中无次级淋巴小结出现，机体产生抗体的能力也明显下降。若给切除胸腺的新生动物移植胸腺，则能明显改善该动物的免疫缺陷状态。

此外，胸腺还能分泌多种胸腺激素和细胞因子，如胸腺素和胸腺生成素等，不仅可以促进T细胞的发育成熟，还具有重要的免疫调节功能。

（李春阳）

第三节　脾

　　脾（spleen）是人体最大的淋巴器官（图 6-3-1），具有造血、滤血、清除衰老细胞及参与免疫反应等功能。

　　脾位于左季肋区，胃底部与膈之间，相当于左侧第 9 ~ 11 肋的深面，其长轴与第 10 肋方向基本一致。正常人在左肋弓下不能触及。脾的位置可因体位、呼吸及胃的充盈程度而有所变化，平卧比站立时高 2.5 cm。脾色暗红，质脆易破，左季肋区受暴力时常导致脾破裂。

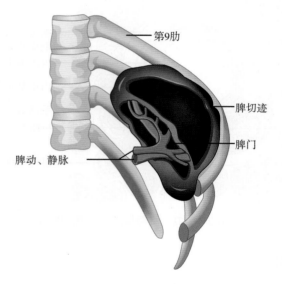

第9肋

脾切迹

脾门

脾动、静脉

图 6-3-1　脾

　　脾为扁三角形的实质性器官，可分为前、后两端，上、下两缘，脏面和膈面。脾前端朝向前外方；后端圆钝朝向后内方。脾下缘较钝向后下方；上缘锐利朝向上方，有 2 ~ 3 个凹陷的脾切迹，是脾大时触诊辨认的标志。脾的膈面平滑隆凸，贴于膈穹窿下面；脏面凹陷，其中央有脾门，是神经、血管等出、入脾之处，脏面前方与胃底相贴，后下方与左肾和左肾上腺邻靠。

　　脾为腹膜内位器官，各面均有脏腹膜覆盖，并借腹膜构成的胃脾韧带、脾肾韧带、膈脾韧带及脾结肠韧带等支持固定。在脾的韧带和大网膜内有时可见被腹膜包绕的副脾（accessory spleen），大小不等，数目不一。因脾功能亢进需要做脾切除手术时，应同时切除副脾。

　　脾是胚胎期造血器官，自骨髓开始造血后，逐渐演变为人体最大的淋巴器官。

一、脾的结构

脾的实质由红髓、白髓构成。在新鲜的脾切面上，可见大部分组织为深红色，称为红髓；其间有散在分布的灰白色点状区域，称为白髓。脾内富含血管，淋巴组织形成的各种微细结构沿血管有规律地分布（图 6-3-2）。

（一）被膜与小梁

脾的被膜较厚，由富含弹性纤维及平滑肌纤维的致密结缔组织构成，表面覆有间皮。被膜结缔组织伸入脾内形成小梁，构成脾的粗支架。被膜和小梁内散在分布的许多平滑肌细胞，其收缩可调节脾的含血量。小梁之间的网状组织构成脾淋巴组织的微细支架。脾动脉从脾门进入后，分支随小梁走行，称小梁动脉。

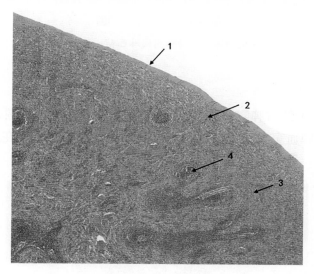

图 6-3-2　脾光镜图
1. 被膜；2. 小梁；3. 红髓；4. 白髓

（二）白髓

白髓（white pulp）在新鲜脾的切面上呈分散的、直径 1 ~ 2 mm 大小的灰白色小点，由动脉周围淋巴鞘、淋巴小结和边缘区构成，相当于淋巴结的皮质。

小梁动脉的分支离开小梁，称中央动脉。动脉周围淋巴鞘（periarterial lymphatic sheath）是围绕在中央动脉周围的厚层弥散淋巴组织，其中主要是 T 细胞，还有一些巨噬细胞和交错突细胞（图 6-3-3）。此区与淋巴结内的副皮质区相似，但无高内皮毛细血管后微静脉。当发生细胞免疫应答时，动脉周围淋巴鞘内的 T 细胞活化增殖，淋巴鞘也增厚。中央动脉旁有一条伴行的小淋巴管，是淋巴鞘内 T 细胞经淋巴迁出脾的重要通道。

在动脉周围淋巴鞘的一侧可见淋巴小结，结构与淋巴结的淋巴小结相同，主要由大量 B 细胞构成，又称脾小体。

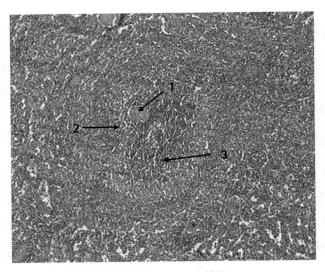

图 6-3-3　脾白髓光镜图

1. 中央动脉；2. 动脉周围淋巴鞘；3. 脾小体

（三）红髓

红髓（red pulp）约占脾实质的 2/3，分布于被膜下、小梁周围及边缘区外侧的广大区域，由脾索和脾血窦组成（图 6-3-4）。因含有大量血细胞，在新鲜脾切面上呈现红色。

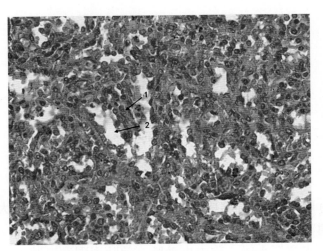

图 6-3-4　脾红髓光镜图

1. 脾索；2. 脾血窦

脾索（splenic cord）由富含血细胞的淋巴组织构成，呈不规则索条状，并互相连成网。脾索含较多网状细胞、淋巴细胞、浆细胞、红细胞、巨噬细胞和树突状细胞。脾索含较多 B 细胞、浆细胞、巨噬细胞和树突状细胞。侵入血中的病原体等异物可被密布脾索内的巨噬细胞和树突状细胞捕获和处理，激发免疫应答，所以，脾索是脾进行滤血的主要场所。中央动脉主干穿出白髓进入脾索后，分支形成形似笔毛的笔毛微动脉（pencillar arteriole），除少数直接注入脾血窦外，多数的末端扩大成喇叭状，开

Note

口于脾索。这样，大量的血液直接进入脾索。

脾血窦（splenic sinus）位于相邻脾索之间，宽 12 ~ 40 μm，形态不规则，也相互连成网。纵切面上，血窦壁如同多孔隙的栏栅，由一层平行排列的长杆状内皮细胞围成，内皮外有不完整的基膜及环行网状纤维；横切面上，可见内皮细胞沿血窦壁排列，核突入管腔，细胞间有 0.2 ~ 0.5 μm 宽的间隙（图 6-3-5）。脾索内的血细胞可变形穿越内皮细胞间隙进入血窦。血窦外侧有较多巨噬细胞，其突起可通过内皮间隙伸向窦腔。脾血窦汇入小梁静脉，再于脾门处汇合为脾静脉出脾。

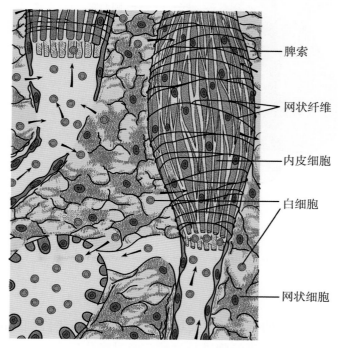

脾索

网状纤维

内皮细胞

白细胞

网状细胞

图 6-3-5　脾索与脾血窦模式图

（四）边缘区

边缘区（marginal zone）位于动脉周围淋巴鞘和淋巴小结周围，与红髓交界，宽约 100 μm。该区域含 T 细胞、B 细胞及较多的巨噬细胞。中央动脉的侧支形成一些毛细血管，其末端在白髓和边缘区之间膨大，形成小血窦，称为边缘窦（marginal sinus）（图 6-3-6），是血液内抗原及淋巴细胞进入白髓的重要通道。白髓内的淋巴细胞也可进入边缘窦，参与再循环。

二、脾的血液供应

脾动脉从脾门入脾后分支进入小梁，称为小梁动脉（trabecular artery）。小梁动脉分支离开小梁进入动脉周围淋巴鞘内，称为中央动脉。中央动脉沿途发出一些小分支并形成毛细血管供应白髓，毛细血管末端膨大形成边缘窦。中央动脉主干穿出白髓进入脾索后，分支形成一些直行的微动脉，称为笔毛微动脉（penicillar arteriole），大部分毛细血管末端扩大成喇叭状开放于脾索，少数直接连通于血窦。血窦汇入小梁静

Note

脉，再于脾门汇成脾静脉出脾（图 6-3-6）。

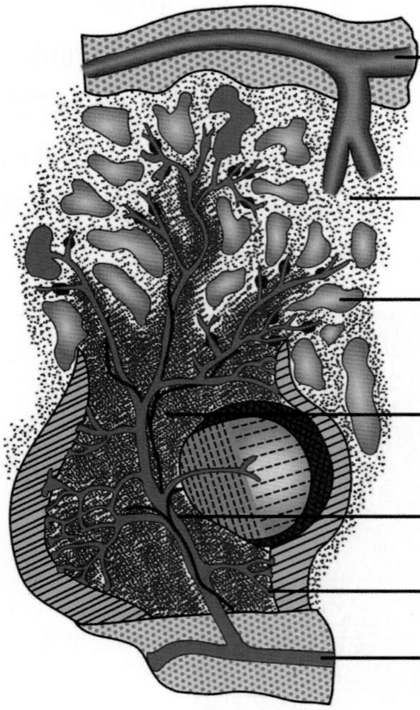

图 6-3-6　脾血液通路模式图

右侧标注（从上到下）：
小梁静脉
脾索
脾血窦
动脉周围淋巴鞘
中央动脉
边缘窦
小梁动脉

三、脾的功能

（一）滤血

脾脏是清除进入血液中的抗原的主要场所，也是清除衰老红细胞的主要场所。成年人每天有全身半量以上血液流经脾进行过滤，经过净化后由脾静脉流出。滤血的主要部位是脾索和边缘区。进入脾索的血细胞大部分经变形后，穿过血窦内皮细胞间隙，回到血液循环。而衰老的血细胞主要是红细胞，由于膜骨架蛋白变性，细胞的变形性降低，不能穿过内皮细胞间隙，阻滞在脾索中，被巨噬细胞吞噬清除。当脾大或功能亢进时，红细胞破坏过多，可引起贫血。脾切除后，血内的异形衰老红细胞会大量增多。

（二）免疫应答

脾内富含各类免疫细胞，是对血源性抗原物质产生免疫应答的主要部位。进入血液的病原体，如细菌、疟原虫和血吸虫等，可引起脾内发生免疫应答。体液免疫应答时，淋巴小结增多增大，脾索内浆细胞增多；细胞免疫应答时，动脉周围淋巴鞘显著增厚。

（三）造血

脾在胚胎早期有造血功能，成年后，脾内仍终生含有少量造血干细胞，当机体严重缺血或某些病理状态下，脾可以恢复造血功能。

（四）储血

人脾约可储存 40 ml 血液，主要储于血窦内。当需要时，被膜及小梁内的平滑肌收缩，可将所储的血液输入血液循环，休息和睡眠时则将部分循环血液储存起来。

（李春阳）

第四节　扁桃体

扁桃体包括腭扁桃体、咽扁桃体和舌扁桃体，它们与咽黏膜内分散的淋巴组织共同组成咽淋巴环，构成机体的重要防线（图 6-4-1）。腭扁桃体呈扁卵圆形，黏膜表面覆盖复层扁平上皮。上皮向下陷入形成数十个隐窝，隐窝周围的固有层有大量淋巴小结及弥散淋巴组织，隐窝上皮内含有淋巴细胞、浆细胞、巨噬细胞、朗格汉斯细胞等。在上皮细胞之间，有许多间隙和通道，它们相互通连并开口于隐窝上皮表面的小凹陷，淋巴细胞就充塞于这些通道内。这样的上皮称淋巴上皮组织（lymphoepithelial tissue）。咽扁桃体和舌扁桃体较小，结构似腭扁桃体。咽扁桃体无隐窝，舌扁桃体也仅有一个浅隐窝，故较少引起炎症。成年人的咽扁桃体和舌扁桃体多萎缩退化。

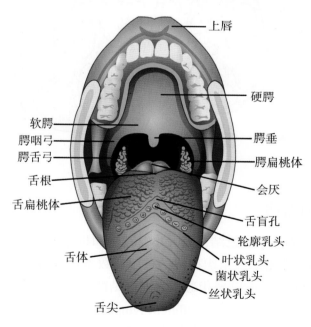

图 6-4-1　咽峡

（李春阳）

第五节　淋巴结

　　淋巴结（lymphatic nodes）是淋巴管向心性流动过程中的必经器官（图 6-5-1），一般为暗红色、质地较软的卵圆形小体，直径 5 ～ 20 mm，一侧边缘外凸，另一侧边缘凹陷，称淋巴结门，是神经、血管等出入的部位。凸侧面有相连的淋巴管称为输入淋巴管，将淋巴液输送至淋巴结；与凹侧面相连的淋巴管称为淋巴结的输出管，将淋巴结过滤后的淋巴液运送至上一级淋巴结或形成淋巴干。

　　当某器官或区域发生病变时，病菌、毒素、寄生虫或肿瘤细胞可沿淋巴管进入相应器官或区域的局部淋巴结，这些淋巴结可清除或阻截这些有害因子，阻止病变扩散蔓延，对机体起到保护作用。此时局部淋巴结增生、功能旺盛、体积增大，故局部淋巴结的肿大常反映其淋巴引流区域内有病变存在。若局部淋巴结未能消灭或阻截这些有害因子，则病变可沿淋巴流向继续蔓延。

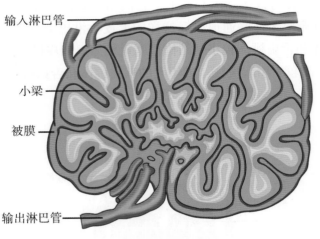

输入淋巴管

小梁

被膜

输出淋巴管

图 6-5-1　淋巴结

一、淋巴结的结构

　　人体内有 500 ～ 600 个淋巴结，其大小、结构和机体的免疫功能状态密切相关。淋巴结表面覆有薄层致密结缔组织构成的被膜，数条输入淋巴管（afferent lymphatic vessel）穿越被膜与被膜下淋巴窦相通连。淋巴结的一侧凹陷称为门部，含疏松的结缔组织、血管、神经和输出淋巴管（efferent lymphatic vessel）。被膜和门部的结缔组织伸入淋巴结实质，形成相互连接的小梁（trabecula），构成淋巴结的粗支架，血管和神经行于其内。小梁之间为淋巴组织和淋巴窦。淋巴结的实质分为皮质和髓质两部分，两者无截然界限（图 6-5-2）。

Note

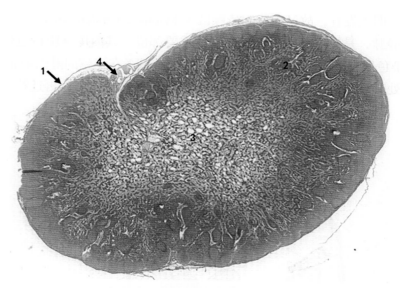

图 6-5-2　淋巴结光镜图

1. 被膜；2. 皮质；3. 髓质；4. 门部

（一）皮质

皮质位于被膜下方，由浅层皮质、副皮质区及皮质淋巴窦构成。

浅层皮质（superfacial cortex）含淋巴小结及小结之间的薄层弥散淋巴组织，主要为 B 细胞的聚居区。受到抗原刺激后，淋巴小结会增大并产生生发中心（图 6-5-3）。

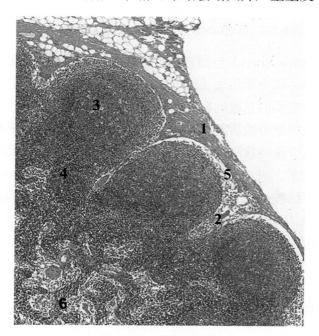

图 6-5-3　淋巴结皮质

1. 被膜；2. 小梁；3. 浅层皮质；4. 副皮质区；5. 皮质淋巴窦；6. 髓质

副皮质区（paracortex zone）位于皮质的深层，为大片的弥散淋巴组织，主要由 T 细胞聚集组成，还有较多的交错突细胞、巨噬细胞和少量 B 细胞等。给新生动物切除胸腺后，此区即不发育，故又称胸腺依赖区（thymus dependent area）。副皮质区有许多高内皮微静脉，是淋巴细胞再循环途径的重要部位。其内皮细胞核也较一般内皮细胞的大，异染色质少，核仁明显，胞质丰富，其中常见正在穿越的淋巴细胞（图 6-5-4）。血液流经此处时，约 10% 的淋巴细胞会穿越内皮进入副皮质区，再迁移到淋巴结的其他部位。

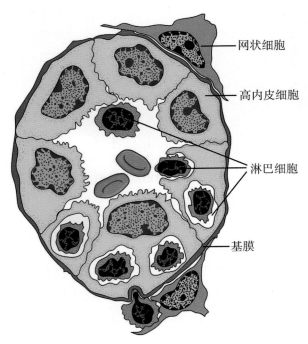

网状细胞

高内皮细胞

淋巴细胞

基膜

图 6-5-4　淋巴结副皮质区的毛细血管后微静脉模式图

皮质淋巴窦（cortical sinus）包括被膜下方和小梁周围的淋巴窦，分别称为被膜下窦（subcapsular sinus）和小梁周窦（peritrabecular sinus），两者相互通连。被膜下窦为一包绕整个淋巴结实质的宽敞的扁囊，其被膜侧有数条输入淋巴管通入。小梁周窦多为较短的盲管，仅部分与髓质淋巴窦直接相通。淋巴窦壁由扁平的内皮细胞构成，内皮外有薄层基质、少量网状纤维及一层扁平的网状细胞。淋巴窦内还常有一些呈星状的内皮细胞支撑窦腔，并有许多巨噬细胞附着于内皮细胞（图 6-5-5）。淋巴在窦内缓慢流动，有利于巨噬细胞吞噬清除抗原。淋巴内的各种细胞和淋巴液不断通过内皮进入皮质淋巴组织，而淋巴组织中的细胞等成分也不断进入淋巴，这样淋巴组织便成为一种动态的结构，有利于免疫应答。

（二）髓质

髓质由髓索及其间的髓窦组成。髓索（medullary cord）是相互连接的索条状淋巴组织，主要含浆细胞、B 细胞和巨噬细胞。髓窦（medullary sinus）与皮质淋巴窦的结构相似，但较宽大，腔内的巨噬细胞较多，有较强的滤过功能（图 6-5-6）。

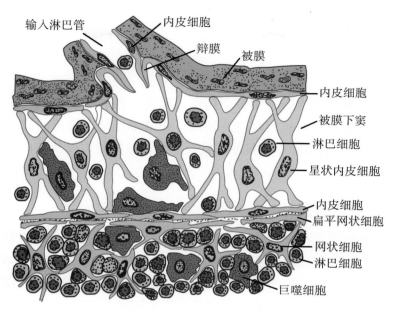

输入淋巴管　内皮细胞　辩膜　被膜　内皮细胞　被膜下窦　淋巴细胞　星状内皮细胞　内皮细胞　扁平网状细胞　网状细胞　淋巴细胞　巨噬细胞

图 6-5-5　被膜下窦结构模式图

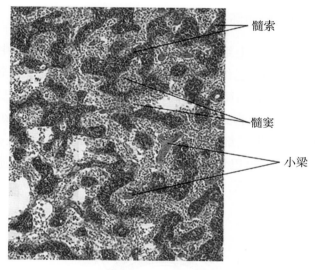

髓索　髓窦　小梁

图 6-5-6　淋巴结髓质

二、淋巴结内的淋巴通路

淋巴从输入淋巴管进入被膜下窦和小梁周窦，部分渗入皮质淋巴组织，然后流入髓窦；部分经小梁周窦直接流入髓窦，继而汇入输出淋巴管。淋巴流经一个淋巴结需数小时，含抗原越多则其流速越慢。经滤过后，淋巴中的细菌等抗原绝大部分被清除。淋巴组织中的细胞和产生的抗体等也不断进入淋巴，因此，输出的淋巴常较输入的淋巴含较多的淋巴细胞和抗体。

三、淋巴结的功能

（一）滤过淋巴

进入淋巴结的淋巴液常带有细菌、病毒、毒素等各种抗原物质。在缓慢地流过淋巴结时，这些抗原物质可被巨噬细胞清除。正常淋巴结对细菌的滤过清除率可达99.5%，淋巴结对抗原的清除率与抗原的性质、毒力、数量以及机体的免疫状态等密切相关。

（二）免疫应答

淋巴结内细胞免疫应答和体液免疫应答常同时发生。抗原进入淋巴结后，巨噬细胞和交错突细胞可捕获和处理抗原，并呈递给相应 T 细胞，引起 T 细胞增殖，副皮质区明显扩大，形成大量效应 T 细胞，引发细胞免疫。位于浅层皮质的 B 细胞在接触抗原后，在 Th 细胞的辅助下增殖分化，该部位淋巴小结增大增多，髓索中浆细胞增多，输出淋巴管内的抗体量明显升高。

（三）参与淋巴细胞再循环

淋巴结副皮质区的高内皮毛细血管后微静脉在淋巴细胞再循环中起重要作用。外周淋巴器官和淋巴组织内的淋巴细胞可经淋巴管进入血流，循环于全身，它们又可通过弥散淋巴组织内的毛细血管后微静脉（高内皮微静脉），再返回淋巴器官或淋巴组织，如此周而复始，从一个淋巴器官到另一个淋巴器官，从一处淋巴组织至另一处淋巴组织不断周游，这种现象称为淋巴细胞再循环（recirculation of lymphocyte）（图 6-5-7）。完成这一循环需 24 ~ 48 h。淋巴细胞再循环使分散于全身的免疫细胞成为一个相互关联的统一体，也有利于识别抗原，产生更有效的免疫应答。

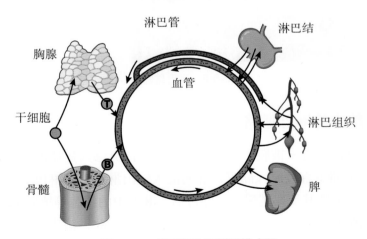

图 6-5-7　淋巴细胞再循环模式图

（李春阳）

第七章　淋巴结的位置、淋巴引流与浅表淋巴结检查

■ **淋巴结位置**
- ◎ 头颈部的淋巴管和淋巴结
- ◎ 上肢的淋巴管和淋巴结
- ◎ 胸部的淋巴管和淋巴结
- ◎ 下肢的淋巴管和淋巴结
- ◎ 盆部的淋巴管和淋巴结
- ◎ 腹部的淋巴管和淋巴结

■ **淋巴引流范围与器官的淋巴引流**
- ◎ 肺的淋巴引流
- ◎ 食管的淋巴引流
- ◎ 胃的淋巴引流
- ◎ 肝的淋巴引流
- ◎ 胰的淋巴引流
- ◎ 直肠的淋巴引流
- ◎ 子宫的淋巴引流
- ◎ 乳房的淋巴引流

■ **体表淋巴结检查**
- ◎ 表浅淋巴结分布
- ◎ 表浅淋巴结检查方法与顺序
- ◎ 淋巴结肿大病因及表现

　　淋巴结一般聚集成群，以深筋膜为界可将淋巴结分为浅、深两种，浅淋巴结可在活体皮下触及。四肢的淋巴结多位于关节屈侧或肌肉围成的沟、窝内，内脏的淋巴结多位于脏器的门附近或血管分支周围，故淋巴结常以其所在部位或附近血管而命名。淋巴结的主要功能是过滤淋巴液，产生淋巴细胞、浆细胞和参与机体的免疫过程。引流某个器官或区域淋巴的第一级淋巴结称为局部淋巴结（regional lymph node），或称为哨位淋巴结（sentinel lymph node）。当身体某局部或某器官发生病变或炎症时，细菌、毒素等异物可随淋巴经淋巴管扩散到附近相应的淋巴结。该局部淋巴结具有阻截和清除这些细菌或毒素等异物的作用，成为阻止病变蔓延和扩散的防御屏障。此时淋巴结内的细胞迅速增殖，功能旺盛，体积增大，故局部淋巴结肿大，可反映该淋巴结收纳淋巴的部位有病变。如局部淋巴结不能阻截和清除这些细菌或毒素时，则病变还可沿该局部淋巴结的输出管向远处蔓延和扩散。

Note

第一节　淋巴结位置

一、头颈部的淋巴管和淋巴结

（一）头部的淋巴结

头部的淋巴结多位于头颈交界处，由后向前依次有枕淋巴结、乳突淋巴结、腮腺淋巴结、下颌下淋巴结和颏下淋巴结等，收纳头面部浅层的淋巴，直接或间接汇入颈外侧深淋巴结（图 7-1-1）。

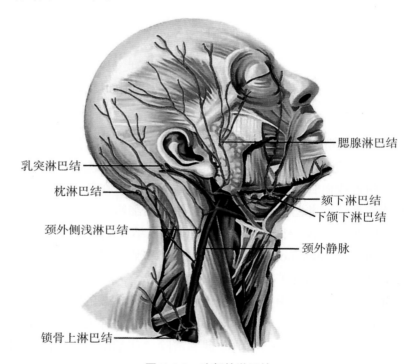

图 7-1-1　头部的淋巴结

1. 枕淋巴结

枕淋巴结（occipital lymph nodes）位于枕部皮下、斜方肌起点的表面，引流枕部、项部的淋巴。

2. 乳突淋巴结

乳突淋巴结（mastoid lymph nodes）位于耳后、胸锁乳突肌上端表面，也称为耳后淋巴结，引流颅顶及耳廓后面的淋巴。

3. 腮腺淋巴结

腮腺淋巴结（parotid lymph nodes）分为浅、深两组，分别位于腮腺表面和腮腺实质内，引流额、颞区、耳廓和外耳道、颊部及腮腺等处的淋巴。

4. 下颌下淋巴结

下颌下淋巴结（submandibular lymph nodes）位于下颌下腺附近，引流面部、鼻部和口腔器官的淋巴。

5. 颏下淋巴结

颏下淋巴结（submental lymph nodes）位于颏下部，引流颏部、下唇内侧部和舌尖部的淋巴。

（二）颈部的淋巴结

颈部的淋巴结分为颈前和颈外侧两组（图 7-1-2）。

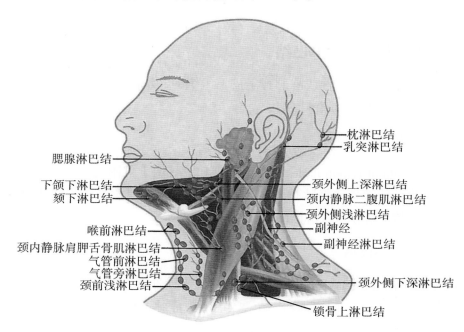

图 7-1-2　颈部的淋巴结

1. 颈前淋巴结

颈前淋巴结（anterior cervical lymph nodes）分为浅、深两群，位于舌骨下方及喉、甲状腺、气管等器官的前方，引流上述器官的淋巴，其输出管注入颈外侧深淋巴结。

2. 颈外侧淋巴结

颈外侧淋巴结（lateral cervical lymph nodes）包括沿浅静脉排列的颈外侧浅淋巴结及沿深静脉排列的颈外侧深淋巴结。

（1）颈外侧浅淋巴结（superficial lateral cervical lymph nodes）位于胸锁乳突肌表面及其后缘处，沿颈外静脉排列，引流颈部浅层的淋巴，并收纳乳突淋巴结、枕淋巴结及部分下颌下淋巴结的输出管，其输出管注入颈外侧深淋巴结。

（2）颈外侧深淋巴结（deep lateral cervical lymph nodes）有 10 ~ 15 个，沿颈内静脉排列，上始于颅底，下至颈根部，少数淋巴结位于副神经周围，在颈根部的淋巴结沿锁骨下动脉及臂丛排列。颈外侧深淋巴结直接或通过头颈部浅淋巴结收纳头颈部、胸壁上部、乳房上部和舌、咽、腭扁桃体、喉、气管、甲状腺等器官的淋巴管，其输出管汇合成颈干。左颈干注入胸导管，右颈干注入右淋巴导管，在汇入部位常缺少瓣膜。

　　颈外侧深淋巴结群中较重要的淋巴结：①咽后淋巴结，位于鼻咽部后方，引流鼻、鼻旁窦、鼻咽部等处的淋巴，鼻咽癌时先转移至此群；②颈内静脉二腹肌淋巴结，又称角淋巴结，位于二腹肌后腹与颈内静脉交角处，引流舌后、腭扁桃体及鼻咽部的淋巴；③颈内静脉肩胛舌骨肌淋巴结，位于肩胛舌骨肌中间腱与颈内静脉交叉处附近，引流颏下和舌尖部的淋巴，舌尖癌时，首先转移至此群；④锁骨上淋巴结（supraclavicular lymph nodes），位于胸锁乳突肌后缘，肩胛舌骨肌下腹和锁骨上缘之间（图 7-1-2）。

　　头颈部的癌肿可经淋巴管道转移至局部淋巴结。如口腔底癌多转移至下颌下淋巴结和颈深淋巴结。另外，食管癌和胃癌后期，癌细胞可沿胸导管或颈干逆流转移至左锁骨上淋巴结。

二、上肢的淋巴管和淋巴结

　　上肢的浅淋巴管较多，伴浅静脉行于皮下组织中，深淋巴管与深静脉伴行。浅、深淋巴管都直接或间接注入腋淋巴结。

（一）肘部的淋巴结

　　肘淋巴结（cubital lymph nodes）位于肘窝和肱骨内上髁附近，1～2 个，又称滑车上淋巴结，收纳伴随贵要静脉和尺血管上行的手和前臂尺侧半浅、深部的淋巴管，其输出管伴肱静脉上行注入腋淋巴结。

（二）锁骨下淋巴结

　　锁骨下淋巴结（infraclavicular lymph node）位于锁骨下，三角肌与胸大肌间沟内，沿头静脉排列，又称为三角胸肌淋巴结，收纳沿头静脉上行的浅淋巴管，其输出淋巴管注入腋淋巴结，少数注入锁骨上淋巴结。

（三）腋淋巴结

　　腋淋巴结（axillary lymph nodes）（图 7-1-3）位于腋窝内腋血管及其分支周围，15～20 个，按其位置分为五群。

　　1. 外侧淋巴结群（lateral lymph nodes）　位于腋动脉、腋静脉远侧段周围，收纳上肢大部分淋巴管及肘淋巴结输出管。

　　2. 胸肌淋巴结群（pectoral lymph nodes）　位于胸小肌下缘，胸外侧动、静脉周围，引流胸、腹外侧壁和乳房外侧、中央部的淋巴。

　　3. 肩胛下淋巴结群（subscapular lymph nodes）　位于腋窝后壁肩胛下动、静脉周围，引流项、背部、肩胛区的淋巴。

　　4. 中央淋巴结群（central lymph nodes）　位于腋窝内的脂肪中，肋间臂神经周围，此群接受上述三群淋巴结的输出管。

　　5. 腋尖淋巴结群（apical lymph nodes）　位于腋窝尖部，沿腋动脉、腋静脉的近侧段排列，收纳中央淋巴结输出管和乳房上部的淋巴管，其输出管大部分汇成锁骨下干，少数注入锁骨上淋巴结。腋淋巴结收纳上肢、乳房、胸壁和腹壁上部等处的淋巴管，其输出管汇成锁骨下干后，左锁骨下干注入胸导管，右锁骨下干注入右淋巴导管。

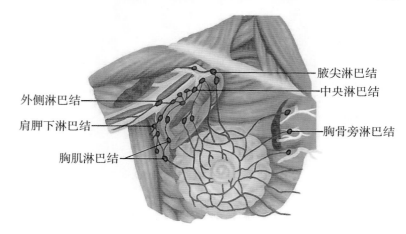

图 7-1-3　腋淋巴结

三、胸部的淋巴管和淋巴结

胸部的淋巴管和淋巴结可分为胸壁和胸腔脏器淋巴管和淋巴结，位于胸壁内和胸腔器官周围。

（一）胸壁的淋巴结

胸壁淋巴结包括胸骨旁淋巴结、肋间淋巴结及膈上淋巴结等，收纳胸壁浅、深部的淋巴管，其输出管分别注入纵隔前、后淋巴结或参与合成支气管纵隔干或直接汇入胸导管。

1. **胸骨旁淋巴结**

胸骨旁淋巴结（parasternal lymph nodes）（图 7-1-4）沿胸廓内动、静脉排列，收纳脐以上胸腹前壁、乳房内侧部、膈和肝上面的淋巴管，输出管汇入支气管纵隔干或直接注入胸导管（左侧者）和右淋巴导管（右侧者）。

2. **肋间淋巴结**

肋间淋巴结（intercostal lymph nodes）位于胸后壁肋间隙内，沿肋间动、静脉排列，引流胸后壁深层及壁胸膜的淋巴，其输出管多汇入胸导管。

3. **膈上淋巴结**

膈上淋巴结（superior phrenic lymph nodes）（图 7-1-4）位于膈上面，分前、中、后 3 组，收纳膈、心包、胸膜及肝上面的淋巴管，其输出管向前汇入胸骨旁淋巴结、纵隔前淋巴结，向后汇入纵隔后淋巴结。

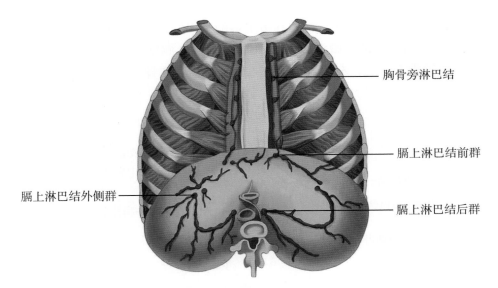

图 7-1-4　胸骨旁淋巴结和膈上淋巴结

（二）胸腔脏器的淋巴结

1. 纵隔前淋巴结

纵隔前淋巴结（anterior mediastinal lymph nodes）位于胸腔大血管和心包的前方，收纳胸腺、心包、心、膈和肝上面的淋巴管，其输出管汇入支气管纵隔干（图 7-1-5）。

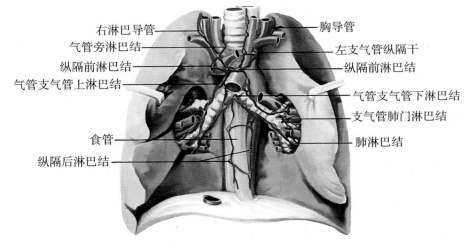

图 7-1-5　胸腔器官的淋巴结

2. 纵隔后淋巴结

纵隔后淋巴结（posterior mediastinal lymph nodes）（图 7-1-5）位于食管和胸主动脉周围，收纳食管、胸主动脉的淋巴管和部分支气管肺淋巴结及膈上淋巴结的输出管，其输出管多直接注入胸导管。

3. 气管、支气管、肺的淋巴结

此处淋巴结数目众多，按引流的顺序分为下列各淋巴结：肺淋巴结（pulmonary lymph node）位于肺内，沿支气管和肺动脉的分支排列，收纳肺内的淋巴管，其输出管注入支气管肺淋巴结（bronchopulmonary lymph nodes）。此群淋巴结达 10 多个，位于肺门处，又称肺门淋巴结（hilar lymph nodes），收纳肺、食管等处的淋巴管，其输出管注入气管支气管淋巴结（tracheobronchial lymph node）。该淋巴结群又分为上、下两组，分别位于气管权的上、下方，它们的输出管注入气管周围的气管旁淋巴结（paratracheal lymph nodes）。左、右气管旁淋巴结和纵隔前淋巴结的输出管分别汇合成左、右支气管纵隔干，然后分别注入胸导管及右淋巴导管（图 7-1-5）。

　　肺癌的癌细胞经肺内淋巴管侵入肺门淋巴结、气管支气管淋巴结或膈肌淋巴结。癌细胞也可经神经周围的淋巴管转移，如主动脉弓、动脉韧带和左喉返神经之间的淋巴结有转移时，癌肿可压迫喉返神经引起声带瘫痪。膈神经周围的淋巴管和淋巴结受累，可导致膈肌瘫痪，提示肺癌已属晚期。如累及肋间神经也提示病变已无法根除。

四、下肢的淋巴管和淋巴结

　　下肢的淋巴管分浅、深两种。浅淋巴管伴浅静脉行于皮下组织中，深淋巴管与深部血管神经束伴行，最后间接或直接注入腹股沟深淋巴结。下肢的主要淋巴结有腘淋巴结和腹股沟淋巴结。

（一）腘淋巴结

　　腘淋巴结（popliteal lymph nodes）位于腘窝，浅组分布于小隐静脉末端附近，深组位于腘血管周围，收纳小腿后外侧部浅淋巴管和足、小腿的深淋巴管，其输出管与股血管伴行，最后注入腹股沟深淋巴结。

（二）腹股沟淋巴结

1.腹股沟浅淋巴结

　　腹股沟浅淋巴结（superficial inguinal lymph nodes）（图 7-1-6）有 8～10 个，分上、下两组。上组沿腹股沟韧带排列，下组位于大隐静脉末端周围，收纳腹前壁下部、臀部、会阴、外生殖器、下肢大部分浅淋巴管，其输出管大部分注入腹股沟深淋巴结，少部分注入髂外淋巴结。

2.腹股沟深淋巴结

　　腹股沟深淋巴结（deep inguinal lymph nodes）（图 7-1-6）位于股静脉根部周围，收纳腹股沟浅淋巴结的输出管及下肢的深淋巴管，其输出管汇入髂外淋巴结。

五、盆部的淋巴管和淋巴结

　　盆部的淋巴结沿盆腔血管排列（图 7-1-7、图 7-1-8）。

（一）髂内淋巴结

　　髂内淋巴结（internal iliac lymph nodes）沿髂内动脉及其分支排列，收纳大部分盆壁、盆腔脏器、会阴深部、臀部及大腿后面的深淋巴管，其输出管注入髂总淋巴结。

Note

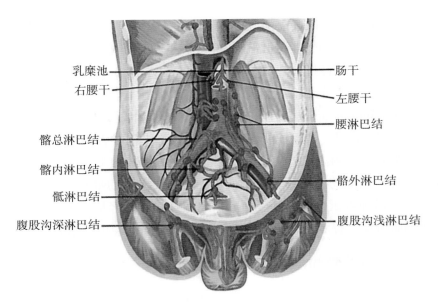

图 7-1-6　腹部和下肢的淋巴管和淋巴结

乳糜池
肠干
右腰干
左腰干
腰淋巴结
髂总淋巴结
髂内淋巴结
髂外淋巴结
骶淋巴结
腹股沟深淋巴结
腹股沟浅淋巴结

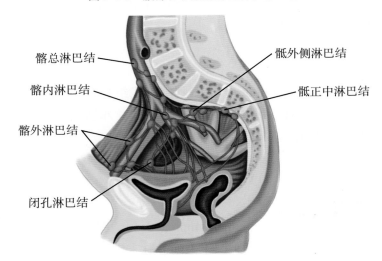

图 7-1-7　男性盆部淋巴结

髂总淋巴结
骶外侧淋巴结
髂内淋巴结
骶正中淋巴结
髂外淋巴结
闭孔淋巴结

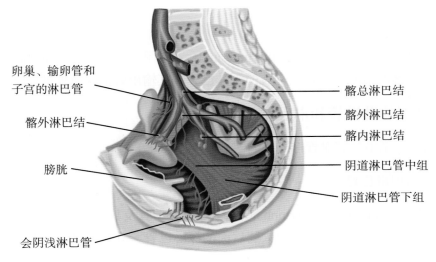

图 7-1-8　女性盆部淋巴结

卵巢、输卵管和子宫的淋巴管
髂总淋巴结
髂外淋巴结
髂外淋巴结
髂内淋巴结
膀胱
阴道淋巴管中组
阴道淋巴管下组
会阴浅淋巴管

Note

（二）骶淋巴结

骶淋巴结（sacral lymph nodes）位于骶骨前面，沿骶正中动脉、骶外侧动脉排列，收纳盆后壁、直肠、前列腺或子宫的淋巴管，其输出管汇入髂内或髂总淋巴结。

（三）髂外淋巴结

髂外淋巴结（external iliac lymph nodes）沿髂外动脉排列，主要收纳腹股沟浅、深淋巴结的输出管及腹前壁下部、膀胱、前列腺或子宫颈和阴道上部的淋巴管，其输出管注入髂总淋巴结。

（四）髂总淋巴结

髂总淋巴结（common iliac lymph nodes）位于左、右髂总动脉周围，通过收纳上述三组淋巴结的输出管，收集下肢、盆壁、盆腔脏器及腹壁下部的淋巴，其输出管分别注入左、右腰淋巴结。

六、腹部的淋巴管和淋巴结

（一）腹壁的淋巴管和淋巴结

脐平面以上腹前壁的淋巴管一般注入腋淋巴结，脐平面以下腹前壁的淋巴管一般注入腹股沟浅淋巴结，腹后壁的淋巴管注入腰淋巴结。腰淋巴结（lumbar lymph nodes）位于下腔静脉和腹主动脉周围，有 30 ～ 50 个，除收纳腹后壁淋巴管外，还收纳腹腔成对器官（肾、肾上腺、睾丸、卵巢等）的淋巴管及髂总淋巴结的输出管。腰淋巴结的输出管汇合成左、右腰干，注入胸导管下端膨大的乳糜池（图 7-1-6）。

（二）腹腔脏器的淋巴管和淋巴结

腹腔成对脏器如肾、肾上腺、睾丸（卵巢）等器官的淋巴管直接汇入腰淋巴结。腹腔不成对脏器如消化管、肝、胆囊、胰、脾等器官的淋巴管分别注入腹腔干和肠系膜上、下动脉及其分支附近的各淋巴结。

1. 腹腔淋巴结（celiac lymph nodes）（图 7-1-9）沿腹腔干周围及其分支排列，1 ～ 3 个，借腹腔干分支周围的局部淋巴结收纳肝、胆囊、脾、胃、十二指肠等器官的淋巴管，其输出管汇入肠干。沿腹腔干分支排列的局部淋巴结有：胃左淋巴结（left gastric lymph nodes）、胃右淋巴结（right gastric lymph nodes）、胃网膜左淋巴结（left gastroomental lymph nodes）、胃网膜右淋巴结（right gastroomental lymph nodes）、幽门上淋巴结（suprapyloric lymph nodes）、幽门下淋巴结（subpyloric lymph nodes）（不恒定）、肝淋巴结（hepatic lymph nodes）、脾淋巴结（splenic lymph nodes）、胰淋巴结（pancreatic lymph nodes）等。上述淋巴结沿同名动脉排列，收纳范围分相应血管的分布范围基本一致，输出管均直接或间接汇入腹腔淋巴结。

2. 肠系膜上淋巴结（superior mesenteric lymph nodes）（图 7-1-10）位于肠系膜上

动脉根部周围，沿肠系膜上动脉及其分支排列，通过该动脉分支附近的局部淋巴结收纳空肠至结肠左曲之间消化管的淋巴管，其输出管参与组成肠干。

沿肠系膜上动脉分支排列的局部淋巴结有：肠系膜淋巴结，沿空、回肠血管排列，达 200 多个；回结肠淋巴结、右结肠淋巴结和中结肠淋巴结等。上述淋巴结沿同名动脉排列，并收纳各动脉供应区的淋巴管，其输出管均注入肠系膜上淋巴结。

3. 肠系膜下淋巴结（inferior mesenteric lymph nodes）（图 7-1-10）位于肠系膜下动脉根部周围，沿系膜下动脉及其分支排列，通过沿肠系膜下动脉分支排列的局部淋巴结收纳结肠左曲以下至直肠上部的淋巴管，其输出管参与组成肠干。

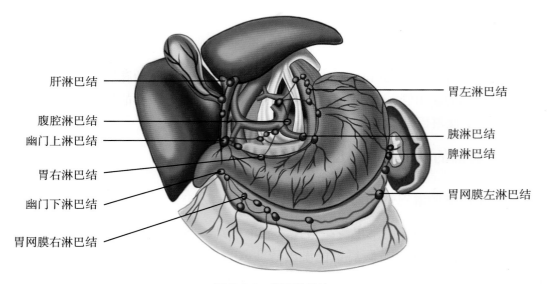

图 7-1-9　腹腔淋巴结

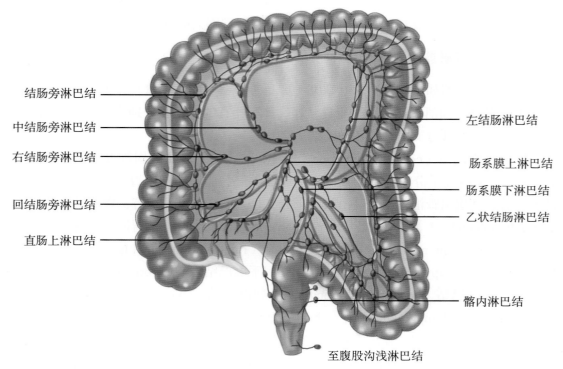

图 7-1-10　肠系膜上淋巴结和肠系膜下淋巴结

沿肠系膜下动脉分支排列的局部淋巴结有：左结肠淋巴结、乙状结肠淋巴结和直肠上淋巴结等。上述淋巴结沿同名动脉排列，收纳动脉分布区的淋巴管，其输出管注入肠系膜下淋巴结。

由腹腔淋巴结、肠系膜上淋巴结和肠系膜下淋巴结输出管汇合而成的肠干多为一条，向上注入乳糜池。肠干中的淋巴含有经肠道吸收的脂肪微粒而呈乳糜状。

（汤煜春）

第二节　淋巴引流范围与器官的淋巴引流

人体除脑组织外，遍布淋巴管和淋巴结组成的网络，按就近原则负责组织液内大分子物质的向心性转运，称为淋巴引流（lymphatic drainage）。淋巴引流分区域进行，汇集入区域淋巴结，是组织液回流的重要渠道，也是恶性肿瘤转移的主要路径。本节介绍几种重要器官的淋巴引流。

一、肺的淋巴引流

肺的淋巴结主要是支气管肺淋巴结，位于肺门和支气管附近，亦称为肺门淋巴结。肺的淋巴管分浅、深两组。浅淋巴管丛位于胸膜脏层深面，引流肺周围部的淋巴。由浅淋巴管丛汇集的淋巴管行向肺门，至肺门淋巴结。深淋巴管在肺小叶间结缔组织和小的支气管处形成淋巴毛细血管网，引流肺深部的淋巴。深淋巴管围绕支气管和肺血管形成深淋巴管丛，在行向肺门的途中汇成一些较大的淋巴管注入肺的淋巴结（图 7-1-5）。

二、食管的淋巴引流

食管的黏膜和黏膜下层有丰富的毛细淋巴网。其淋巴引流一般可分三段：食管上 1/3 段的淋巴管注入气管旁淋巴结和颈外侧深淋巴结（图 7-1-5，图 7-1-2）；食管中 1/3 段的淋巴管注入气管支气管淋巴结和纵隔的淋巴结（图 7-1-5）；食管下 1/3 段的淋巴管大部分注入胃左淋巴结（left gastric lymph nodes）（图 7-1-9）。食管的淋巴管也可直接注入胸导管。

食管癌可直接浸润邻近的器官和组织。如上段食管癌可侵润喉、气管、颈部软组织；中段食管癌可浸润支气管、肺门、胸导管、无名静脉、胸主动脉；下段食管癌可浸润肺下静脉、心包、膈肌或累及贲门等。食管癌患者有时虽无局部淋巴结受累，但已出现远位转移。

三、胃的淋巴引流

胃的淋巴引流有四个方向：①胃小弯侧、胃底右侧及贲门部的淋巴管汇入胃右淋巴结；②胃底大部、胃大弯侧左半部的淋巴管注入胃网膜左淋巴结及胰、脾淋巴结；③幽门部大弯侧和胃大弯侧右半部的淋巴管注入胃网膜右淋巴结和幽门下淋巴结；④胃幽门部小弯侧的淋巴管注入幽门上淋巴结。上述淋巴结的输出管均注入腹腔淋巴结（图7-1-9）。

胃各部的淋巴管之间存在广泛的吻合，故胃的某一部位癌变可累及其他区域的淋巴结。

四、肝的淋巴引流

肝的淋巴管分为浅、深两组。

（一）浅组

位于肝被膜下，来自肝右叶膈面的淋巴管有三种走向：①经冠状韧带穿颈静脉孔至胸腔，注入膈上及纵隔后淋巴结。少数淋巴管可注入腹腔淋巴结；②至镰状韧带穿膈注入膈上淋巴结（图7-1-4）；③绕肝前缘沿肝圆韧带注入肝淋巴结。

（二）深组

肝深淋巴管形成升降两干。升干与肝静脉伴行，再沿下腔静脉经膈肌注入纵隔后淋巴结。降干由肝门传出向下注入肝淋巴结。

肝的淋巴引流，无论浅深淋巴管均有注入纵隔淋巴结者，因此，肝的炎症或膈下感染可引起纵隔炎症或脓胸。

五、胰的淋巴引流

胰的淋巴回流非常丰富，这也是胰腺癌预后很差的原因。淋巴管发自胰腺泡内的结缔组织隔膜内，并汇合形成沿局部动脉走行的较大的淋巴管。胰体和胰尾的淋巴大多回流到沿脾动脉和胰下缘分布的淋巴结，再回流入腹腔干和肠系膜上动脉之间的主动脉前淋巴结；胰颈和胰头的淋巴主要回流到沿胰十二指肠动脉、肠系膜上动脉和肝动脉分布的淋巴结，并最终汇入主动脉前淋巴结（图7-2-1）。

六、直肠的淋巴引流

直肠的淋巴引流以齿状线为界分为上、下两个去向。齿状线以上的大部分淋巴管沿直肠上血管上行，注入该血管附近的直肠上淋巴结，少部分淋巴管向两侧沿直肠下血管走行，注入髂内淋巴结。齿状线以下的直肠淋巴管沿阴部外静脉注入腹股沟浅淋巴结（图7-1-6，图7-1-10）。直肠的淋巴管与乙状结肠、会阴等处的淋巴管之间广泛交通。

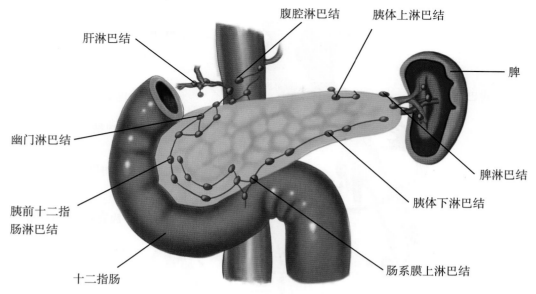

图 7-2-1　胰的淋巴引流

（图中标注：肝淋巴结、腹腔淋巴结、胰体上淋巴结、脾、幽门淋巴结、脾淋巴结、胰体下淋巴结、胰前十二指肠淋巴结、肠系膜上淋巴结、十二指肠）

七、子宫的淋巴引流

子宫的淋巴引流比较广泛，淋巴管沿血管、韧带等向四周走行：①子宫底和子宫体上部淋巴管主要伴随卵巢血管走行，并与卵巢、输卵管的淋巴管汇合，经卵巢悬韧带向上注入腰淋巴结；②子宫体上部的部分淋巴管沿子宫圆韧带向前走行，经腹股沟管注入两侧腹股沟浅淋巴结；③子宫体下部和子宫颈的淋巴管向两侧沿子宫血管注入髂内淋巴结和髂外淋巴结；④子宫体下部和子宫颈小部分淋巴管沿骶子宫韧带向后注入骶淋巴结（图 7-2-2）。

子宫的淋巴管与膀胱和直肠的淋巴管之间存在广泛的交通，故行子宫癌切除术时，应较广泛地清除上述淋巴结。

八、乳房的淋巴引流

乳房的淋巴有四条引流途径（图 7-1-3）：①乳房外侧部的淋巴管注入腋淋巴结群的胸肌淋巴结，是乳房淋巴引流的主要途径；②乳房上部的淋巴管穿经胸大肌，向上注入腋淋巴结群的腋尖淋巴结；③乳房内侧的淋巴管注入胸骨旁淋巴结；④乳房内下部的淋巴管注入膈上淋巴结前组，并可间接与肝淋巴管交通。

乳腺癌的癌细胞常首先侵入腋淋巴结群的胸肌群和中央群，当转移至尖群后，较容易再转移至锁骨上淋巴结。锁骨上淋巴结皮下可触及。

Note

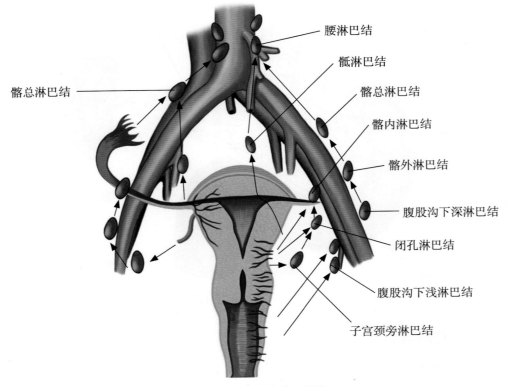

图 7-2-2 子宫的淋巴引流

（汤煜春）

第三节　体表淋巴结检查

　　淋巴结（lymph node）散在分布于全身，一般体格检查只能发现身体各部位的表浅淋巴结。在正常情况下表浅淋巴结较小，直径为 0.2 ~ 0.5 cm、表面光滑、质地柔软、无触痛、与周围组织无粘连，通常不易触及。淋巴结直径超过 0.5 cm 称为淋巴结肿大（lymphadenectasis），临床上通过体检可以触及。部分炎症或者肿瘤患者会出现局部或全身淋巴结肿大，体表淋巴结检查对于一些疾病的诊断具有重要意义。内脏淋巴结的肿大可以通过影像学手段，如 CT、磁共振成像等。

一、表浅淋巴结分布

（一）头颈部淋巴结（图 7-3-1）

1. 耳前淋巴结位于耳屏前方，接受同侧面部范围的淋巴液。

2.耳后淋巴结（乳突淋巴结）位于耳后乳突表面，接受头皮范围内的淋巴液。

3.枕后淋巴结位于枕部皮下，接受头皮范围内的淋巴液。

4.颌下淋巴结位于颌下腺附近，在颏部与下颌角之间，接受口、颊、齿龈等处的淋巴液。

5.颏下淋巴结位于颏下三角内，接受颏下三角区内组织、唇、舌部的淋巴液。

6.颈前淋巴结位于颈前三角，接受鼻部、咽部的淋巴液。

7.颈后淋巴结位于颈后三角，接受咽喉、气管、甲状腺等处的淋巴液。

8.锁骨上淋巴结位于锁骨与胸锁乳突肌间，左侧锁骨上淋巴结接受食管、胃等器官的淋巴液；右侧则接受气管、肺、胸膜等处的淋巴液。

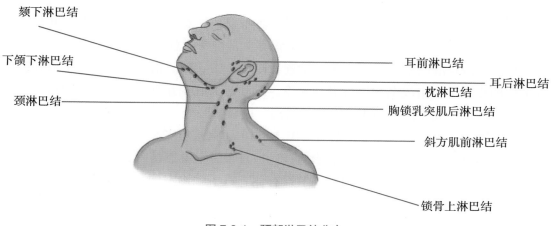

图 7-3-1　颈部淋巴结分布

（二）上肢淋巴结

1.腋淋巴结分为五群（图 7-3-2）：①外侧淋巴结群；②胸肌淋巴结群；③肩胛下淋巴结群；④中央淋巴结群；⑤腋尖淋巴结群。接受躯干上部、乳腺、胸壁等处的淋巴液。

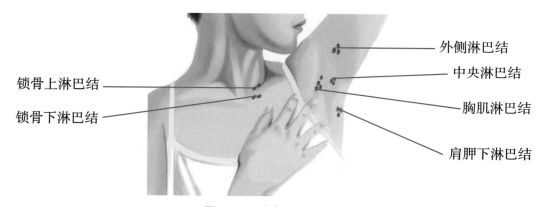

图 7-3-2　腋窝淋巴结分布

2.滑车上淋巴位于结上臂内侧，内上髁上方约 3 cm 处，肱二头肌与肱三头肌之间的间沟内。

（三）下肢淋巴结

1. 腹股沟淋巴结分为两组。①横组（水平组）：位于腹股沟韧带的下方与其平行排列。②纵组（垂直组）：位于大隐静脉上端沿着静脉走向排列。接受下肢、会阴等处的淋巴结。

2. 腘窝淋巴结位于腘静脉和小隐静脉的汇合处。

二、表浅淋巴结检查方法与顺序

（一）检查方法与内容

检查淋巴结的方法是视诊和触诊。视诊时不仅要注意局部征象（包括皮肤是否隆起，颜色有无变化，有无皮疹、瘢痕、瘘管等），也要注意全身状态。

触诊是检查淋巴结的主要方法。检查者以示、中、环三指并拢的指腹平放在被检查部位的皮肤上，由浅渐深进行滑动触诊，滑动时采取相互垂直的多个方向进行或采用转动式滑动，此手法有利于淋巴结、肌肉、血管的区分。

检查颌下、颏下、颈部淋巴结时（图 7-3-3），嘱被检者头稍低或偏向检查侧，此位置可使皮肤、肌肉松弛，利于触诊检查；检查锁骨上淋巴结时，嘱被检查者采取坐位或卧位、头稍前倾，检查者用左手触诊右侧、右手触诊左侧，由浅入深进行；检查腋窝淋巴结时，受检查者前臂稍外展，检查者用左手触诊右腋窝、右手触诊左腋窝，按内、下、外、上至腋尖部；检查左侧滑车上淋巴结时，检查者以左手握住被检查者左手，提起被检查者的左前臂，后用右手在肱二头肌与肱三头肌之间的肌间沟内触摸；检查右侧滑车上淋巴结时，以右手提起被检查者的右前臂，用左手由浅入深触摸。

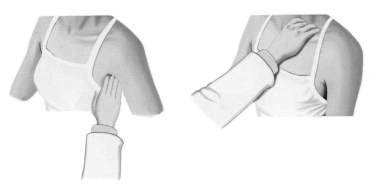

图 7-3-3　腋窝和锁骨上淋巴结检查

发现淋巴结肿大时，应注意其部位、大小、数目、硬度、压痛、活动度、有无粘连，局部皮肤有无红肿、瘢痕、瘘管等，并应寻找引起淋巴结肿大的原发病灶。

（二）检查顺序

全身体格检查时，淋巴结的检查应在相应的体格检查部位中进行。检查每一部分淋巴结均应按顺序进行，以免遗漏。头颈部淋巴结的检查顺序是：耳前、耳后、枕后、颌下、颏下、颈前、颈后、锁骨上淋巴结。上肢淋巴结的检查顺序是：腋窝淋巴结五群应按中央群、胸肌群、肩胛下群、外侧群及腋尖群顺序进行，继而检查滑车上淋巴结。下肢淋巴结的检查顺序是：腹股沟淋巴结两组应先查横组后查纵组，继而检查腘窝部。

三、淋巴结肿大病因及表现

淋巴结肿大分为局限性和全身性淋巴结肿大两类。

（一）局限性淋巴结肿大

1. 非特异性淋巴结炎

由引流区域的急、慢性炎症所引起，如急性化脓性扁桃体炎、齿龈炎可引起颈部淋巴结肿大。急性炎症初始，肿大的淋巴结柔软、有压痛，表面光滑、无粘连，肿大至一定程度即停止。慢性炎症时，淋巴结较硬，最终淋巴结可缩小或消退。

2. 单纯性淋巴结炎

为淋巴结本身的急性炎症。肿大的淋巴结有疼痛，呈中等硬度，有触痛，多发生于颈部淋巴结。

3. 淋巴结结核

肿大的淋巴结常发生于颈部血管周围，呈多发性，质地稍硬，大小不等，可相互粘连，或与周围组织粘连，如发生干酪性坏死，则可触及波动感。晚期破溃后形成瘘管，愈合后可形成瘢痕（图 7-3-4）。

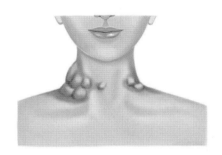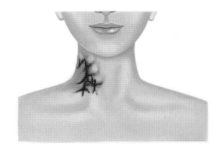

A　　　　　　　　　　　　　B

图 7-3-4　霍奇金病与肺结核的颈部淋巴结表现

A. 霍奇金病：没有涉及节点的特定模式，颈部通常首先受到影响，通常是单侧的，淋巴结大、坚固、离散、无压痛、无化脓性；B. 肺结核：发现一团结状的无压痛淋巴结，淋巴结坚固，有的化脓性形成引流窦。

4. 恶性肿瘤淋巴结转移

恶性肿瘤转移所致肿大的淋巴结，质地坚硬，或有橡皮样感，表面可光滑或突起，与周围组织粘连，不易推动，一般无压痛。胸部肿瘤如肺癌可向右侧锁骨上或腋窝淋巴结转移；胃癌多向左侧锁骨上淋巴结转移，因此处系胸导管进颈静脉的入口，这种肿大的淋巴结称 Virchow 淋巴结，常为胃癌、食管癌转移的标志。

（二）全身淋巴结肿大

1. 感染性疾病

病毒感染见于传染性单核细胞增多症、艾滋病等；细菌感染见于布氏杆菌病、血行弥散性肺结核、麻风等；螺旋体感染见于梅毒、鼠咬热、钩端螺旋体病等；原虫与寄生虫感染见于黑热病、丝虫病等。

2. 非感染性疾病

（1）结缔组织疾病：如系统性红斑狼疮、干燥综合征、结节病等。

（2）血液系统疾病：如急、慢性白血病，淋巴瘤，恶性组织细胞病等。

（汤煜春）

第八章 淋巴管道与淋巴回流

■ 淋巴管道
　　◎ 淋巴管道的基本组成结构
　　◎ 胸导管与右淋巴导管

■ 淋巴回流与淋巴侧支循环
　　◎ 淋巴回流
　　◎ 淋巴侧支循环

第一节　淋巴管道

一、淋巴管道的基本组成结构

淋巴管道一般分为毛细淋巴管、淋巴管、淋巴干和淋巴导管。

（一）毛细淋巴管

毛细淋巴管（lymphatic capillary）是淋巴管道的起始段，位于组织间隙内，以膨大的盲端起始，互相吻合成网，进而形成淋巴管丛（lymphatic plexus），汇入淋巴管。管壁由内皮细胞以叠瓦状邻接构成，无基膜和周细胞，细胞间有 0.5 μm 左右的间隙（图 8-1-1）。因此，毛细淋巴管具有比毛细血管更大的通透性，一些大分子物质，如蛋白质、细菌和肿瘤细胞等较易进入毛细淋巴管。毛细淋巴管可随功能状态和年龄而变化，小儿的淋巴生成活跃时口径增加。小肠绒毛内的毛细淋巴管尚能吸收脂肪微粒，使淋巴呈乳白色，故称为中央乳糜管。毛细淋巴管分布广泛，目前认为除脊髓、上皮、角膜、晶状体、牙釉质、软骨等处缺乏形态明显的管道外，毛细淋巴管几乎遍及全身各处。

（二）淋巴管

淋巴管（lymphatic vessels）由毛细淋巴管汇集而成。管壁结构近似小静脉，由内、中、外三层构成，内有大量向心方向的瓣膜，防止淋巴逆流，瓣膜附近管腔略扩张呈窦状，使充盈的淋巴管外观呈串珠或藕节状。根据淋巴管的分布位置，可分为浅淋巴管和深淋巴管两种。浅淋巴管行于皮下组织中，多与浅静脉伴行；深淋巴管多与深部血管神经束伴行，浅、深淋巴管之间存在广泛的交通。由于淋巴回流速度较缓慢，仅为静脉速度的 1/10，因此浅、深淋巴管的数量及其瓣膜数目可为静脉的数倍，从而维持淋巴的正常回流。

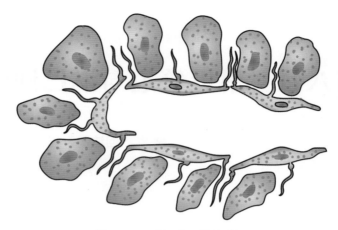

图 8-1-1　毛细淋巴管的结构

（三）淋巴干

淋巴干（lymphatic trunks）由全身各处的浅、深淋巴管在向心性流动过程中经过一系列的淋巴结中继后，最后一群淋巴结的输出管道汇合而成。全身共有 9 条淋巴干：左、右颈干；左、右支气管纵隔干；左、右锁骨下干；左、右腰干和一条肠干（图8-1-2）。

（四）淋巴导管

淋巴导管（lymphatic ducts）由全身 9 条淋巴干汇成，包括左、右两条淋巴导管，左淋巴导管又称胸导管。右颈干、右支气管纵隔干、右锁骨下干注入右淋巴导管，其余 6 条淋巴干注入胸导管。两条淋巴导管分别注入左、右静脉角（图 8-1-2）。

二、胸导管与右淋巴导管

（一）胸导管

胸导管（thoracic duct）（见图 8-1-2、图 8-1-3）是全身最大的淋巴管，在平第 12 胸椎下缘高度起自乳糜池，经主动脉裂孔进入胸腔。沿脊柱右前方和胸主动脉与奇静脉之间上行，至第 5 胸椎高度经食管与脊柱之间向左侧斜行，再沿脊柱左前方上行，经胸廓上口至颈部。在左颈总动脉和左颈内静脉的后方转向前内下方，注入左静脉角。胸导管末端有一对瓣膜，可阻止静脉血逆流入胸导管。乳糜池位于第 1 腰椎前方，呈囊状膨大，接受左、右腰干和肠干。胸导管在注入左静脉角处接受左颈干、左锁骨下干和左支气管纵隔干。胸导管引流下肢、盆部、腹部、左上肢、左胸部和左头、颈部的淋巴，即全身 3/4 部位的淋巴。胸导管与肋间淋巴结、纵隔后淋巴结、气管支气管淋巴结和左锁骨上淋巴结之间存在广泛的淋巴侧支通路，胸导管内的肿瘤细胞可转移至这些淋巴结。

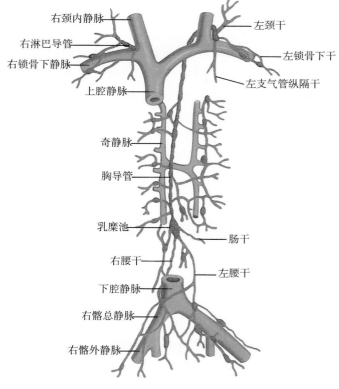

图 8-1-2 淋巴干和淋巴导管

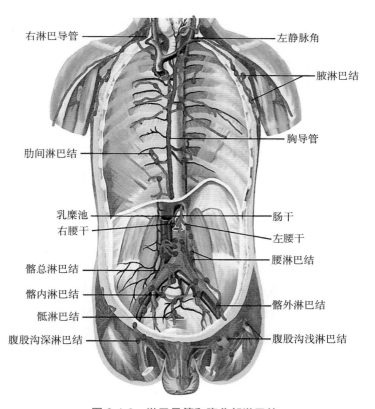

图 8-1-3 淋巴导管和腹盆部淋巴结

（二）右淋巴导管

右淋巴导管（right lymphatic duct）（图 8-1-2、图 8-1-3）长 1.0 ~ 1.5 cm，由右颈干、右锁骨下干和右支气管纵隔干汇合而成，注入右静脉角。右淋巴导管引流右上肢、右胸部和右头颈部的淋巴，即全身 1/4 部位的淋巴。右淋巴导管与胸导管之间存在着交通。

（汤煜春）

第二节　淋巴回流与淋巴侧支循环

一、淋巴回流

淋巴（又称为淋巴液）由毛细淋巴管汇入淋巴管，经过一系列淋巴结的过滤后，最后经淋巴干和淋巴导管汇入静脉。淋巴回流的生理意义在于回收蛋白质，运输脂肪及其他营养物质，同时可调节体液平衡，具有防疫和免疫功能。淋巴液可将组织液中的蛋白质分子、不能被毛细血管重吸收的大分子物质以及组织中的红细胞等带回到血液中，从而维持血浆蛋白的正常浓度。组织液和毛细血管内淋巴液之间的压力差是促进组织液进入淋巴管的动力，因此，毛细血管血压升高、血浆胶体渗透压降低、毛细血管壁通透性和组织液胶体渗透压增高都能使淋巴液的生成增多。淋巴的回流过程缓慢，静息状态下每小时有 120ml 注入静脉；运动时，淋巴液流速可增加 3 ~ 14 倍。影响淋巴回流的因素大致有：①新的淋巴液不断产生，推动毛细淋巴管内的淋巴向心性流动；②较大的淋巴管壁上有平滑肌，在神经调节下平滑肌收缩可促进淋巴回流；③淋巴管周围动、静脉的搏动促进淋巴液的回流；④淋巴液最后注入静脉角汇入上腔静脉系，胸腔负压也有利于淋巴液回流；⑤淋巴管附近肌肉和器官的运动促进淋巴液回流；⑥淋巴管内有许多瓣膜，保证了淋巴的定向流动。

二、淋巴侧支循环

淋巴管之间有丰富的交通支，形成淋巴侧支通路。当某种原因导致淋巴管通路中断或受阻，如淋巴结被摘除或破坏时，一方面经侧副支的侧支循环扩大，形成新的淋巴回流通路；另一方面淋巴管迅速再生，建立新的侧支循环，恢复淋巴的回流。另外，淋巴的侧支循环也可能成为病变扩散或癌肿细胞转移的途径。

（汤煜春）

第九章　淋巴造血系统疾病的病理表现

- **淋巴结的良性病变**
  - ◎ 反应性淋巴结炎
  - ◎ 特异性淋巴结炎
- **淋巴组织肿瘤**
  - ◎ 概述
  - ◎ 霍奇金淋巴瘤
  - ◎ 非霍奇金淋巴瘤
- **组织细胞和树突状细胞肿瘤**
  - ◎ Letterer–Siwe 病
  - ◎ Hand–Schuller–Christian 病
  - ◎ 骨嗜酸性肉芽肿

　　血液与造血系统的疾病种类繁多，表现为血液与造血系统中各种成分的量和（或）质的变化。量的减少如贫血、白细胞减少症、血小板减少症等，量的增多如反应性白细胞增多症、反应性红细胞增多症，反应性淋巴结炎等；质的改变，如髓系肿瘤、淋巴组织肿瘤、组织细胞和树突状细胞肿瘤。髓系肿瘤相关内容见第五章第六节。根据世界卫生组织（WHO）关于造血和淋巴组织肿瘤的新版分类，本章分别介绍淋巴组织的良性病变、淋巴组织肿瘤、组织细胞和树突状细胞肿瘤。

第一节　淋巴结的良性病变

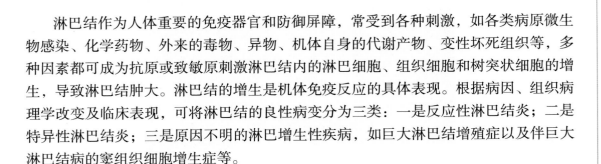

　　淋巴结作为人体重要的免疫器官和防御屏障，常受到各种刺激，如各类病原微生物感染、化学药物、外来的毒物、异物、机体自身的代谢产物、变性坏死组织等，多种因素都可成为抗原或致敏原刺激淋巴结内的淋巴细胞、组织细胞和树突状细胞的增生，导致淋巴结肿大。淋巴结的增生是机体免疫反应的具体表现。根据病因、组织病理学改变及临床表现，可将淋巴结的良性病变分为三类：一是反应性淋巴结炎；二是特异性淋巴结炎；三是原因不明的淋巴增生性疾病，如巨大淋巴结增殖症以及伴巨大淋巴结病的窦组织细胞增生症等。

一、反应性淋巴结炎

　　反应性淋巴结炎（reactive lymphadenitis）是淋巴结最常见的良性病变，微生物感染或炎症刺激可导致白细胞增多和淋巴结肿大。引起淋巴结炎的原因多种多样，但其病理变化基本相似，缺乏特异性，故称为非特异性淋巴结炎，又可分为急性非特异性淋巴结炎和慢性非特异性淋巴结炎。

Note

（一）急性非特异性淋巴结炎

常见于局部感染的引流淋巴结，病原体可由发生感染的部位引流入引流区淋巴结。

1. 病理变化

大体上，发炎的淋巴结肿胀，灰红色。镜下可见淋巴滤泡增生，生发中心扩大。如果是化脓菌感染，滤泡生发中心可能会发生坏死，形成脓肿；而感染不严重时，可见中性粒细胞在滤泡周围或淋巴窦内浸润。

2. 临床表现

由于炎症细胞浸润和水肿，病变淋巴结肿大，淋巴结被膜受列牵拉，产生局部疼痛和触痛。当有脓肿形成时，则有波动感，其被覆的皮肤发红，有时可穿破皮肤而形成窦道。

（二）慢性非特异性淋巴结炎

慢性非特异性淋巴结炎常引起淋巴结反应性增生（reactive hyperplasia of lymph nodes），根据病因不同，淋巴结的病理变化可表现为淋巴滤泡增生、副皮质区增生和窦组织细胞增生等不同的形态学改变。

1. 淋巴滤泡增生

常由刺激 B 细胞增生的免疫反应引起。淋巴滤泡增大且数量增多，生发中心明显扩大，内有各种激活的 B 淋巴细胞（图 9-1-1）。生发中心周围有套区细胞围绕。在类风湿关节炎和人类免疫缺陷病毒（human immundeficiency virus，HIV）感染的早期也有明显的淋巴滤泡增生。淋巴滤泡增生需要与滤泡性淋巴瘤相鉴别。

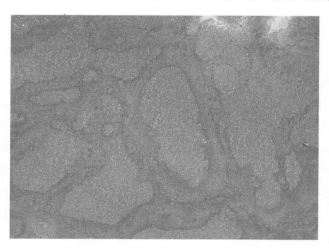

图 9-1-1　淋巴结反应性增生

淋巴滤泡增生，大小不等，形态不规则，生发中心明显扩大，生发中心内可见星空现象

2. 副皮质区增生

常见于病毒感染，特别是传染性单核细胞增多症、接种病毒性疫苗后以及药物引起的变态反应等。病变特征是淋巴结的副皮质区增宽，可见活化的免疫母细胞，这些细胞的体积是静止淋巴细胞的 3 ~ 4 倍，核圆形，染色质块状，有一个或数个核仁，

Note

细胞质较丰富，略呈嗜碱性，常伴有血管内皮细胞增生和淋巴窦扩张。

3. 窦组织细胞增生

这一类型多见于癌肿引流区的淋巴结，也见于淋巴造影后的淋巴结。表现为淋巴窦明显扩张，窦内巨噬细胞增生和内皮细胞肥大。

临床表现　淋巴结的慢性炎症反应患者无明显感觉，临床做淋巴结活检的目的是排除淋巴结的肿瘤疾病或特殊感染。

二、特异性淋巴结炎

除了非特异性淋巴结炎，淋巴结还可发生各种各样的特异性炎症。有些由特殊的病原微生物引起，有特殊的病理形态学改变，在病变组织、分泌物或体液中可能找到相关的病原体，在临床上需要特殊的药物治疗。有些由未知原因引起，具有特异的临床和病理特征。

（一）淋巴结结核

结核性淋巴结炎是最常见的特殊感染。淋巴结结核可单独存在，也可与肺结核同时存在或作为全身播散性结核的一部分。临床上常表现一组淋巴结肿大，颈部多见（图7-3-7B）。受累的淋巴结可相互粘连呈串状分布，颈部淋巴结肿大者常与皮肤发生粘连。其典型病变是形成结核性肉芽肿，结节中央可见干酪样坏死。部分患者抗酸染色可显示结核分枝杆菌。

（二）淋巴结真菌感染

淋巴结的真菌感染不多见，通常是作为机体全身感染的一部分而存在。真菌是条件致病菌，常见于免疫力低下的人群。临床上患者常表现为局部或全身淋巴结不同程度的肿大，一般是先感染皮肤黏膜和器官，而后继发于局部淋巴结。淋巴结感染的真菌有曲菌、新型隐球菌和组织胞浆菌等。曲菌感染的基本病变是化脓性炎及脓肿形成，采用PAS或六胺银特殊染色可清楚地显示曲菌的分隔菌丝。而新型隐球菌感染为肉芽肿性炎，黏液卡红或PAS染色在病灶中或多核巨细胞的胞质内可见到有较厚荚膜的菌体，呈球形的芽胞。组织胞浆菌感染的病灶中常有巨噬细胞增生和肉芽肿性炎，采用六胺银或吉姆萨（Giemsa）染色显示在巨噬细胞的胞质内吞噬有许多呈圆形的孢子体。

（三）猫抓病

猫抓病（cat-scratch disease）是由汉赛巴通体属（Bartonella henselae）立克次体感染引起的自限性淋巴结炎。患者被猫（或其他动物）抓伤或咬破皮肤后1～2周出现淋巴结肿大，皮损部位可出现红斑状丘疹脓疱或痂皮。皮肤感染局部的引流区淋巴结肿大，多数位于腋下和颈部。病理变化是由组织细胞演变的上皮样细胞形成肉芽肿，肉芽肿中央可见中性粒细胞浸润，形成化脓性肉芽肿（图9-1-2），有较多B淋巴细胞浸润。淋巴结的典型病变及有猫等宠物抓伤史和病原体检查阳性者，可以确定诊断。大多数患者淋巴结肿大在2～4个月后自行消退。

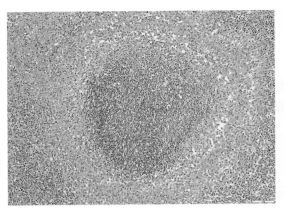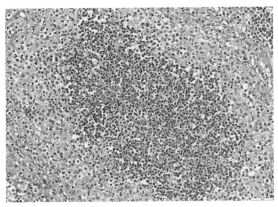

图 9-1-2　猫抓病

巨噬细胞聚集构成肉芽肿结构，肉芽肿中央可见大量中性粒细胞浸润

（四）传染性单核细胞增多症

传染性单核细胞增多症（infectious mononucleosis）是一种 EBV（疱疹病毒的一种）感染引起的淋巴结或扁桃体淋巴组织增生的自限性儿童、青少年疾病，主要临床表现为发热、咽痛和肝脾大。周围血象的白细胞计数增高，淋巴细胞占比升高，EBV DNA 拷贝数增加。病程可持续 4～6 周，多数预后较好。如果体内 T 淋巴细胞的功能和抗 EBV 抗体的形成占优势，受病毒感染的 B 淋巴细胞及其病毒本身将会被消灭清除；相反，若 T 细胞的免疫监视功能存在缺陷，则有可能转变为慢性持续性感染，引起 EBV 感染的 B 细胞无限增殖而转变为恶性淋巴瘤。

患者出现淋巴结肿大，尤其是颈后、腋下和腹股沟淋巴结，镜下特点为淋巴结（或扁桃体）结构大部被破坏，可见部分残存的淋巴组织和淋巴窦，免疫母细胞增生，并可见浆母细胞、不成熟浆细胞及成熟浆细胞，构成浆细胞的级谱样衍化过程。偶见双核大细胞，有时形态与霍奇金淋巴瘤的标志性 R-S 细胞相似。此病很容易被误诊为恶性淋巴瘤，需参考临床表现及相关血液学检查，避免误诊。

大多数患者出现脾大，脾的组织学改变与淋巴结类似，偶可出现脾自发破裂。

（五）组织细胞坏死性淋巴结炎

组织细胞坏死性淋巴结炎（histiocytic necrotizing lymphadenitis）多见于年轻女性，具体病因不明。患者颈部淋巴结轻度肿大、有轻微疼痛，常出现持续发热。组织学表现为淋巴结被膜下和副皮质区不规则的片状坏死，可见明显的核碎屑，中性粒细胞稀少或缺如；在坏死灶及周边可有形态多样的巨噬细胞和前体浆细胞样树突细胞活跃增生（图 9-1-3），常见吞噬核碎片的现象。淋巴滤泡往往是被破坏的，以 T 淋巴细胞增生为主，因此很容易被误诊为 T 细胞淋巴瘤。而在病变周围区域淋巴细胞形态基本正常，可见斑驳分布的组织细胞。该疾病是自限性的，多数患者在 2～3 个月内自愈，再次复发者少见。

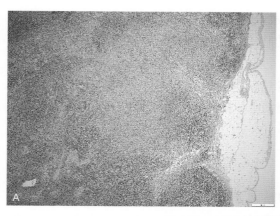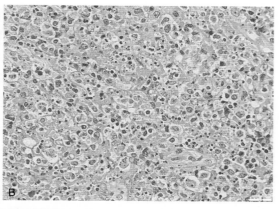

图 9-1-3　组织细胞坏死性淋巴结炎

　　A.淋巴结发生被膜下坏死；B.坏死为凝固性坏死，有明显的核碎屑，坏死灶内及周围可见组织细胞（巨噬细胞）和免疫母细胞活跃增生

（张翠娟）

第二节　淋巴组织肿瘤

一、概述

（一）淋巴组织肿瘤的概念

　　淋巴组织肿瘤（lymphoid neoplasms）指来源于淋巴细胞及其前体细胞的恶性肿瘤，包括淋巴瘤、淋巴细胞白血病、毛细胞白血病和浆细胞肿瘤等。近年来淋巴组织肿瘤的发病率在国内外均呈上升趋势。

　　淋巴瘤（lymphoma）可原发于淋巴结和结外淋巴组织，是人类较为常见的恶性肿瘤，占所有恶性肿瘤的 3% ~ 4%，可分为两大类：霍奇金淋巴瘤（Hodgkin lymphoma，HL）和非霍奇金淋巴瘤（non-Hodgkin lymphoma，NHL）。大多数淋巴瘤为非霍奇金淋巴瘤，B 细胞源性，其次为 T/NK 细胞源性。组织细胞性肿瘤罕见。

　　各种类型淋巴瘤的临床表现与其病变部位关系密切，大多数患者会出现无痛性、进行性淋巴结肿大，肿大淋巴结的直径常大于 2 cm，可表现为局部或全身性淋巴结肿大。淋巴瘤患者可出现发热、盗汗和体重下降的表现，被称为 B 症状（B symptom）。国际预后指数（international prognostic index）是评价淋巴瘤预后的重要参数，主要根据患者的年龄、分期、血清乳酸脱氢酶水平、BCOG/Zubrod 体力状况评分和结外部位受累数量进行评分。淋巴瘤患者常会出现各种免疫功能异常的现象，如对感染的易感性增加，或因免疫耐受的崩溃而出现自身免疫反应等。在淋巴细胞性白血病患者，因肿瘤细胞在骨髓内增生和浸润引起造血功能障碍而导致患者出现贫血和出血等表现。此外，一些淋巴组织肿瘤的临床表现还与其肿瘤细胞所产生或分泌的物质或细胞因子有关，如浆细胞肿瘤患者，因肿瘤细胞产生过量的免疫球蛋白而致继发性肾脏损害等；T 细胞淋巴瘤患者常有发热，则是因肿瘤细胞产生的细胞因子和化学因子所致。淋巴瘤的确诊主要依靠淋巴结或者其他受累器官的病理组织学检查。

（二）病因与发病机制

1. 病毒和细菌

EBV 感染与恶性淋巴瘤的发生关系密切，在霍奇金淋巴瘤病例中，EBV 检出率可达 40%；NK/T 细胞淋巴瘤 EBV 检测阳性率可达 90% ~ 100%；非洲地方性 Burkitt 淋巴瘤几乎都存在 EBV 潜伏感染。体外实验证实 EBV 能使人类正常 B 淋巴细胞发生转化。EBV 的致瘤机制认为有两种可能途径：① EBV 感染宿主细胞后，EBV 基因整合到宿主基因组中，从而引起肿瘤的发生；②病毒基因组编码的产物可诱导和促进肿瘤的发生。如 EBV 编码的 LMP1 是一种致瘤性潜伏膜蛋白，能够抑制细胞 DNA 损伤修复，并能激活 NF-κB、PI3K/Akt 通路及其他信号转导通路，从而促进肿瘤的发生。

此外，人类 T 细胞白血病病毒 -1（Human T cell leukemia virus type 1，HTLV-1）被认为是成人 T 细胞白血病 / 淋巴瘤的病因。幽门螺杆菌（*H. pylori*）感染与胃黏膜相关淋巴组织淋巴瘤的发生有关。

2. 免疫缺陷或抑制

机体免疫功能低下被认为是淋巴瘤的重要原因和发病条件。原发性免疫缺陷及获得性免疫功能障碍的患者容易发生淋巴瘤，如共济失调性毛细血管扩张症、X 染色体连锁的淋巴组织增生症、人类免疫缺陷病毒（HIV）感染者、系统性红斑狼疮、类风湿关节炎、涎腺 Sjogren 综合征、桥本甲状腺炎及某些需要长期使用免疫抑制药物治疗的患者（接受器官移植的患者）等，淋巴瘤的发病概率明显高于常人。

3. 职业暴露和环境因素

长期接触溶剂、皮革、染料，杀虫剂和除草剂等暴露因素会增加患淋巴瘤的风险。木工行业，木尘、苯的暴露史与霍奇金淋巴瘤的发病率高度相关。医院放射科和核电厂工人等接触放射线的人群，浆细胞骨髓瘤的发病率也有所增加。

4. 遗传因素

淋巴瘤有时呈现明显的家族聚集性，如慢性淋巴细胞性白血病 / 小淋巴细胞淋巴瘤的一级亲属中发生淋巴瘤的风险增加 2 ~ 7 倍。浆细胞骨髓瘤患者直系亲属的患病率是普通人的 3.7 倍以上。某些类型的淋巴瘤常存在重现性的染色体缺失或扩增、易位和基因突变等遗传学异常。这些遗传学改变可引起癌基因的激活和（或）肿瘤抑制基因的失活，造成淋巴细胞恶性增殖，形成淋巴瘤。

（三）淋巴细胞的分化与淋巴瘤

B 和 T 细胞均来自骨髓干细胞，在骨髓内发育为前体 B 细胞和前体 T 细胞。正常 B 细胞的分化开始于前体 B 淋巴细胞，它们经过 *VDJ* 基因重排并分化成表面膜免疫球蛋白（sIg）阳性、未受抗原刺激的初始 B 细胞（naïve B cell），然后离开骨髓，经血液循环迁移定居到外周淋巴器官初级滤泡的套区，介导体液免疫应答；当遇到外来抗原刺激，初始 B 细胞活化并向母细胞转化、增殖，形成次级滤泡，最终成熟为具有抗体分泌能力的浆细胞和记忆 B 细胞。骨髓前体 T 细胞在胸腺发育成熟为初始 T 细胞（naïve T cell），然后从胸腺迁出而进入外周淋巴器官；当与抗原接触后，活化增殖并分化为不同效应功能的 T 细胞（辅助性 T 细胞、细胞毒性 T 细胞，调节性 T 细胞和记忆 T 细胞）。γδT 细胞也是在胸腺分化而来，NK 细胞由骨髓的前体细胞分化而来。在淋巴细胞分化过程的任何阶段，都可能发生恶变，形成肿瘤。肿瘤性增生的淋巴细胞可看成是被阻断在 B 细胞和 T 细胞分化过程中的某一阶段淋巴细胞的克隆性增生所致（图 9-2-1），多数淋巴组织肿瘤类似于正常 B 细胞和 T 细胞分化过程中某个阶段的细胞形态和免疫表型，因此可以从形态学、免疫表型和基因水平上来判定肿瘤细胞的属性(cell lineage)，这也是淋巴组织肿瘤的形态学、免疫表型分类及病理诊断的基础。

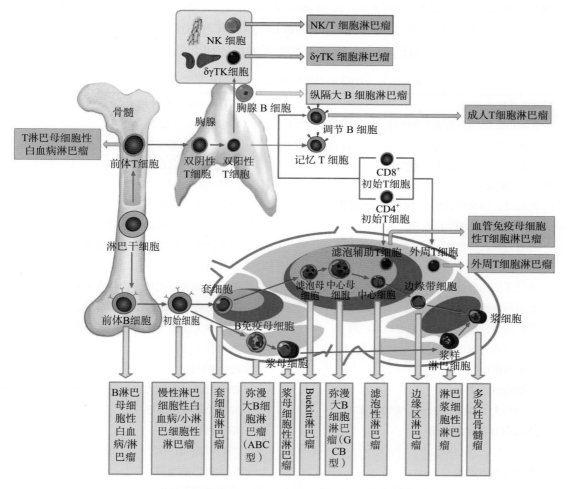

图 9-2-1　淋巴细胞分化成熟模式图及与各种类型淋巴瘤之间的关系

　　在正常 B 和 T 细胞分化过程中，需要发生抗原受体基因重排，这一机制确保每一个分化成熟的淋巴细胞具有独一无二的抗原受体。在多数淋巴组织肿瘤，肿瘤性祖细胞产生的所有子细胞具有相同的抗原受体基因构型和序列，并合成相同类型的抗原受体蛋白［免疫球蛋白（Ig）或 T 细胞受体（TCR）］，即单克隆性。正常免疫反应是多克隆性的，其组成的淋巴细胞群体表达多种不同的抗原受体。因此，进行抗原受体基因及其蛋白产物的分析可用于区别反应性（多克隆性）和肿瘤性（单克隆性）淋巴增生。

在免疫表型上，CD2、CD3、CD4、CD5、CD7 和 CD8 是 T 细胞及其肿瘤的标志物；CD19、CD20、CD79a、PAX5 和表面 Ig 是 B 细胞及其肿瘤的标志物；CD56 是 NK 细胞的标志物。幼稚的 B 和 T 细胞（淋巴母细胞）表达末端脱氧核苷酸转移酶（terminal deoxynucleotidyl transferase，TdT），区别于成熟的淋巴细胞肿瘤。而另一些标志物如 CD13、CD33、CD117 和 MPO 常在髓系细胞表达，因此可用来区别髓系肿瘤与淋巴肿瘤。

（四）WHO 关于淋巴组织肿瘤的分类

淋巴组织肿瘤分类较为复杂，特别是非霍奇金淋巴瘤曾有许多不同的分类法，如 1966 年 Rappaport 分类、1975 年 Lukes 和 Collins 分类、1982 年工作分类、1992 年 Kiel 分类、1994 年 REAL 分类，以及 2001 年、2008 年、2017 年和 2022 年世界卫生组织（WHO）分类等（表 9-2-1），淋巴瘤分类的演变反映了淋巴瘤研究的进展。

表 9-2-1　WHO 淋巴组织肿瘤分类中的主要肿瘤类型

前体淋巴细胞肿瘤	成熟 T 和 NK 细胞肿瘤
B 淋巴母细胞白血病 / 淋巴瘤，非特殊类型	T 细胞幼淋巴细胞白血病
B 淋巴母细胞白血病 / 淋巴瘤伴重现性遗传学异常	侵袭性 NK 细胞白血病
T 淋巴母细胞白血病 / 淋巴瘤	成人 T 细胞白血病 / 淋巴瘤
成熟 B 细胞肿瘤	结外 NK/T 细胞淋巴瘤
慢性淋巴细胞性白血病 / 小淋巴细胞淋巴瘤	皮下脂膜炎样 T 细胞淋巴瘤
B 细胞幼淋巴细胞白血病	原发皮肤 γδT 细胞淋巴瘤
脾脏边缘区淋巴瘤	单形性亲上皮性肠道 T 细胞淋巴瘤
毛细胞白血病	蕈样霉菌病 /Sézary 综合征
淋巴浆细胞性淋巴瘤	外周 T 细胞淋巴瘤，非特殊类型
浆细胞肿瘤	血管免疫母细胞性 T 细胞淋巴瘤
黏膜相关淋巴组织结外边缘区淋巴瘤	间变性大细胞淋巴瘤，ALK 阳性
淋巴结内边缘区淋巴瘤	间变性大细胞淋巴瘤，ALK 阴性
滤泡性淋巴瘤	**霍奇金淋巴瘤**
套细胞淋巴瘤	结节性淋巴细胞为主型霍奇金淋巴瘤
弥漫性大 B 细胞淋巴瘤，非特殊类型	经典型霍奇金淋巴瘤
高级别 B 细胞淋巴瘤	结节硬化型
	混合细胞型
浆母细胞淋巴瘤	富于淋巴细胞型
Burkitt 淋巴瘤	淋巴细胞消减型

目前，WHO 淋巴组织肿瘤分类已被广泛认同。其分关原则和要点是：①以细胞谱系为线索，根据细胞谱系的不同分为淋巴系肿瘤、髓系肿瘤、组织细胞与树突状细胞肿瘤；②结合形态学、免疫表型、遗传学和临床特点来判断恶性淋巴瘤的每一类型，

Note

将每一类型淋巴瘤都定义为一个独特的疾病实体；③引入临床亚型和形态学变异型的概念，对一些有特殊临床病理表型和遗传学改变的淋巴组织肿瘤被单独列出或作为新的亚型提出，随着现代肿瘤治疗的发展，淋巴造血组织肿瘤的亚型分类对于准确的个体化治疗非常重要；④根据淋巴瘤的临床经过及其生物学行为，采用了惰性、局限惰性、侵袭性和高度侵袭性淋巴瘤的概念，更容易为临床医师所理解（表 9-2-2）。

　　近几年，各种类型淋巴瘤高通量测序成果进展非常快，很多淋巴瘤的重现性遗传变异被发现，这些重现性遗传变异的发现促进了对不同类型淋巴瘤发病机制的认识，同时也逐渐应用到了淋巴瘤的诊断、分型、预后判断和靶向治疗研究中，修订版分类中特别注重了这些重现性遗传变异。因此，淋巴瘤的诊断和分类必须结合形态学、免疫表型、分子细胞遗传学检测和临床特征。

表 9-2-2　主要类型淋巴瘤的生物学行为

惰性淋巴瘤	侵袭性淋巴瘤
滤泡性淋巴瘤	套细胞淋巴瘤
慢性淋巴细胞性白血病 / 小淋巴细胞淋巴瘤	弥漫性大 B 细胞淋巴瘤
淋巴浆细胞性淋巴瘤	外周 T 细胞淋巴瘤（包括 ALCL，AITL）
边缘区淋巴瘤	结外 NK/T 细胞淋巴瘤
局限性惰性淋巴瘤	**高度侵袭性淋巴瘤**
黏膜相关淋巴组织结外边缘区淋巴瘤	淋巴母细胞性淋巴瘤
原发性皮肤间变性大细胞淋巴瘤	Burkitt 淋巴瘤

二、霍奇金淋巴瘤

　　霍奇金淋巴瘤（Hodgkin lymphoma，HL）是一个独特的淋巴瘤类型，占所有淋巴瘤的 10% ~ 20%。Thomas Hodgkin 医师首先认识并描述了该肿瘤。HL 有以下特点：①肿瘤原发于淋巴结，病变往往从一个或一组淋巴结开始，逐渐由近及远地向周围的淋巴结扩散；②显微镜下，HL 的肿瘤细胞是一种独特的瘤巨细胞，分别由 Sternberg（1898 年）和 Reed（1902 年）首先描述，故称 Reed-Sternberg 细胞（R-Scell），在病变组织中只有少数肿瘤性大细胞（R-S 细胞），瘤细胞仅占所有细胞成分的 0.1% ~ 10%，R-S 细胞在不同病例的肿瘤组织或同一病例不同时期的病变组织中所占的数量和比例各异；③病变组织中常有数量不等的、反应性的各种炎细胞存在；④在 HL 的后期，少数的患者（约 5%）可出现骨髓累及；⑤现已证实 98% 以上患者的 R-S 细胞有 Ig 基因克隆性重排，支持 R-S 细胞起源于滤泡生发中心 B 细胞的观点。

（一）病理变化

1. 大体改变

　　HL 好发于颈部淋巴结，其次是腋下或腹股沟、纵隔和主动脉旁淋巴结。原发于结外淋巴组织的 HL 罕见。首发症状是局部淋巴结的无痛性、进行性肿大。晚期可累及脾、肝和骨髓等器官。

　　受累淋巴结肿大，相邻的肿大淋巴结彼此粘连、融合，不活动。若发生在颈淋巴结时，可形成包绕领部的巨大肿块。肿块常呈结节状，切面灰白色，呈鱼肉样。

2. 镜下改变

HL 的组织学特征是细胞类型的多样化，以多种炎细胞混合浸润为背景，包括淋巴细胞、浆细胞、中性粒细胞、嗜酸性粒细胞和组织细胞等反应性细胞成分；可见数量不等、形态不一的肿瘤细胞散布其间。肿瘤细胞包括 R-S 细胞及其变异型细胞。典型的 R-S 细胞是一种直径 15 ~ 45 μm 的瘤巨细胞，瘤细胞胞质丰富，略嗜酸或嗜碱性，核圆形或椭圆形，双核或多核；核膜厚，核内有一大而醒目的、直径与红细胞相当的、包涵体样的嗜酸性核仁，核仁周围有空晕。双核 R-S 细胞的两个核呈面对面排列，彼此对称，形似镜中之影，称为"镜影细胞"（mirror image cell）（图 9-2-2 A），具有上述形态特征的单核瘤巨细胞称为霍奇金细胞（Hodgkin cells）。

除了典型的 R-S 细胞外，还有一些其他变异的 R-S 细胞常见于 HL 的某些亚型中：①陷窝细胞（lacunar cells），瘤细胞体积大，细胞核染色质稀疏，有一个或多个较小的嗜碱性核仁。用甲醛固定的组织，细胞质收缩至核膜附近，与周围细胞之间形成透明的空隙，好似细胞位于陷窝内（图 9-2-2 B）；②LP 细胞（lymphocyte predominant cells），亦称"爆米花"细胞（popcorn cells），瘤细胞的体积大，多分叶状核，染色质稀少，有多个小的嗜碱性核仁，胞质淡染（图 9-2-2 C）；③木乃伊细胞（（mummified cells），变性或凋亡的 R-S 细胞，核固缩浓染，胞质嗜酸性，即所谓木乃伊化，又称"干尸"细胞（图 9-2-2 D）。

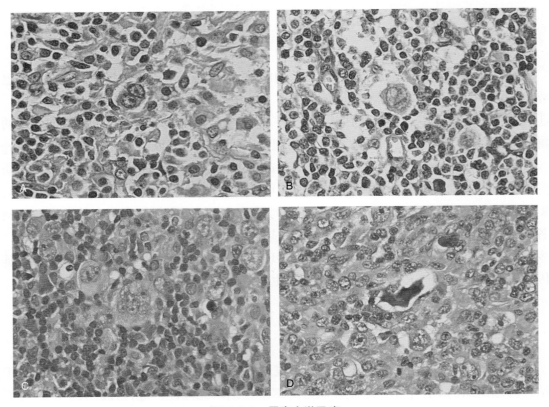

图 9-2-2　霍奇金淋巴瘤

A. 典型 R-S 细胞（镜影细胞）；B. 陷窝细胞；C. LP 细胞；D. 干尸细胞

（二）组织学分型

WHO 分类将 HL 分为两大类：结节性淋巴细胞为主型霍奇金淋巴瘤（nodular lymphocyte- predominant Hodgkin lymphoma，NLPHL）和经典型霍奇金淋巴瘤（classical Hodgkin lymphoma，CHL）。NLPHL 的瘤细胞为 LP 细胞，因特征性地表达成熟 B 细胞的免疫表型而单独列出，以区别于 CHL。

1. 结节性淋巴细胞为主型霍奇金淋巴瘤

该类型不常见，约占所有 HL 的 5%。患者多为男性，年龄在 30 ~ 50 岁。病变淋巴结呈深染的模糊不清的大结节状构象（图 9-2-3 A），背景结构是由滤泡树突状细胞构成的球形大网，其中充满了大量的小 B 淋巴细胞和一些组织细胞，而嗜酸性粒细胞、中性粒细胞和浆细胞少见。典型 R-S 细胞难觅，肿瘤细胞是多分叶核的爆米花细胞，即 LP 细胞（图 9-2-3 B）。瘤细胞表达 B 细胞标记，CD20 和 CD79a 阳性，不表达 CD15，偶有 CD30 弱表达。瘤细胞不见 EBV 感染。主要表现是颈部和腋下肿块，绝大多数患者预后极好，10 年生存率高达 80%。有 3% ~ 5% 的病例可转化为弥漫性大 B 细胞淋巴瘤。

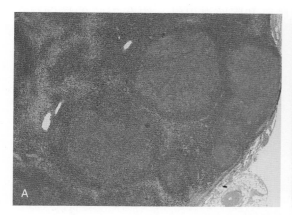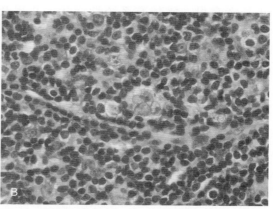

图 9-2-3　结节性淋巴细胞为主型霍奇金淋巴瘤

A. 低倍镜下看见大的结节性结构；B. 反应性背景细胞中主要为小淋巴细胞，RS 细胞中可见 LP 细胞

2. 经典型霍奇金淋巴瘤

CHL 有两个发病高峰年龄，分别在 15 ~ 35 岁和 50 岁以后，以前者多见。既往有传染性单核细胞增多症病史的患者，CHL 的发病率增高 2 ~ 3 倍。根据病变组织中背景细胞成分与肿瘤细胞形态，CHL 可分为四个亚型：结节硬化型、混合细胞型、富于淋巴细胞型和淋巴细胞消减型。这 4 种不同组织亚型的 R-S 细胞具有相同的免疫表型：CD30$^+$（图 9-2-4），大多数 CD15$^+$ 和 CD20$^-$。随着现代放疗和化疗技术的进步，CHL 各亚型的预后差别已不很明显了。

（1）结节硬化型（nodular sclerosis，NS）：这一亚型占 CHL 的 40% ~ 70%，多见于青年妇女，发病高峰年龄在 15-34 岁。好发于颈部、锁骨上和纵隔淋巴结。组织学特征：肿瘤细胞多为陷窝细胞；粗大的胶原纤维束分隔淋巴结为大小不等的结节（图 9-2-4），嗜酸性粒细胞和中性粒细胞常常较多。EBV 感染率低，为 10% ~ 40%。纵隔形成巨大肿块是重要的危险因素。

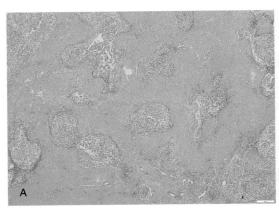
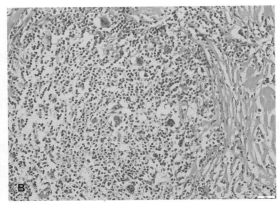

图 9-2-4　结节硬化型霍奇金淋巴瘤

A. 低倍镜下可见胶原纤维把淋巴组织分隔成结节状结构；B. 结节内可见陷窝细胞散在分布于反应性的炎性背景中

（2）混合细胞型（mixed cellularity，MC）：较常见，MC 占 CHL 的 20% ~ 25%。淋巴结的结构破坏，肿瘤细胞与各种炎细胞混合存在，诊断性 R-S 细胞及单核型 R-S 细胞均多见（图 9-2-5）。背景中的小淋巴细胞主要是 T 细胞。MCHL 以男性、年长者多见，常伴有系统性症状，并累及脾脏和腹腔淋巴结。约有 75% 的病例存在 EBV 感染。

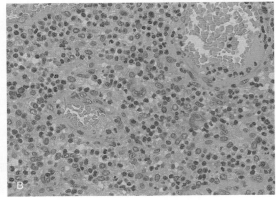

图 9-2-5　混合细胞型霍奇金淋巴瘤

A. 淋巴结结构被破坏，正常滤泡结构消失；B. 高倍镜下可见RS细胞，反应性炎性背景细胞比较混杂，伴有嗜酸性粒细胞、淋巴细胞、浆细胞和组织细胞等

（3）富于淋巴细胞型（lymphocyte-rich，LR）：较少见，约占 CHL 的 5%。病变组织中有大量反应性淋巴细胞存在。诊断性 R-S 细胞散在分布于小淋巴细胞为主的背景中，可混杂有较多的组织细胞，但嗜酸性粒细胞、中性粒细胞和浆细胞都很少或缺乏（图 9-2-6）。约 40% 的病例伴 EBV 感染。

（4）淋巴细胞消减型（lymphocyte depletion，LD）：最少见的 CHL 亚型，仅占所有 CHL 病例的 1% ~ 5%。病变组织中只有极少量的淋巴细胞，而有大量的 R-S 细胞或多形性瘤细胞。有的病例以多形性 R-S 细胞为主，呈肉瘤样表现；另一些病例呈弥漫纤维化，R-S 细胞很少。LD 好发于 HIV 阳性者，在发展中国家和经济落后地区较多见，EBV 感染阳性率接近 100%。与其他亚型的 HL 相比较，LD 型患者的预后最差（图 9-2-7）。

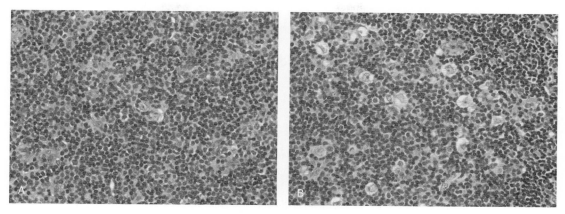

图 9-2-6 富于淋巴细胞型霍奇金淋巴瘤

A. 反应性炎性背景细胞比较单一，以小淋巴细胞为主；B. R-S 细胞散在分布其中

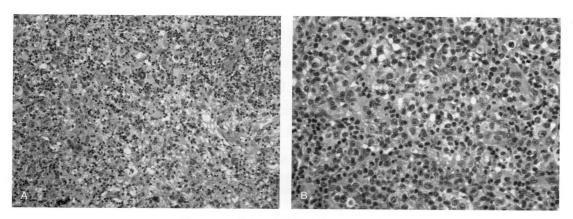

图 9-2-7 淋巴细胞消减型霍奇金淋巴瘤

A. 低倍镜下可见肿瘤细胞较丰富，混杂少许反应性炎细胞；B. 高倍镜下肿瘤细胞异型显著，数量较多，反应性细胞中可见嗜酸性粒细胞和淋巴细胞

（三）病理诊断

典型的 R-S 细胞对 HL 具有诊断价值。当病变组织中缺乏诊断性 R-S 细胞或主要是各种变异型肿瘤细胞时，需借助于免疫组织化学染色来协助诊断。CD30 是一种活化淋巴细胞抗原，几乎所有 CHL 病例中的 R-S 细胞都呈 CD30 阳性（图 9-2-8）；有 75% ~ 85%CHL 病例的瘤细胞表达 CD15，约 95% 的 CHL 病例瘤细胞核弱表达 B 细胞特异性活化因子蛋白 PAX5/BSAP。因此，CD30、CD15 和 PAX5 是最常用于 CHL 的诊断和鉴别诊断的抗原标志物。

有一部分 B 细胞淋巴瘤的临床过程、形态和免疫表型特征介于 CHL 和 DLBCL 之间，表现为体积较大的细胞成片聚集，免疫表型为 LCA$^+$CD30$^+$CD20$^{+/}$-CD79a$^{+/}$-，主要发生于纵隔，被称为纵隔灰区淋巴瘤（gray zone lymphoma），生物学行为和治疗效果较典型 CHL 和 DLBCL 差。

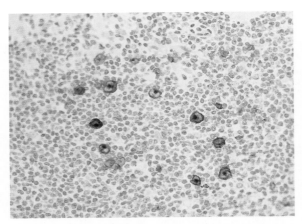

图 9-2-8　经典型霍奇金淋巴瘤 R-S 细胞表达 CD30

CD30 表达部位为细胞膜和高尔基体，呈现"一点一圈"的阳性模式

（四）临床分期和预后

HL 的临床分期目前使用的是修订后的 Ann Arbor 分期法（表 9-2-3）。确定淋巴组织肿瘤的临床分期需进行全面体检和一些实验室检查，如血象、血液生物化学检查、血清乳酸脱氢酶（lactate dehydrogenase，LDH）水平、骨髓活检，以及胸腔和盆腹腔的影像学检查等。Ann Arbor 分期法也同样适用于 NHL。HL 肿瘤细胞常表达 PD-L1 蛋白，临床也证实了针对免疫检查点 PD-l 的抗体药物在难治复发 HL 中具有良好的疗效。

表 9-2-3　霍奇金淋巴瘤的临床分期

分期	肿瘤累及范围
Ⅰ期	病变局限于一组淋巴结或一个结外器官或部位
Ⅱ期	病变局限于膈肌同侧的两组或两组以上的淋巴结，或直接蔓延至相邻的结外器官或部位
Ⅲ期	累及膈肌两侧的淋巴结，或再累及一个结外器官或部位
Ⅳ期	弥漫或播散性累及一个或多个结外器官，如肝和骨髓等

局部淋巴结无痛性肿大是 HL 的主要临床表现，也是患者就诊的主要原因。多数患者就诊时为临床Ⅰ期或Ⅱ期，常无系统症状；临床Ⅲ期、Ⅳ期或 MC 和 LD 亚型者常有系统症状，如发热、夜汗和体重减轻等。HL 可扩散至脾脏、肝脏，最后是骨髓累及和淋巴结外病变。HL 的临床分期对于估计患者的预后和治疗方案的选择上具有重要的指导意义。对局部病变者可采用放射治疗，临床Ⅰ期和Ⅱ期患者的治愈率接近90%。即使是进展性 HL，60% ~ 75% 的患者可获得 5 年的无病生存期，其中部分患者也可达到治愈。由于现代放疗技术的进步，配合高度有效的化疗，使得 HL 成为临床可治愈的疾病。

三、非霍奇金淋巴瘤

非霍奇金淋巴瘤（NHL）占所有淋巴瘤的 80% ~ 90%，其中 2/3 原发于淋巴结，1/3 原发于淋巴结外器官或组织，如消化道、呼吸道、皮肤、涎腺、甲状腺和中枢神经系统等部位。我国成年人淋巴结发病率最高的 NHL 是弥漫性大 B 细胞淋巴瘤，儿童和青少年则是急性淋巴母细胞白血病／淋巴瘤、Burkitt 淋巴瘤及间变性大细胞淋巴瘤。结外淋巴瘤主要有黏膜相关淋巴组织结外边缘区淋巴瘤和 NK/T 细胞淋巴瘤。

淋巴结和结外淋巴组织的 NHL 都有向其他淋巴结或全身其他器官组织如脾、肝和骨髓等扩散的倾向。NHL 侵犯骨髓或累及骨髓的现象，是指发生在髓外部位的淋巴瘤细胞侵犯骨髓。而在某些 NHL 中，淋巴瘤与淋巴细胞白血病有重叠，两者为同一疾病的不同发展阶段，当只表现为瘤块，不伴或仅有轻微血液和骨髓受累时，应视为淋巴瘤；当存在广泛骨髓、血液受累时诊断为淋巴细胞性白血病更为合适。

在 WHO 分类中，根据肿瘤细胞的起源和属性，NHL 分为三大类：前体淋巴细胞肿瘤（前体 B 细胞和 T 细胞肿瘤）、成熟（外周）B 细胞肿瘤、成熟（外周）T 细胞和 NK 细胞肿瘤。下面对 NHL 的一些常见类型进行介绍。

（一）前体 B 细胞和 T 细胞肿瘤

前体淋巴细胞肿瘤，即急性淋巴母细胞白血病／淋巴瘤（acute lymphoblastic leukemia/lymphoma），是不成熟的前体淋巴细胞（又称淋巴母细胞）来源的一类高度侵袭性肿瘤，包括 B 淋巴母细胞白血病／淋巴瘤（B-ALL）、T 淋巴母细胞白血病淋巴瘤（T-ALL）两种类型，两者的细胞形态和临床预后相似。

B-ALL 患者多为儿童，常表现为白血病，一般有广泛的骨髓累及和外周血白细胞数量增加。T-ALL 一般多见于青少年，表现为局部包块，常累及纵隔。

1. 病理变化

淋巴结的正常结构完全破环，被肿瘤性淋巴母细胞所取代，肿瘤细胞可浸润被膜和结外组织。瘤细胞的体积比小淋巴细胞略大，胞质稀少，核染色质均匀，可出现小核仁，核分裂象多见（图 9-2-9）。B 和 T 淋巴母细胞在形态学上不易区分，必须借助于免疫表型检测。

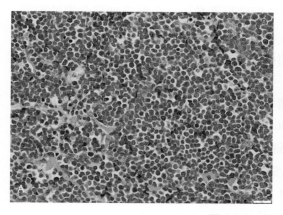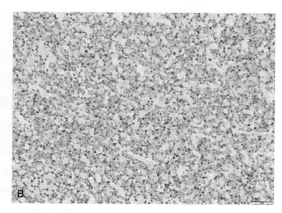

图 9-2-9　淋巴母细胞淋巴瘤

A. 中等大小、形态一致的异型淋巴细胞密集分布，核略不规则，染色质均匀一致，偶见小核仁；B. 肿瘤细胞 TdT 阳性

2. 免疫表型和细胞遗传学

约 95% 的病例瘤细胞表达原始淋巴细胞的标志物 TdT 和 CD34，还可表达 CD10、CD1a 及 B 或 T 细胞抗原。细胞遗传学检测部分 ALL 瘤细胞有异常核型、染色体易位

和重排。根据不同类型的重现性染色休易位，将 ALL 分类成不同的遗传学亚型，这些亚型的预后和治疗不同。

3. 临床表现

多数患者的年龄在 15 岁以下，常在数日或数周内发病，病情进展迅速。患者可有贫血、粒细胞和血小板减少，出血和继发感染等，常有淋巴结和脾大。B-ALL 患者主要累及淋巴结。50% ~ 70% 的 T-ALL 患者有纵隔（胸腺）肿快，因而有时可致纵隔内的大血管或气道受压，但也常有白血病征象。

ALL 对治疗反应很敏感，用强力化疗，95% 的患者可获完全缓解。遗传学异常可影响 ALL 患者的预后，如存在（9；22）（q34；q11.2）（*BCR-ABL1* 基因融合）染色体易位的 B-ALL 患者预后最差。

（二）成熟 B 细胞肿瘤

约 85% 的 NHL 是成熟 B 细胞肿瘤，最常见的两种类型是弥漫性大 B 细胞淋巴瘤和滤泡性淋巴瘤。成熟的 B 细胞肿瘤是 B 淋巴细胞在其分化的不同阶段发生的克隆性肿瘤，其肿瘤细胞形态和免疫表型类似于不同分化阶段的正常 B 细胞，根据它们假定的细胞起源将其分为若干类型。

1. 慢性淋巴细胞性白血病 / 小淋巴细胞淋巴瘤（chronic lymphocytic leukemia/small lymphocytic lymphoma，CLL/SLL）

是成熟 B 细胞来源的惰性肿瘤。因为肿瘤发展的时期不同，在临床和病理上可表现为小淋巴细胞淋巴瘤（SLL）、慢性淋巴细胞性白血病（CLL）或淋巴瘤与白血病共存的状态。CLL 和 SLL 在形态学、免疫表型和基因型等方面均相似。CLL 的诊断要求外周血 CD5$^+$ 肿瘤性 B 淋巴细胞绝对计数 ≥ 5×10^9/L。而 SLL 则代表单纯累及外周淋巴结组织，血象和骨髓象均无白血病改变。

（1）病理变化：淋巴结的结构破坏，肿瘤细胞形态单一，小淋巴细胞弥漫性浸润。瘤细胞核为圆形或略不规则，染色质浓密，胞质少（图 9-2-10）。其中可见少数中等或较大的幼淋巴细胞散在分布。有时可见幼淋巴细胞灶性成团，在低倍镜下呈淡染区域，形成"增殖中心"，对 CLL/SLL 具有一定的诊断意义。所有 CLL 和大多数 SLL 都有骨髓累及。肿瘤细胞常浸润脾脏的白髓和红髓，以及肝脏的汇管区等处。CLL 患者外周血白细胞常明显增多，可达（30 ~ 100）× 10^9L，绝大多数为成熟的小淋巴细胞；骨髓有核细胞增生明显活跃，以成熟小淋巴细胞为主，红系、粒系和巨核细胞系均减少。

（2）免疫表型和细胞遗传学：CLL/SLL 肿瘤细胞表达 B 细胞标记 CD19 和 CD20，通常同时表达 CD5、CD23 和 LEF1。最常见的细胞遗传学异常是 12 号染色体三倍体，1q22 缺失，17g13 缺失和 13q14 基因突变。*TP53*、*NOTCH1/2*、*SF3B1*、*BRIC3*、*ATM* 基因常出现突变，与患者预后差相关。

（3）临床表现：CLL/SLL 常见于 50 岁以上老年人，男性明显多于女性，病情进展缓慢。一般无自觉症状或缺乏特异性，半数患者有全身淋巴结和肝脾大，还可出现低丙种球蛋白血症和自身免疫异常等。CLL/SLL 的病程和预后主要与临床分期有关，平均生存期为 4 ~ 6 年。有 11q 和 17q 缺失者，提示预后不良。随有病程的进展，极少数的 CLL 患者（约 5%）可转化为幼林巴细胞性白血病，约 3% 的患者可转化为弥漫性大 B 细胞淋巴瘤。转化后患者的预后不良，多在 1 年内死亡。

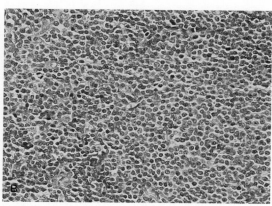

图 9-2-10　慢性淋巴细胞性白血病 / 小淋巴细胞淋巴瘤（CLL/SLL）

A. 肿瘤细胞呈结节状分布，形成"增殖中心"；B. 淋巴细胞单一形态，体积小，胞质少，混杂少许体积稍大的幼淋巴细胞

2. 套细胞淋巴瘤（mantle cell lymphoma，MCL）

是一种起源于套区内 B 细胞的淋巴瘤，占 NHL 的 3% ~ 10%。

（1）病理变化：淋巴结结构破坏，出现形态单一的淋巴样细胞增生，呈现模糊的结节、弥漫或套区增宽的改变（图 9-2-11）。多数患者由小至中等大的淋巴细胞组成，核形轻微至明显不规则，可见核分裂象，多数像中心细胞。染色质中度稀疏，核仁不明显。透明变性的小血管常见。很多病例存在散在的粉染的上皮样组织细胞。

（2）免疫表型和细胞遗传学：MCL 肿瘤细胞除了表达 B 细胞标志物 CD19 和 CD20 外，通常还表达 CD5 和 Cyclin D1。CD10 和 BCL6 常常阴性。大部分病例在 Ig 重链与 CCND1 基因之间存在 t（11；14）（q13；q32）异位。很多病例也有 ATM 的点突变和（或）缺失。少数母细胞型和侵袭性较强的病例在负性细胞周期调控蛋白中出现附加突变、缺失或其他异常，如 TP53、P16 和 P18。还存在其他相对比较常见的细胞遗传学异常，其中部分异常也见于 CLL，如 13q14 缺失、全部或部分 12 号染色体三倍体、17q 缺失等。

（3）临床表现：MCL 主要发生于中老年人，中位年龄 60 岁，男性多于女性，男女比例 2：1。多数患者就诊时已到 Ⅲ ~ Ⅳ 期：表现为脾、淋巴结大，脾内形成肿块，骨髓受累 > 50%，至少 25% 的患者有外周血受累。部分病例有明显的淋巴细胞增多症。少数患者为结外病变，常见部位为胃肠道及 Waldeyer 环。发生于胃肠道患者常表现为多发的半球形息肉样增生。MCL 的中位生存率是 3 ~ 5 年，虽为侵袭性淋巴瘤，但大多数患者是不能治愈的，预后较差。

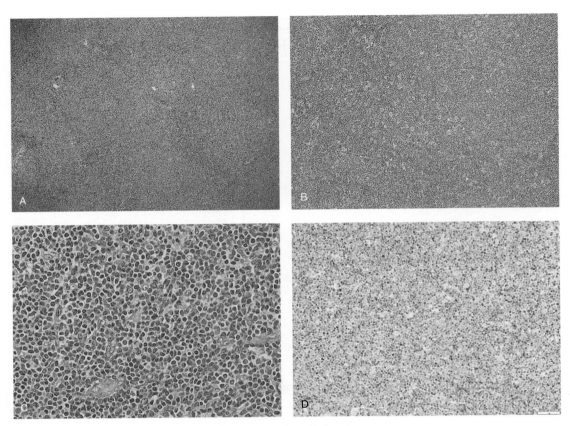

图 9-2-11   套细胞淋巴瘤

A. 低倍镜下肿瘤细胞深染，略呈结节状分布，可见玻璃样变的血管；B. 粉染的组织细胞散在分布于肿瘤细胞之间；C. 肿瘤细胞体积小，胞质少，核扭曲（葡萄干样），核仁不明显；D. 肿瘤细胞呈CyclinD1 阳性表达

3. 滤泡性淋巴瘤（follicular lymphoma，FL）

是滤泡中心 B 细胞发生的淋巴瘤。欧美国家常见，占所有 NHL 的 29%；发病率在我国及其他亚洲国家较低，占 NHL 的 5% ~ 10%。

（1）病理变化：FL 肿瘤细胞常呈明显的滤泡样生长方式，滤泡大小形状相似，界限不清楚（图 9-2-12 A）。肿瘤性滤泡主要由中心细胞（centrocyte，CC）和中心母细胞（centroblast，CB）以不同比例组成。中心细胞的体积小至中等大，核形不规则，核仁不明显；中心母细胞的体积较大，比正常淋巴细胞大 2 ~ 3 倍，核圆形或卵圆形，染色质呈块状近核膜分布，有 1 ~ 3 个近核膜的小核仁。根据中心母细胞的数目将可FL 分为 1 ~ 3 级。

（2）免疫表型和细胞遗传学：FL 的肿瘤细胞具有正常生发中心细胞的免疫表型，表达 CD19、CD20、CD10、Bcl-6 和单克隆性的表面 Ig。t（14；18）染色体易位是FL 的特征性细胞遗传学改变，其结果是 14 号染色体上的 IgH 基因和 18 号染色体上的 Bcl-2 基因拼接，导致 Bcl-2 基因的活化以及 Bcl-2 蛋白的高表达，Bcl-2 蛋白具有抗细胞凋亡作用。近 90% 的病例肿瘤细胞表达 Bcl-2 蛋白（图 9-2-12 B），而正常滤泡生发中心 B 细胞为 Bcl-2 阴性，这是区别反应性增生的滤泡和 FL 的肿瘤性滤泡的有用标志物。*CREBBP*、*EZH2* 和 *MLL2* 等染色质稳定性的调控基因突变是 FL 中最常见的驱动基因。

（3）临床表现：FL 多见于中老年人。主要表现为局部或全身淋巴结无痛性肿大，以腹股沟淋巴结受累多见。常有脾大，部分患者发热和乏力等，约 40% 的病例有骨髓受累。FL 难以治愈，但在临床上表现为惰性过程，病情进展缓慢，预后较好，10 年生存率超过 50%。约 30% 的 FL 患者会转化或进展为弥漫性大 B 细胞淋巴瘤，预示治疗不良。特殊亚型：原位滤泡性肿瘤、原发胃肠道 FL 和儿童型 FL 预后很好。

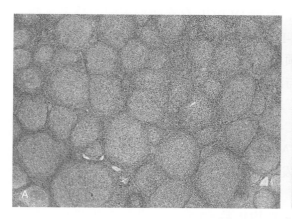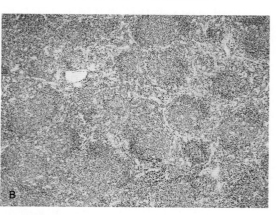

图 9-2-12　滤泡性淋巴瘤

A. 淋巴结构破坏，由大小相近的肿瘤性滤泡取代；B. 肿瘤细胞表达 Bcl-2 蛋白

4. 弥漫性大 B 细胞淋巴瘤（diffuse large B-cell lymphoma，DLBCL）

本病为弥漫性增生的大 B 细胞恶性肿瘤，是一组异质性的侵袭性淋巴瘤，占所有 NHL 的 30% ~ 40%，是最常见的 NHL 类型。该肿瘤可原发于淋巴结或结外任何部位，如纵隔、口咽环、胃肠道、皮肤、骨和脑等处；也可以是其他惰性淋巴瘤发展和转化而来。

（1）病理变化：正常的淋巴结结构或结外组织被弥漫的肿瘤组织侵占取代。DLBCL 的组织学形态变异大，基本组织学表现为形态相对单一、体积较大的异型淋巴细胞弥漫浸润，瘤细胞的直径为小淋巴细胞的 3 ~ 5 倍。细胞形态多样，类似中心母细胞、免疫母细胞、间变大细胞或浆母细胞。核圆形或卵圆形，染色质块状，有单个或多个核仁（图 9-2-13）。

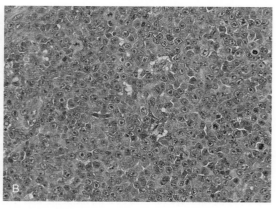

图 9-2-13　弥漫性大 B 细胞淋巴瘤

A. 体积较大的肿瘤性淋巴细胞弥漫分布；B. 肿瘤性淋巴细胞体积大，核大，核仁显著，染色质块状，形态各异

（2）免疫表型和细胞遗传学：肿瘤细胞表达 B 细胞分化抗原 CD19、CD20 和 CD79a。同时高表达 MYC 和 Bcl-2 蛋白的 DLBCL 被称为"双表达"DLBCL，预后较差。约 15% 的 DLBCL 出现 Bcl-2 基因易位，约 10% 的 DLBCL 出现 MYC 基因异位，约 21% 出现 Bcl-6 基因异位，当在同一病例中同时出现 MYC 与 Bcl-2 异位时，称为"双打击"淋巴瘤（double hit lymphoma），常常发生于老年人，对于常规的 R-CHOP 化疗方案反应差，预后不良。

采用 cDNA 芯片检测基因表达谱分析，发现 DLBCL 存在两种不同的分子亚群：①生发中心 B 细胞来源的 DLBCL（GCB-DLBCL）；②活化 B 细胞来源的 DLBCL（ABC-DLBCL）。通常 GCB-DLBCL 的预后比 ABC-DLBCL 的预后好。高通量测序结果表明 DLBCL 存在大量的基因突变。与滤泡性淋巴瘤和 Burkitt 淋巴瘤这些生发中心来源的 B 细胞淋巴瘤相似，GCB-DLBCL 通常出现与表观遗传调控相关基因的突变，如 MLL2、EZH2、MEF2b 等基因；而 ABC-DLBCL 常常出现 B 细胞受体途径相关基因突变，如 CD79B、MYD88、CARD11、TNFAIP3 等基因，常常具有 NF-κB 信号途径的激活。这种现象提示了两种类型淋巴瘤发病机制不同，对于治疗方案的选择有一定的指导意义。

（3）临床表现：老年男性患者略多，平均年龄 60 岁，也可见于儿童和青年。常在短期内出现单个或多个淋巴结迅速长大，或结外部位出现迅速增大的肿块，病情进展迅速，可累及肝脾，但骨髓受累者少见。DLBCL 属于侵袭性肿瘤，若未及时诊断和治疗，患者会在短期内死亡。DLBCL 对化疗敏感，采用加强联合化疗，60%～80% 的患者可完全缓解，约 50% 的患者可达临床痊愈。抗 B 细胞 CD20 的单克隆抗体（rituximab，利妥昔单抗）与化疗方案的联合使用，可显著改善 DLBCL 患者的预后，是临床上生物治疗成功的范例之一。当前，针对 B 细胞受体途径中的重要靶分子进行的靶向治疗也取得了良好的疗效。

根据其发生部位、病变特征、临床表现或遗传改变不同，DLBCL 还有其他多种临床亚型，如原发纵隔的大 B 细胞淋巴瘤、原发皮肤弥漫性大 B 细胞淋巴瘤（腿型）、血管内大 B 细胞淋巴瘤、原发渗出性淋巴瘤、EBV 阳性弥漫性大 B 细胞淋巴瘤、ALK 阳性大 B 细胞淋巴瘤、慢性炎症相关性弥漫性大 B 细胞淋巴瘤和伴有 IRF4 基因转位的大 B 细胞淋巴瘤等。

5. Burkitt 淋巴瘤（Burkitt lymphoma，BL）

BL 是淋巴滤泡生发中心细胞或生发中心后 B 细胞起源的高度侵袭性肿瘤其有 3 种临床亚型。①地方性 BL：多见于非洲赤道附近地区，是非洲儿童最常见的恶性肿瘤，发病高峰年龄在 4～7 岁；EBV 潜伏感染与非洲的地方性 BL 的发病密切相关，几乎所有患者的肿瘤细胞内都能检测到 EBV 基因，EBV 最早也是从非洲儿童 Burkitt 淋巴瘤组织传代培养中分离出来的。②散发性 BL：全球各地均可发生，但发病率不高，只占所有淋巴瘤的 1%～2%。③免疫缺陷相关性 BL：常见于 HIV 感染者，为 AIDS 的早期表现。20%～30% 的散发型 BL 和免疫缺陷相关性 BL 病例也伴有 EBV 感染。这三种 BL 的组织学改变相同，但在发生部位和某些临床表现方面有所不同。

（1）病理变化：淋巴结的结构破坏，中等大小形态单一的淋巴细胞弥漫性浸润。

瘤细胞核圆或卵圆形，核仁不明显，部分细胞核内可见不清晰的小核仁，染色质细腻，核分裂象较多。瘤细胞之间散在分布着胞质丰富而透亮的反应性巨噬细胞，构成所谓"满天星（stary sky）"图像（图 9-2-14），胞质内有被吞噬的细胞核碎片。

（2）免疫表型和细胞遗传学：瘤细胞表达成熟 B 细胞分化抗原，如 CD19、CD20、CD79a，表达滤泡生发中心细胞标记 Bcl-6 和 CD10 等，表达 IgM，不表达 Bcl-2 或呈弱阳性。瘤细胞增殖活性标志物 Ki-67 增殖指数几乎 100%。BL 大都存在与第 8 号染色体上 MYC 基因有关的易位，最常见的为 t（8：14）（q24；q32），导致位于 8q24 的 MYC 癌基因易位到 14q32 上和免疫球蛋白重链基因相邻，因受免疫球蛋白重链增强子调控而使 MYC 癌基因过度表达，促使细胞发生恶性转化，这在淋巴瘤的发生中起了重要作用。BL 也可出现 *MYC* 基因、转录因子 ID3 及其负性调控基因 TCF3 的高频突变。

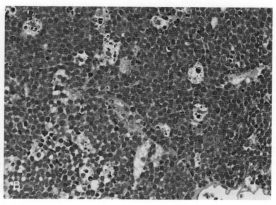

图 9-2-14　Burkitt 淋巴瘤

A. 肿瘤细胞弥漫浸润，瘤细胞中散在的组织细胞形成"满天星"图像；B. 肿瘤细胞中等大小，形态均匀一致，核仁不明显，或见小的核仁。

（3）临床表现：BL 多见于儿童和青年人，地方性 BL 常发生于淋巴结外的器官和组织，最常累及颌骨，表现为颌面部巨大包块。散发性 BL 常发生在回盲部，表现为腹腔内巨大肿物。在免疫缺陷相关性 BL 中，淋巴结和骨髓是常见的受累部位。BL 属于高度侵袭性淋巴瘤，肿瘤细胞倍增时间短，可看作淋巴瘤中的急症，需要尽早诊断和治疗；对短期、大剂量化疗反应好，多数儿童和年轻患者可治愈，而年长成年人患者预后较差。

6. 黏膜相关淋巴组织结外边缘区淋巴瘤（MALT 淋巴瘤）

边缘区淋巴瘤（marginal zonelymphoma，MZL）最初在黏膜部位被认识，又称之为黏膜相关淋巴组织（mucosa associated lymphoid tissue，MALT）淋巴瘤。MALT 淋巴瘤占所有 B 细胞淋巴瘤的 7% ～ 8%，多数为成年人。发病部位以胃肠道最多见，其次为眼附属器、皮肤、甲状腺、肺、涎腺及乳腺等。MZL 也可以发生于脾脏、淋巴结等部位，是不同的亚型。

MALT 淋巴瘤之所以受到关注是因为其特殊的发病机制：①常有慢性炎症、自身免疫病或某些特殊病原微生物感染等基础疾病，如涎腺的 Sjögren 综合征、桥本甲状腺炎和幽门螺杆菌性胃炎等，炎症刺激导致结外淋巴组织积聚，在上述疾病的基础上，发生 MALT 淋巴瘤；②病变可长期局限于原发部位而不扩散，仅在疾病的后期，才发生系统性播散；③初始病因根除后，肿瘤可能消退。采用抗幽门螺杆菌治疗，对幽门螺杆菌相关胃 MALT 淋巴瘤可达到长期缓解。

（1）病理变化：MALT 淋巴瘤的病变特点是：①肿瘤细胞常见于淋巴滤泡套区的外侧，围绕淋巴滤泡浸润于边缘区；②瘤细胞主要是小到中等大小的 B 细胞，细胞核形态不规则；③淋巴瘤细胞常侵入腺体上皮组织中，形成淋巴上皮病变（lympho-epithelial lesion）；④常见浆细胞分化；⑤有时瘤细胞侵入生发中心，形成滤泡内植入现象（图 9-2-15）。

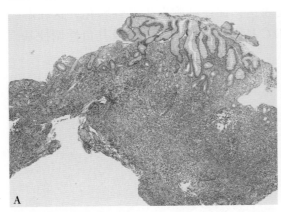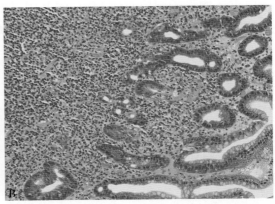

图 9-2-15　粘膜相关淋巴组织结外边缘区淋巴瘤

A. 生发中心萎缩或消失，边缘区增生，增生的边缘区细胞弥漫浸润；B. 肿瘤细胞异型性小，形态单一，可见部分腺体被异型的淋巴细胞破坏，形成淋巴上皮病变。

（2）免疫表型和细胞遗传学：MALT 淋巴瘤的肿瘤细胞 CD20、CD79a 阳性，而 CD5、CD10、CD23、cyclin D1 阴性。表面免疫球蛋白 IgM、IgA 阳性，IgD 阴性。t（11；18）（g21；q21）染色体易位是胃和肺 MALT 淋巴瘤常发生的特征性细胞遗传学改变，导致 *AP2-MALT1* 基因的融合，预示抗生素的治疗效果不佳。

（3）临床表现：在慢性炎症的基础上发生的 MALT 淋巴瘤经历了一个从反应性淋巴细胞增生向 B 细胞淋巴瘤发展的恶性转化过程，演变形成 B 细胞肿瘤。MALT 淋巴瘤具有惰性的临床过程，缓慢扩散，多数 MALT 淋巴瘤病例预后良好。但晚期可发生远距离转移，甚至累及骨髓，部分病例可向 DLBCL 转化。

7. 浆细胞肿瘤及其相关疾病

该组疾病为处于分化末端的 B 细胞克隆性增生，瘤细胞合成并分泌单克隆的免疫球蛋白或其片段。这类疾病多数是恶性的，包括浆细胞骨髓瘤、孤立性浆细胞瘤、意义未明的单克隆 γ 球蛋白血症、轻链和重链沉积病等。肿瘤性浆细胞常合成过量的轻链和重链，以及完全的免疫球蛋白（Ig）。有时只产生轻链或重链，游离的轻链即本周蛋白，因其分子量小，可以迅速经尿排出体外。肾衰竭或有超高水平的轻链合成的患者，在外周血中可检出游离轻链。下面以浆细胞骨髓瘤为代表进行简要介绍。

浆细胞骨髓瘤，又称为多发性骨髓瘤（multiple myeloma），以多灶性骨骼受累为特征，同时可播散到淋巴结和结外器官或组织。

（1）病理变化：浆细胞骨髓瘤的特征性病理变化是全身骨骼系统的多发性溶骨性病变，其内充满质软、胶冻状、鱼肉样的肿瘤组织。肿瘤常累及骨髓中造血最活跃的部位，如脊椎、肋骨、颅骨、盆骨、股骨、锁骨和肩胛骨等。病变从髓腔开始，可破坏骨皮质，常致病理性骨折。影像学检查表现为敲凿性骨缺损病灶。组织学表现为分化不成熟的浆细胞大量增生形成片状浸润病灶，肿瘤性浆细胞取代正常组织，瘤细胞胞质呈嗜碱性，核偏于一侧。在一些病例的骨髓中，也可出现不成熟的浆母细胞或多形性瘤细胞。随着疾病的进展，在脾、肝、肾、肺、淋巴结和其他部位的软组织中可见到异常浆细胞浸润（图 9-2-16）。

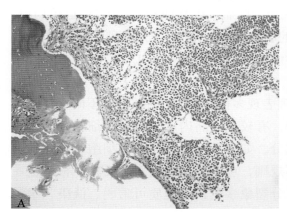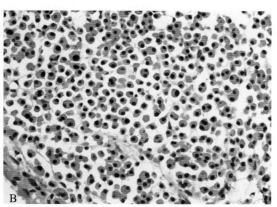

图 9-2-16　浆细胞骨髓瘤

A. 骨组织之间可见大量浆细胞弥漫浸润；B. 高倍镜下见肿瘤细胞核偏位，体积比成熟浆细胞略大，轻度异型，形态单一。

（2）免疫表型和细胞遗传学：浆细胞骨髓瘤的瘤细胞表达 CD138 和 CD38 等浆细胞标志物，但不表达 CD19 和 CD20。表达克隆性胞质内 Ig，以 IgG 和 IgA 多见，缺乏表面 Ig，有 Ig 轻链限制性表达，存在 Ig 重链和轻链基因的克隆性重排。20% ~ 60% 的病例有染色体的结构或数量的异常，最常见的是 13 号染色体单体、13q14 缺失和 14q32 转位。约 55% 的病例出现免疫球蛋白重链基因位点的易位，大部分易位同时也累及了其他染色体上癌基因的位点，这些癌基因包括 *CCND1/11q13*、*MAF/16q23*、*FGFR3/MMSET/4p16.3*、*CCND3/6p21* 和 *MAFB/20q11*，这些基因易位的出现提示预后不良。

（3）临床表现：浆细胞骨髓瘤多发生于中、老年人，患者的临床表现主要是因为：①肿瘤性浆细胞的器官浸润，尤其是骨的浸润；具有异常理化特性的 Ig 的产生；②正常体液免疫受到抑制。肿瘤引起广泛骨骼破坏和溶骨病损，可造成骨痛、病理性骨折，破坏骨髓内造血组织可致贫血、白细胞和血小板减少。单克隆轻链蛋白尿损害肾小管导致肾衰竭，正常多克隆免疫球蛋白的数量减少可能是反复感染的原因之一。实验室检查提示 99% 的患者都有外周血 Ig 水平升高，血液内的这种单克隆 Ig 称为 M 蛋白，患者尿中可有本周蛋白，浆细胞骨髓瘤的诊断是建立在放射影像、临床和病理三项检查的基础上，当有特殊的影像学改变时，强烈提示该肿瘤的可能，但需骨髓检查确诊。患者的预后差别较大，有多发骨损害者若不治疗，生存期为 6 ~ 12 个月，继发感染和

Note

肾衰竭是致死的主要原因。采用烷化剂治疗，50% ~ 70% 的患者可获缓解，但中位生存期仅为 3 年。

（三）成熟 T 细胞和 NK 细胞肿瘤

成熟 T 细胞肿瘤起源于成熟 T 细胞或胸腺后 T 细胞。由于 NK 细胞与 T 细胞密切相关，并且具有部分相同的免疫表型和功能特性，因此，这两类肿瘤放在一起介绍。

1. 外周 T 细胞淋巴瘤非特殊类型（peripheral T-cell lymphoma, not otherwise specified，PTCL-NOS）

PTCL-NOS 是胸腺后成熟 T 淋巴细胞来源的肿瘤。在 WHO 分类中，除已单列的、有独特临床病理表现的 T 细胞淋巴瘤以外的所有外周 T 细胞淋巴瘤均归于此项下。因此，PTCL-NOS 是一组异质性的侵袭性肿瘤。PTCL-NOS 占 NHL 的 7% ~ 10%，占所有成熟 T 细胞淋巴瘤的 30%。

（1）病理变化：PTCL-NOS 的组织病理表现多样。淋巴结的结构有不同程度的破坏，肿瘤细胞在副皮质区浸润或弥漫浸润，有较多的高内皮血管及瘤细胞侵袭血管现象。背景中可见不等量的反应性细胞成分，如嗜酸性粒细胞、浆细胞、巨噬细胞和上皮样组织细胞等。瘤细胞核形态极不规则，可见核扭曲或多分叶状，核染色质呈粗颗粒状，部分瘤细胞有明显核仁，核分裂象多见；细胞质可透明、淡染、嗜酸性或嗜碱性（图 9-2-17）。

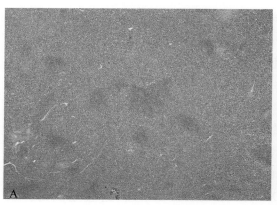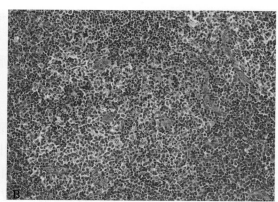

图 9-2-17　外周 T 细胞淋巴瘤，非特殊类型

A. 淋巴结结构大部被破坏，可见残存少许成熟淋巴组织；B. 肿瘤细胞成分混杂，可见嗜酸性粒细胞、浆细胞等，形态多为多形性，由大、中、小细胞混合构成，血管增生明显。

（2）免疫表型和细胞遗传学：瘤细胞表达 T 细胞分化抗原，如 CD2、CD3 和 CD4 等，但某些病例有部分 T 细胞抗原的丢失，如 CD5 和 CD7。大多数病例有 T 细胞受体（TCR）基因的克隆性重排。PTCL-NOS 常出现的突变基因包括表观遗传调控基因（*MLL2*、*TET2*、*KDM6A*、*ARID1B*、*DNMT3A* 等）、信号转导基因（*TNFAIP.3*、*APC* 等）和肿瘤抑制基因（*TP53*、*ATM* 等）。

（3）临床表现：老年男性患者相对多见。部分患者有自身免疫病史。临床表现多数患者有全身淋巴结肿大，同时或仅有结外病变，如皮肤、胃肠道、肺、肝脾和骨髓受累等。属于侵袭性淋巴瘤，对治疗反应差，复发常见，患者预后不良，5 年生存率为 20% ~ 30%。少数患者伴有噬血细胞综合征（hemophagocytic syndrome，HPS），患者预后极差，在 6 ~ 12 个月内死亡。

2. 血管免疫母细胞性 T 细胞淋巴瘤（angioimmunoblastic T-cell lymphoma，AITL）

AITL 是一种系统性的 T 细胞淋巴瘤，以淋巴结内多形性细胞浸润，伴有明显的高内皮小静脉和滤泡树突状细胞增生为特点。其肿瘤细胞起源于滤泡生发中心辅助性 T 淋巴细胞（CD4、CD10、PD1、Bcl6、CXCL13 阳性）。占所有 NHL 的 1 ~ 2%。

（1）病理变化：淋巴结的结构部分或完全被破坏，可见分支状的高内皮小静脉显著增生。早期常可见较多残存的滤泡。副皮质区明显扩大，可见多形性肿瘤细胞浸润灶，细胞中等大小，胞质淡染或透明，胞膜清楚，细胞异型性明显。瘤细胞常在滤泡旁或小静脉旁呈灶性分布，混杂有数量不等的反应性小淋巴细胞、嗜酸性粒细胞、浆细胞和组织细胞（图 9-2-18）。

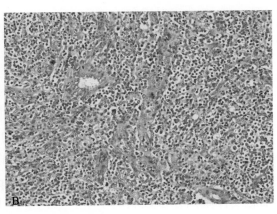

图 9-2-18　血管免疫母细胞性 T 细胞淋巴瘤

A. 淋巴结结构几乎完全破坏，不见正常的淋巴滤泡，低倍镜下可见树枝状增生的血管；B. 分支状高内皮小静脉显著增生，可见小的透亮的异型 T 细胞沿血管分布。

（2）免疫表型和细胞遗传学：瘤细胞表达大多数 T 细胞抗原，如 CD2、CD3、CD4、CD5、CD10 和 CXCL13。多数病例有 T 细胞受体基因重排，最常见的细胞遗传学异常是 3、5 号染色体三倍体型和附加的 X 染色体。肿瘤常常出现 TET2、IDH2、DNMT3A、RHOA 和 CD28 基因突变。EB 病毒常出现在反应性的 B 细胞中，但是肿瘤性 T 细胞 EB 病毒阴性。

（3）临床表现：AITL 发生在中年和老年人，患者表现为发热、皮疹和全身淋巴结肿大，并常累及脾肝、皮肤和骨髓。临床过程为侵袭性，中位生存期少于 3 年，患者通常有感染性并发症而难以采用较强的化疗方案。

3. 结外 NK/T 细胞淋巴瘤

该肿瘤之所以称为 NK/T 细胞淋巴瘤（natural killer/T-cell lymphoma）是因为多数病例似乎是真正的自然杀伤细胞（NK 细胞）肿瘤，但一些病例常显示细胞毒性 T 细胞表型。肿瘤侵袭性强，病变局部组织坏死明显。约 2/3 的患者发生于中线面部，1/3 发生于其他器官和组织如皮肤、软组织、胃肠道和附睾等。该肿瘤在欧美国家极少见，而在中国和亚洲较多见，占所有 NHL 的 5% ~ 20%，属 EBV 相关淋巴瘤。

（1）病理变化：该肿瘤形态学表现为在凝固性坏死和混合炎细胞浸润的背景上，肿瘤性淋巴细胞散布或呈弥漫性分布。瘤细胞大小不等、形态多样，胞核形态不规则，核深染，核仁不明显或有 1 ~ 2 个小核仁。瘤细胞可浸润血管壁内而致血管腔狭窄、栓塞或坏死。可见大量的反应性炎细胞，如淋巴细胞、浆细胞、组织细胞和嗜酸性粒细胞（图 9-2-19）。

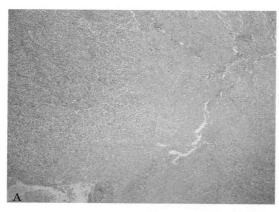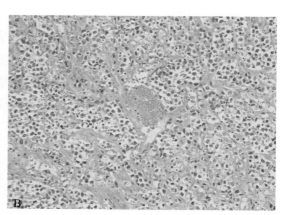

图 9-2-19　结外 NK/T 细胞淋巴瘤

A. 肿瘤组织中可见大片凝固性坏死；B. 肿瘤细胞异型明显，胞浆透亮，侵犯血管。

（2）免疫表型和细胞遗传学：肿瘤细胞表达 NK 细胞相关抗原 CD56；也表达部分 T 细胞抗原如 CD2、胞质型 CD3（CD3e）以及细胞毒性分子，如 T 细胞内抗原 1（T-cell intracellular antigen 1，TIA-l）、穿孔素（perforin）和颗粒酶 B（granzyme B）等。T 细胞受体基因在多数病例中呈胚系构型，少数病例可有克隆性重排，可能对应于细胞毒性 T 细胞来源的肿瘤。绝大多数病例可检出 EBV 编码的小 RNA 分子（EBER）。

（3）临床表现：发病的高峰年龄在 40 岁前后，男、女之比为 4∶1。NK/T 细胞淋巴瘤几乎总是累及结外部位，鼻腔是最好发的典型发病部位，其次是口腔腭部及鼻咽、鼻窦，也可累及外鼻。主要症状有顽固性鼻塞、鼻出血、分泌物增加和鼻面部肿胀等。病变局部黏膜形成溃疡、肉芽样新生物及骨质破坏，如鼻中隔或硬腭穿孔等。晚期可发生播散，累及多处结外器官或组织。放射治疗是临床 I、II 期患者首选的治疗方法，近期疗效较好，但易复发。配合化疗，可减少或延缓复发。预后与临床分期有关，临床 I、II 期患者的 5 年生存率为 50% ~ 70%，III 期和 IV 期患者的 5 年生存率为 17%。骨髓受累提示预后不良。

4. **蕈样霉菌病**（mycosis fungoides，MF）/Sézary 综合征

MF 是一种原发于皮肤的成熟 T 细胞淋巴瘤。MF 病程经过缓慢，可大致分为红斑期、斑块期和瘤块期三个阶段，后期可发生皮肤外的扩散，累及淋巴结和内脏器官。Sézary 综合征是 MF 的变异型，以出现红皮病、淋巴结肿大和外周血中肿瘤性 T 细胞为特征。

（1）病理变化：光镜下可见真皮浅层及血管周围有多数瘤细胞和多种类型炎细胞浸润。瘤细胞体积小到中等大，核高度扭曲，有深切迹，呈折叠状或脑回状，可见小核仁，胞质透明。真皮内瘤细胞常侵入表皮，在表皮内聚集成堆似小脓肿，称之

为 Pautrier 微脓肿。在患者血液中出现脑回状细胞核的瘤细胞，称为 Sézary 细胞（图 9-2-20）。

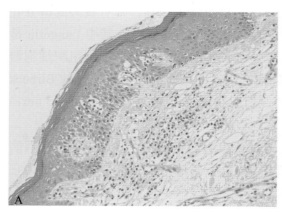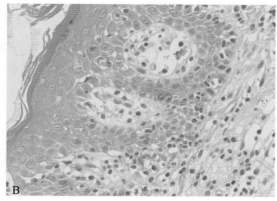

图 9-2-20　蕈样霉菌病

A. 异型的淋巴细胞沿表皮及真皮浅层浸润；B. 典型病例可见异型的淋巴细胞在表皮内浸润，形成 Pautrier 微脓肿。

（2）免疫表型和细胞遗传学：瘤细胞 CD2、CD3、CD4 阳性，CD7 和 CD8 阴性。多数患者 T 细胞受体基因重排检测呈单克隆性。

（3）临床表现：多发生于 40 ~ 60 岁。男多于女，比例约为 2∶1。皮肤病变早期表现为湿疹样病损，皮肤瘙痒，表面有不规则的红色或棕色斑疹；病程经过多年，逐渐缓慢发展使皮肤增厚变硬呈斑块状，以后形成棕色瘤样结节，有时可破溃。病变局限于皮肤者预后较好，扩散至血液和内脏者治疗效果很差。

（张翠娟）

第三节　组织细胞和树突状细胞肿瘤

组织细胞（巨噬细胞）和树突状细胞在人体免疫系统中的功能属于抗原提呈细胞，都起源于骨髓干细胞。

组织细胞肉瘤很少见，发生于成年人，中位年龄 52 岁。可发生在淋巴结、皮肤、软组织和肠道，部分患者有全身性的表现，伴有多器官的累及。瘤细胞体积较大，胞质丰富，核圆形或不规则呈分叶状，有显著的核仁；电镜观察肿瘤细胞的胞质内可见许多溶酶体；免疫标志物 CD68 和 CD163 阳性，溶菌酶染色呈颗粒状阳性。

树突状细胞肿瘤少见，包括 Langerhans 细胞组织细胞增生症、Langerhans 细胞肉瘤、指状树突状细胞肉瘤、滤泡树突状细胞肉瘤等。本节对 Langerhans 细胞组织细胞增生症进行简要介绍。

Langerhans 细胞是一种不成熟的树突状细胞，正常情况下，散在分布于皮肤、口腔、阴道和食管黏膜，也存在于淋巴结、骨髓、胸腺和脾脏等处。Langerhans 细胞直径约 12 μm，细胞表面有小的突起，胞质丰富，核形状不规则，常有核沟或呈分叶状。Langerhans 细胞表达 Langerin、S-100、HLA-DR 和 CDla 蛋白，其中 Langerin 是 Langerhans 细胞及其肿瘤的特异性抗原标志物。约一半的 Langerhans 细胞组织细胞增生症出现 BRAF V600E 的基因突变。电镜观察，在其细胞质内可见特征性的 Birbeck 颗粒。Birbeck 颗粒是一种呈杆状的管状小体，长 200 ～ 400 nm，宽度一致为 33 nm，有时一端呈泡状膨大似网球拍状。

Langerhans 细胞的克隆性增生性疾病，过去称组织细胞增生症 X，包括三种疾病类型，即 Letterer Siwe 病、Hand-Schuller-Christian 病和骨嗜酸性肉芽肿，现在认为它们是同一种疾病的三种不同表现形式（图 9-3-1）。

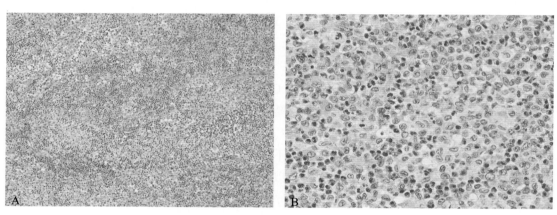

图 9-3-1　Langerhans 细胞组织细胞增生症

A. 低倍镜下可见肿瘤细胞弥漫分布，肿瘤细胞之间常散在分布较多嗜酸性粒细胞；B. Langerhans 细胞体积较大，胞浆丰富，核杆状或分叶状，核型扭曲，可见核沟。

一、Letterer-Siwe 病

Letterer-Siwe 病为多系统、多病灶的 Langerhans 细胞组织细胞增生症，多见于 2 岁以下的婴幼儿，在 3 岁以上的儿童中很少见，极少发生于成年人。发病急，进展快，病程短。常表现为皮肤损害，皮损为脂溢性皮疹，主要分布在躯干前后和头皮等处。多数患者伴有内脏累及，如肝、脾和淋巴结肿大，肺部病变以及溶骨性骨质破坏。病变中 Langerhans 细胞呈卵圆形，10 ～ 15 μm 大小，胞质中等丰富，核呈折叠状、凹陷或呈分叶状，常有核沟。光镜下观察增生的 Langerhans 细胞，其外观更像巨噬细胞（组织细胞），因而称为 Langerhans 细胞组织细胞增生症。骨髓的广泛浸润可致贫血、血小板减少患者反复感染。未经治疗者的病程是快速致死性的，但采用强力化疗 5 年生存率可达 50%。

二、Hand-Schuller-Christian 病

Hand-Schuller-Christian 病是单系统、多病灶的 Langerhans 细胞组织细胞增生症，

为慢性进行性疾病，病程较长。常发生于年龄较小的儿童，一般在 2 ~ 6 岁发病，也可见于青年人。病变表现为多个或连续发生的溶骨性、破坏性骨病变，颅骨和下颌骨是常被累及的部位。骨组织被大量增生的 Langerhans 细胞和肉芽组织破坏，可侵及周围软组织形成包块。病变侵犯颅骨、硬脑膜及邻近骨组织，可累及颅底、蝶鞍和眼眶。增生的组织侵犯压迫垂体后叶和下丘脑，可引起尿崩症。颅骨缺损、尿崩症和眼球突出是本病的三大特征。预后较好，约半数患者可自动消退，其余患者对化疗反应也好。

三、骨嗜酸性肉芽肿

单一病灶的 Langerhans 细胞组织细胞增生症，见于年龄较大的儿童、青少年和成年人。病变一般局限于骨骼，为孤立性病灶，以膨胀性、侵蚀性骨病变为特征。主要病变为大量增生的 Langerhans 细胞与淋巴细胞、浆细胞、嗜酸性粒细胞和中性粒细胞等混合存在。常见明显的嗜酸性粒细胞的浸润，故称为嗜酸性肉芽肿。所有骨骼均可受累，病灶最常见发生的部位是颅骨、肋骨和股骨。该疾病表现为惰性，预后良好，病变可自愈，也可以局部切除或放疗而治愈。

Langerhans 细胞组织细胞增生症的临床病程与诊断时累及的器官数量有关，单一病灶者的总生存率超过 95%，多器官受累者的生存率明显下降。有肺、肝、脾和骨髓受累者的预后较差。

（张翠娟）

参考文献

［1］王建枝，钱睿哲.病理生理［M］.9 版.北京：人民卫生出版社，2018.

［2］肖献忠.病理生理学［M］.4 版.北京：高等教育出版社，2018.

［3］王建枝，钱睿哲.病理生理学［M］.3 版.北京：人民卫生出版社，2015.

［4］中华医学会血液学分会血栓与止血学组.弥散性血管内凝血诊断中国专家共识（2017 年版）［J］.中华血液学杂志，2017，38（5）：361-363.

［5］Wada H, Matsumoto T, Yamashita Y. Diagnosis and treatment of disseminated intravascular coagulation (DIC) according to four DIC guidelines［J］. J Intensive Care, 2014, 2(1): 15.

［6］Taylor FB Jr, Toh CH, Hoots WK, et al. Scientific subcommittee on disseminated intravascular coagulation (DIC) of the international society on thrombosis and haemostasis (ISTH). towards definition, clinical and laboratory criteria, and a scoring system for disseminated intravascular co-agulation［J］. Thromb Haemost, 2001, 86(5): 1327-1330.